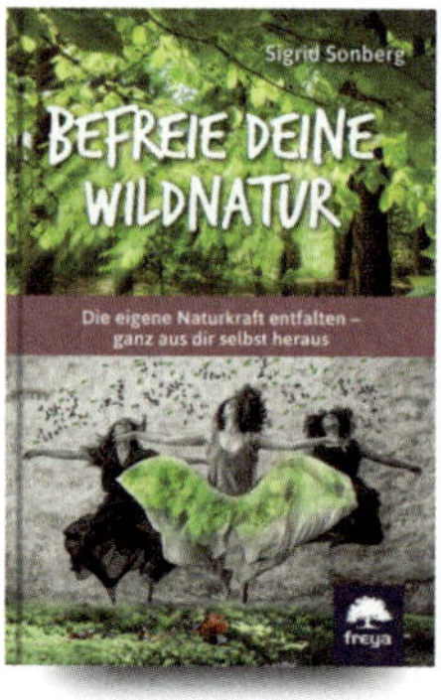

Sigrid Sonberg

Befreie deine Wildnatur

Die eigene Naturkraft entfalten – ganz aus dir selbst heraus

Vitalfeldatmung, WaldSchwimmen, NaturImpulsWalk, MomentRituale uvm. Übungen dieser Art führen in die unverfälschte Wildnatur des Menschen und können das Tor zu einer neuen Befindlichkeit und zu unserem Ur-Potential öffnen. Mithilfe einfacher Übungen, die über das bekannte Bäume-Umarmen hinausgehen, kannst du dich von der Zivilisationskruste befreien und mühelos in eine persönliche Weite kommen. Ein Praxisbuch mit Anregungen, bewusst Kraft aus sich zu heben und ganzheitlich zu leben und zu lieben.

ISBN 978-3-99025-363-2

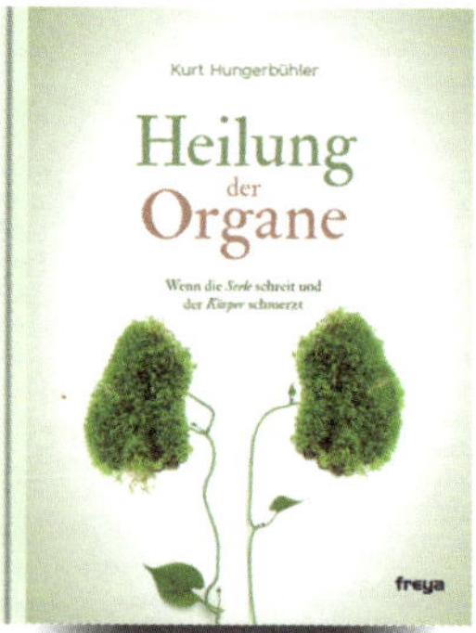

Kurt Hungerbühler

Heilung der Organe

Wenn die Seele schreit und der Körper schmerzt

Beschwerden des Körpers, die sich manchmal zu bösen Krankheiten entwickeln, haben häufig seelische Ursachen. Körper, Geist und Seele wirken aufeinander, das beweisen die vielen Forschungsprojekte der letzten Jahre, die deutlich machen, wie eng menschliche Organe und menschliche Seelen miteinander verbunden sind. Der Körper ist das Sprachrohr der Seele. Jedes ungute Gefühl, egal ob es durch Zurückweisung, Trauer oder einen Streit entstanden ist, löst im Gehirn Reaktionen aus, die sich in einem bestimmten Organ niederschlagen. Es lohnt sich also, sich die Zusammenhänge zwischen seelischer Befindlichkeit und den einzelnen Organen genauer anzusehen und Gegenstrategien zu entwickeln.

ISBN 978-3-99025-186-7

Weiteres Bildmaterial: © Fotolia: v_ctoria (S. 5, 6, 7), Alekss (Cover, S. 69, 141, 205, 251, 319, 325, 327), CCat82 (S. 243), juhumbert (S. 296), thomaswolter101 (S. 172), Peter Hermes Furian (S. 71)

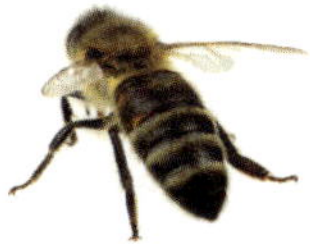

Denken Sie sich zwei Punkte! Ein roter Punkt liegt rechts gerade noch innerhalb Ihres Sichtfeldes und ein schwarzer Punkt liegt links gerade noch innerhalb Ihres Sichtfeldes. Und nun versuchen Sie, beide Punkte zugleich scharf zu sehen. Unsere Wahrnehmung und unsere Augen lassen das theoretisch nicht zu. Bei allem Üben scheint immer nur einer der Punkte scharf gestellt zu werden.

Nicht aufgeben! Denn gelingt es Ihnen, beide Punkte zugleich zu sehen, dann verschmelzen sie zu einer Einheit. Dann heben sich alle Widersprüche auf und alles ist eins.

Der Beginn der Erkenntnis …

Segen und Fluch – *Die Gabe des Heilens*

Übrigens:
Für alle, die keine Kosten und keinen Aufwand scheuen, um das Heilen zu erlernen.

Sparen Sie sich die Energie! Zum Heiler wird man geboren.

Seien Sie nicht gar zu enttäuscht darüber! Wer über die Gabe verfügt und damit lebt, würde manchmal keine Kosten und keinen Aufwand scheuen, um sie loszuwerden.

„Geh zum Eddie, der macht es weg!“

Mit etwa fünf Jahren spürte ich es das erste Mal – dieses Kribbeln, Strömen, geräuschlose Rauschen und Fließen in den Handflächen. Es war nicht unangenehm und hat mich als Kind nicht abgestoßen, sondern war einfach nur seltsam. Ich kann mich so gut an die Situation erinnern, weil es damals für mich ein ganz fremdes und neues Empfinden war. Heute gehört es beim Heilvorgang ganz normal dazu und ist für mich nichts Besonderes mehr.

Meine Mutter hatte einst einen Migräneanfall und saß am Tisch, während ich in der Küche spielte. Wir waren allein, was nur selten vorgekommen sein kann, denn das Leben der kleinbürgerlichen Familie spielte sich hauptsächlich in der Wohnküche ab, die nicht einmal sonderlich groß war. Fünf Kinder, meine Eltern und die Mutter meines Vaters, die als Rentnerin aus der ehemaligen DDR zu uns gestoßen war – wir alle verbrachten den größten Teil der Zeit in der Küche.

Es gab einen Tisch, eine Eckbank und drei Stühle. Nach Norden zu lag die Spüle und natürlich war da ein typisches Kü-

chenbuffet, in dem sich alles befand – Töpfe, Teller, Tassen, Besteck. Das Zentrum aber bildete der Herd, der im Winter geschürt wurde. Über die Wintermonate wurde auch auf ihm gekocht und in ihm gebacken. Der Elektroherd war nur für den Sommer da. Ein großes Fenster ging nach Westen und über der Spüle gab es ein kleines Fenster nach Norden. Das war die Welt meiner Kindheit.

Meine Eltern hatten das Haus 1957 im Stil der Nachkriegszeit gebaut und es war alles sehr einfach, schlicht und bescheiden. Der Zweite Weltkrieg war nicht spurlos an meinem Vater vorübergegangen. Er kehrte als Invalide zurück und lebte mit chronischen Schmerzen. Beide Beine und ein Oberarm waren ihm durchschossen worden. Dazu kamen die Folgen eines Streifschusses am Kopf und die wiederkehrenden Symptome mehrerer tropischer Krankheiten, die er sich an der Krim geholt hatte.

Meine Mutter stammte aus einer Weinbauernfamilie und war mit neun Geschwistern aufgewachsen. Sie hatte öfter Migräne, die sich so schlimm auswirken konnte, dass sie erbrechen musste. Manchmal blieb ihr nichts anderes übrig, als einen Tag bei geschlossenen Gardinen im Bett zu liegen. Dann konnte sie sich nicht rühren, weil sie weder Geräusche, Licht noch Gerüche ertrug. Heute weiß ich, dass sich ihr Schlafplatz über einer schlimmen Wasserader befand. Die negativen Strahlungen lösten ihre Beschwerden immer wieder aus.

„Du, ich hab solche Kopfschmerzen! Bitte sei so gut und massier mir ein bisschen das Genick!“ So nannte sie wie jeder rechte Schwabe den Nacken. Ich kletterte auf die Eckbank und sie saß auf dem Stuhl vor mir. Als Fünfjähriger massiert man noch nicht, sondern streichelt. Mit zarten, etwas unbeholfenen Bewegungen strich ich über den Nacken meiner Mutter, und da spürte ich, wie in meinen Händen etwas vor sich ging, was ohne mein Zutun geschah. Etwas strömte durch mich und ich

ließ es geschehen. Irgendwann drehte sich meine Mutter überrascht zu mir um.

„Sag mal, was hascht denn du gemacht? Ich hab auf einmal kein Kopfweh mehr."

„Ich weiß net, ich hab dich halt massiert."

Gut, die Kopfschmerzen waren vorerst weg, aber sie kamen natürlich irgendwann wieder, da die Ursache nicht behoben war und sie weiterhin über einer starken Wasserader schlief. Meine Mutter blieb bis zu ihrem Lebensende migräneanfällig. „Eddie, kannscht du mich bitte wieder massieren!", hieß es, wenn der nächste Migräneanfall einsetzte. Ich berührte ihren Nacken mit den Händen und die Schmerzen verschwanden. Sie begriff schnell und stellte den Zusammenhang her.

„Geh zum Eddie, der macht es weg!" Das wurde zu ihrer Standardanweisung, wenn es einem meiner Geschwister nicht gut ging. Bauchweh, Kopfweh etcetera – dafür war von nun an ich zuständig. Das waren die Anfänge und mir wurde erst nach und nach bewusst, dass bei mir etwas besonders war.

Ich war anders.

Meine Mutter machte kein besonderes Aufheben um meine Gabe und ging ganz praktisch und pragmatisch damit um. Es wurde in der Öffentlichkeit nicht großartig darüber geredet und ich sparte der Familie still und unauffällig manchen Weg zum Arzt. *Eddie kann das. Er tut das. Er macht das.* Der einzige, dessen Schmerzen ich als Kind und Heranwachsender nie lindern durfte, war mein Vater. Er ließ es schweigend geschehen, dass meine Mutter meine Gabe nutzte, hielt sich selbst aber heraus.

Für ihn war nach dem Krieg die Gemeinschaft der Neuapostolischen eine Art religiöse Heimat geworden. Wie es zu jener Zeit üblich war, gehörten wir daher alle der neuapostolischen Kirche an. Für mich war das schon als Kind eine Tortur. Ich

nehme an, meine Mutter breitete nicht zuletzt aus Vorsicht vor dem Urteil der Strenggläubigen ihrer Kirche den Mantel des Schweigens darüber, dass ich über die Gabe des Heilens verfügte. Ich selbst war später nicht so dezent und ich denke, das war auch gut und richtig so. Niemand sollte verbergen müssen, was er ist und kann!

In meiner Jugend waren meine Fähigkeiten für mich lange etwas völlig Natürliches. Ich vermochte Schmerzen zu lindern und zur Heilung beizutragen und betrachtete es schon frühzeitig als eine Art Dienst, der mir auferlegt worden war. In meinem Freundeskreis half ich als Heranwachsender ganz selbstverständlich, wenn es jemandem nicht gut ging. Das war so lange unproblematisch, bis ich eines Tages näheren Kontakt mit einer Spezies Mensch machte, vor der ich heute noch äußersten Respekt habe: die Frommen! Die alles besserwissenden Pietkong! Mein Gott!

„Du bist mit dem Teufel im Bund. Es gibt nur einen wirklichen Heiler, und das ist Jesus Christus", hielten sie mir vor und eine Hetze begann, die sich auf die eine oder andere Weise durch mein Leben zog. Als Jugendlicher fand ich es schrecklich, vor meinen Freunden in eine solche Ecke geschoben zu werden. Ich schwor mir deshalb, meine Fähigkeiten nie wieder außerhalb der Familie und des engsten Freundeskreises anzuwenden.

Die Jahre zogen ins Land und meinen Schwur konnte ich nicht halten. Ich habe immer wieder Menschen geholfen, wenn sie mich darum gebeten haben. Ich wurde von der Geistigen Welt geführt, habe gelernt und erspürt, wie es geht und was geht, und wurde immer erfahrener. Über die Gabe des Heilens verfüge ich von Kindheit an, aber was sie genau umfasst, wie sie funktioniert und wie sie sich am besten nutzen lässt, musste ich mir erarbeiten. Es war und ist ein kontinuierlicher Wachs-

tumsprozess und es kommen immer wieder neue Aspekte dazu, wenn ich reif dafür bin.

Inzwischen weiß ich, dass ich nicht nur Energien durch mich fließen lassen kann, sondern auch aurafühlig bin. In den äußeren Schichten der menschlichen Geisteshülle kann ich feststellen, wo Schwierigkeiten liegen, wo etwas aus dem Gleichgewicht geraten ist und nicht mehr stimmt. Ich kann Abweichungen vom ursprünglichen Bauplan wahrnehmen, den wir alle in uns tragen bis zu unserem Tod. Es ist mir gegeben, viele dieser Dinge zu richten und Heilungsimpulse zu geben. Ich werde geführt und kann heilen – nicht alles, aber vieles.

Im Laufe meines Lebens wurde ich immer erfahrener und habe mich intensiv mit dem geistigen Körper des Menschen befasst. Alles, was ich erkläre, beruht immer auf meiner Sicht der Dinge und kann und soll nicht allgemeingültig für alle sprechen. Mir geht es darum weiterzugeben, wie ich es tue und wie ich es sehe.

Ein Aussätziger – Orgelklänge und geistige Bevormundung

Das Kreuz mit der Kirche. Aufgewachsen bin ich als Aussätziger, als Sektenangehöriger. *Die da! Die Apostel!* So nannte man uns abfällig, weil wir der neuapostolischen Kirche angehörten. *Beten die überhaupt richtig?* Ich habe diesen neuapostolischen Kirchenclub nie geliebt. Er war eine Zwangsjacke, die mir mein Vater und meine Mutter über meinen Geist gestülpt hatten. In meinen frühesten negativen Kindheitserinnerungen spielt diese religiöse Vereinigung die Hauptrolle. Psychische Gewalt, Unterdrückung, schreiende Prediger, scheinheilige Brüder, falsche Priester und Druck, Druck, Druck.

„Ein Gotteskind macht so etwas nicht!“ Wie oft habe ich das gehört! Einer der Schlimmsten, den ich in meiner Laufbahn

dort kennenlernte, war ein Diakon, der im Kindergottesdienst sagte: „Ein Gotteskind fährt sonntags nicht Fahrrad!"

14 Tage später kam sein Sohn mit dem Fahrrad zur Kirche.

„Onkel, ein Gotteskind fährt doch am Sonntag nicht Fahrrad, aber dein Sohn ist heute mit dem Fahrrad da", stellte ich sofort empört fest.

„Ja, das ist etwas Anderes. Ich habe es ihm erlaubt", bekam ich zur Antwort. Bei einer solchen Argumentationsweise kann ein gesunder Mensch, selbst wenn er erst acht oder neun Jahre alt ist, gar nicht so viel fressen, wie er kotzen möchte.

In der damaligen Zeit war es in der neuapostolischen Kirche üblich, dass die Priester vor der Predigt die Bibel willkürlich aufschlugen und den Finger auf eine Stelle legten. Über dieses Wort Gottes wurde dann gepredigt. Man kann sich vorstellen, dass je nach rhetorischer Begabung seltsame Dinge erzählt wurden. Alles wurde salbungsvoll vorgetragen und war ein wenig wirr und durcheinander. Im Prinzip lief es immer auf dieselben Phrasen hinaus: Wir, die Neuapostolischen, waren das auserwählte Volk. Wir waren die 144 000 und somit die einzigen, die eingehen würden in die Seligkeit des Herrn. Und all die anderen? Tja, die hatten Pech. Ob Buddhisten, Katholiken oder Evangelische – für sie alle blieb nur der Höllenpfuhl übrig und die ewige Verdammnis.

Sonntags war Kirche von 9:00 bis 10:00 Uhr und meistens ging es länger bis 10:30 Uhr. Anschließend war noch für eine Stunde Kinderkirche und die gesamte Phrasenwelt wurde noch einmal aufgerollt. *Ihr seid Gottes Kinder und ihr dürft das nicht! Gott zürnt und verdammt und das Fegefeuer ist auch noch da! Die Hölle. Der Teufel.* Ausgelassen wurde nichts, womit man Kindern Angst machen kann.

Sonntagnachmittags 15:00 Uhr Gottesdienst bis 16:00 Uhr, meistens bis 16:30 Uhr. Meine Altersgenossen waren im Freibad und ich war im Club, wie wir sagten. Donnerstagsabend

19:00 Uhr Gottesdienst bis 20:00 Uhr, meistens 20:30 Uhr und anschließend Kirchenchor.

Diese geballte Macht der Religion bereitete mir Unbehagen. Als Kind fand ich es schrecklich, immer in diesen Verein gehen zu müssen, während meine Kameraden spielen durften. Schon von frühester Jugend an lehnte ich mich gegen die Kirche meiner Eltern auf. Ich empfand, was von ihr ausging, als reine Gewalt. Ich sollte unterdrückt werden, in Form gepresst. Man tat alles, um zu verhindern, dass ich mich entwickeln und entfalten konnte.

Das Recht dazu gestehe ich bis zum heutigen Tag niemandem zu – weder Kirche noch Staat. Unsere Gesundheit hängt unmittelbar damit zusammen, dass wir uns unserer Freiheit bewusst werden. Wer zu lange gebeugt geht, dessen Rücken beugt sich.

Als junger Mensch war es besonders schlimm für mich, von meiner Umwelt ausgegrenzt und stigmatisiert zu werden. Meine Familie und damit auch ich gehörten zu denen da unten in der komischen Kirche. Nicht nur Schulkameraden haben mich geschnitten, sondern auch von Lehrern wurde ich genau wie meine Geschwister diskriminiert. Neuapostolisch sein, das war damals wie der Aussatz.

Ich war ausgesperrt von den üblichen Aktivitäten der Gesellschaft. Fußballspielen war unchristlich und es kam nicht in Frage, in einen Sportverein zu gehen. Beschränkungen und Verbote grenzten mich von der einen Seite ein und ließen mir keinen Raum. Missachtung kam mir von der anderen Seite entgegen und machte es mir unmöglich, meinen Platz zu finden und einfach nur dazuzugehören.

Es hat mich geprägt. Wenn jemand aufsteht und vorne laut kräht, dann sage ich: Der ist nicht einmal in der Lage, ein Ei zu legen. Hähne produzieren nur Scheißhaufen. Noch immer steigt manchmal Wut in mir hoch, wenn ich daran denke.

„Hoppla! Jetzt wird es Zeit, dass du dich wieder einmal damit abgibst!", sage ich mir dann und weiß, dass es für meine persönliche Gedankenhygiene und damit auch meine Gesundheit wichtig ist, mich noch einmal damit auseinanderzusetzen. „Über dein Unterbewusstsein kannst du die ganzen traumatischen Dinge, die du von Geburt an bis zu deinem 14. Lebensjahr erlebst hast, bearbeiten, lösen und dich noch ein Stück mehr davon befreien!"

Als ich mit 14 Jahren religionsmündig war, erklärte ich meinem Vater: „Jetzt ist Schluss! Ich werde aus diesem Club austreten und diese Kirche nie wieder betreten! Ich bin weg!"

Für diesen Befreiungsschlag gab es allerdings noch einen weiteren triftigen Grund. Meine Mutter erzählte oft, wie sie mich als Vierjährigen, wenn sie zum Einkaufen mit mir in die Stadt ging, auf den Stufen der Stadtkirche an der Türe sitzen lassen konnte. Kam sie mit ihren Einkäufen zurück, saß ich unweigerlich noch am selben Fleck und lauschte selbstvergessen. Ich habe diesen Platz nie verlassen. Es waren die Klänge der Orgel, die mich fesselten.

Wir hatten damals einen sehr guten Organisten, der oft auf der Orgel spielte und übte. Die Orgel faszinierte mich und ich wollte unbedingt Orgelspielen lernen. Als ich mich von der neuapostolischen Kirche abgewandt hatte, wendete ich mich daher der evangelischen Kirche zu. Das war naheliegend.

Ich bin in einem evangelisch geprägten Gebiet großgeworden. Meine Heimatstadt war damals noch zu 80–90 % evangelisch. Irgendwann erwarb die katholische Kirche an einer Durchgangsstraße ein Grundstück und baute dort eine Fertighallenkirche. Die Kirche ist nicht schlecht geworden, hat ansprechende farbige Fenster und einen schönen Kirchenraum, aber für mich war das Evangelische schon wegen des Orgelspiels das Maßgebliche. Ich trat in die evangelische Kirche ein. Aus heutiger Sicht kam ich vom Regen in die Traufe. Als Ju-

gendlicher war es für mich eine Offenbarung, in einer Kirche zu sitzen, in der ein studierter Theologe rhetorisch ausgefeilte Predigten hielt. Der damalige Dekan war ein sehr guter Redner, ein sehr guter Rhetoriker und Theologe. Und auch er vereinnahmte mich umgehend.

„Wenn du evangelisch werden willst, dann musst du noch einmal konfirmiert werden!“, forderte er.

„Ich bin aber schon konfirmiert!“, widersprach ich.

„Egal! Wenn, dann ...“

„Verse sage ich aber keine mehr auf! Davon habe ich die Nase voll!“, lenkte ich schließlich ein.

Er sah mich erstaunt an, kam mir aber entgegen.

„Einverstanden! Aber eingesegnet wirst du noch einmal mit den anderen!“

So bin ich einer der Wenigen, der zwei Mal in seinem Leben konfirmiert wurde. Ich hoffe, dass der evangelische Aspekt Gottes dadurch mit mir versöhnt und zufrieden ist. Nach der Konfirmation hielt mich der Dekan dazu an, Kinderkirche zu halten. Der Zwang ging weiter. Die elementaren Unterschiede zur neuapostolischen Kirche verloren sich dabei recht schnell.

Aber das war mir vollkommen egal, denn gleichzeitig erfüllte sich mein innigster Wunsch. Ich nahm Orgelunterricht beim Kantor der evangelischen Kirche, der nun keine Ressentiments mehr hatte, einen evangelischen Jungen im Orgelspiel zu unterrichten. Das klang für ihn besser, als einen neuapostolischen Jungen der Musik zuliebe auszubilden. Auch das war mir einerlei. Ich durfte Orgelspielen lernen. Das war es, was zählte.

Ich verbrachte in meiner Jugend mehr Zeit an der Orgel als auf dem Fußballplatz, Spielplatz oder sonst irgendwo. Das Orgelspiel war meine Leidenschaft und ich baute es aus. Ich habe Orgelbauer gelernt und Kirchenmusik studiert. Mit der kirchlichen Gewalt, den kirchlichen Institutionen habe ich bis heute

meine Probleme, aber ich habe noch keine Stunde bereut, in der ich mich mit Orgelmusik beschäftigt habe.

Geomantie und Rutengehen fügen sich ein

Ich hatte mir mit meiner damaligen Partnerin ein Haus im Nordbadischen gekauft, in einer kleinen Ortschaft mit knapp dreihundert Einwohnern. Streng genommen war es kein Haus, sondern eine Ruine. Wir haben sie in Eigenleistung komplett restauriert. Wir kernten das Fachwerk aus und machten es von innen und außen sichtbar. Ein Traumhaus entstand mit riesiger Galerie und großen Wohnräumen.

In dieser Gegend haben die Bauernhäuser immer einen gewölbten Keller. Kam man bei uns zur Haustür hinein, ging man auf eine Treppe zu, die nach unten zum Keller führte. Er war grob 3,50 m breit und 5 bis 6 m lang. Der Hauseingang lag nicht in der Giebelseite, sondern an der Querseite des Hauses und war etwa 3 m von der Straße entfernt.

„Da muss früher einmal eine starke Quelle im Haus gewesen sein", sagte der Nachbar ein paar Mal. „Ich weiß genau, die hatten eine Quelle im Haus!"

Ich fand das irgendwie romantisch und ging in den Keller, um nach der Quelle zu suchen. Er war noch voll Gerümpel, Erde und Lehm. Wir machten ihn sauber und tatsächlich war im Boden rings um den Keller herum eine Art Rinne, die in einen viereckigen, gefassten Schacht auslief. Der Schacht war trocken. Die Wasseradern hatten sich verabschiedet, als Jahre zuvor an der Straße eine neue Kanalisation eingezogen worden war. Dadurch verschob sich alles und etliche starke Quellen und Brunnen versiegten. Meine Neugierde war dennoch geweckt und ich wollte diese Wasserader unbedingt finden.

Gegenüber von uns wohnte Paul, der Schmied. Er war ein Alleskönner. Heizung, Sanitär, überall war er tätig und zudem war er ein hervorragender Schmied und Kunstschmied.

„Paul, ich möchte diese Wasserader finden!"

Irgendwo hatte ich eine Anleitung zum Bau einer Wünschelrute gelesen. Ich wusste, dass man Kupferschweißdrähte im rechten Winkel abwinkeln muss. Das kurze Stück soll ungefähr 15 cm lang sein, damit man es gut in der Hand halten kann. Für die langen Stücke genügt es, wenn sie zwischen 30 und 35 cm lang sind. Großzügig teilte ich meine frisch erworbene Weisheit mit Paul.

„Da hast du Schweißdrähte. Nimm dir zwei! Da ist der Schraubstock. Winkle sie dir ab! Und wenn du Rutengehen kannst, dann findest du deine Wasserader", meinte er trocken und ließ mich machen.

Mit den von mir abgewinkelten Schweißdrähten kehrte ich in mein Haus zurück. Ich hielt sie in beiden Händen, so dass die langen Seiten waagrecht vor mir standen, und ging los. Plötzlich machte es zack und die Spitzen schlugen zusammen, so dass die langen Drähte quer vor mir waren. Dann gingen sie wieder auseinander. Ich war begeistert und versuchte es immer wieder. Dann ging ich zu Paul.

„Es funktioniert!", teilte ich ihm mit. „Die Wasserader ist noch da, aber sie liegt weit entfernt vom Keller. Deshalb ist der Keller trocken."

„Sag bloß, du kannst tatsächlich Rutengehen?"

„Naja, es funktioniert", sagte ich ein bisschen überheblich.

„Das haben wir gleich!", konterte er. „Ich bin der Wassermeister des Ortes und weiß genau, wo Leitungen in die Häuser gehen, wie sie laufen und wo sie liegen. Komm jetzt mal mit!"

„Hier ist etwas und es führt dorthin!", sagte ich, als wir auf der Straße gingen.

„Das stimmt! Da liegt der Hausanschluss von der Else.“

„Hier ist etwas, das geht dort rüber!“

„Das ist der Hausanschluss vom Fred.“

So machten wir die einzelnen Hausanschlüsse durch, aber ich stieß dabei auch auf Stellen, an denen es mich förmlich durchschüttelte, wo keine Hausanschlüsse lagen.

„Was da ist, weiß ich nicht“, gestand Paul.

„Paul erinnerst du dich nicht an die starke Quelle, die hier immer war, bis sie die Kanalisation gemacht haben? Erst dann ist sie verschwunden“, mischte sich der Nachbar ein, der uns beobachtet hatte. „Das muss die Quelle sein.“

Später fand man heraus, dass die Quelle jetzt wirklich dort liegt. Das waren meine ersten Erfahrungen im Rutengehen. Durch Pauls Wissen konnte ich wunderbar trainieren und eine Sensibilität dafür entwickeln, was ein künstlicher Wasseranschluss ist und was eine natürliche Quelle. Später kamen die Verwerfungen dazu – Gesteinsbrüche, Risse im Boden, Verschiebungen. Das brachte ich mir im Lauf der Zeit alles selbst bei. Ich ging häufig mit der Rute, probierte und übte.

Dabei stellte ich fest, dass wir auf einem unwahrscheinlich komplexen Lebewesen spazieren gehen. Unsere Erde ist ein Lebewesen – genau wie wir, unser Hund, unsere Katze, der Nachbar. Es ist ein Lebewesen, und das hat Adern, Nervenbahnen. Es lebt, es pulsiert. Es atmet ein und es atmet aus. Und wir trampeln darauf herum.

Die geistigen Verbindungen, die ich durch das Rutengehen bekam, sind äußerst interessant. Man lernt nicht nur die Wasseradern kennen, sondern plötzlich treten auch Kräfte auf, die für die Wasseradern verantwortlich sind. Kräfte, die für die Landschaft an sich, in der man sich bewegt, mit verantwortlich sind. Hinter jedem Baum steht ein geistiges Wesen, das für den Baum

zuständig ist. Hinter jedem Grashalm, hinter jeder Weizenähre steht ein Wesen, das diese Ähre und diesen Halm wachsen lässt und ihnen zeigt, wann es an der Zeit ist, Frucht und Samen auszubilden. Es zeigt ihnen, wann sie blühen müssen und wann es an der Zeit ist, sich zurückzuziehen, weil der Winter naht.

Erkenntnisse überrennen einen förmlich, wenn man beginnt, sich mit diesen Dingen zu beschäftigen. Es ist eine große Welt, die sich öffnet. Bei mir war es das Rutengehen, das Training mit der Rute, das mir viele Türen der natürlichen Welt geöffnet hat. Am Anfang macht man es vielleicht ein kleines bisschen, um anderen zu imponieren und zu zeigen, dass man es kann. Es ist ein tolles Gefühl, Wasseradern finden und jemandem sagen zu können, wo er nach einem Brunnen bohren muss.

Später macht man es aus Ehrfurcht vor der Natur, und da beginnt dann auch Geomantie: die Weissagung aus der Erde. Und was noch viel wichtiger ist: die Heilung der heute so geschundenen Erde.

Die Ankunft in Hohenlohe

Der Entschluss ist meiner Frau, unseren vier Kindern und mir irgendwann nicht mehr schwergefallen, aus der einen Ecke von Baden-Württemberg in die andere zu ziehen. In der Nähe des Unterlandes, irgendwo an der Jagst, waren wir zuhause. Äußere Umstände brachten uns dazu, nach einem neuen Lebensmittelpunkt zu suchen. Der fand sich im Traumland aller Stuttgarter Romantiker – in Hohenlohe. Der Traum eines jeglichen redlichen Schwaben, der seine Millionen bei Daimler verdient hat: eine Mühle in Hohenlohe.

Eine Region, in der sich irgendwie noch das Flair des Geheimnisvollen erhalten hat, des Märchenhaften, des Verträumten. Dort geht alles noch ein bisschen gemütlicher zu und ist

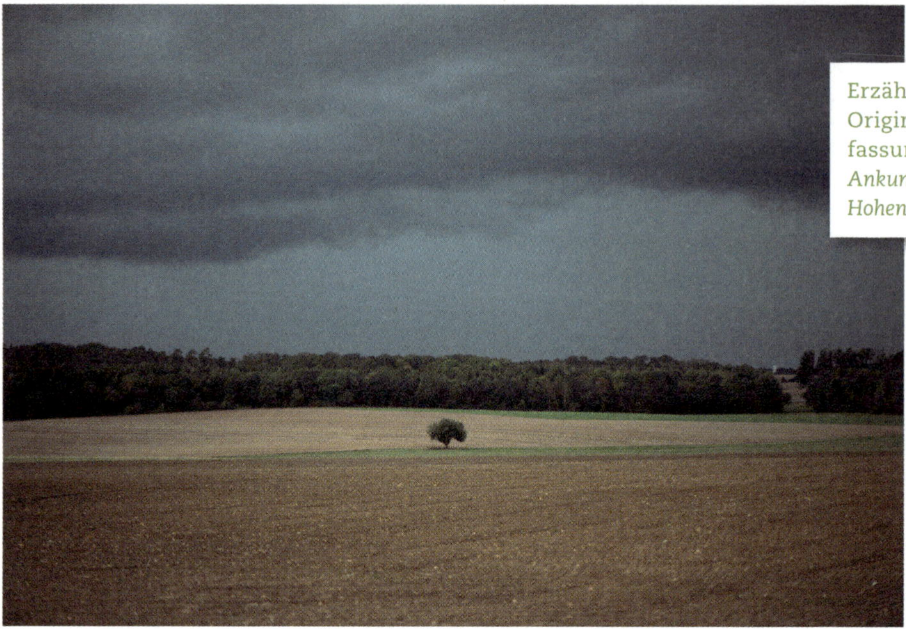

Agrarwüste Hohenlohe

Erzählte Originalfassung: *Ankunft in Hohenlohe*

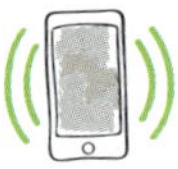

noch, wie es sein soll. Hohenlohe ist die Genießerregion Deutschlands. Vielleicht glaubt man es irgendwann, wenn man es nur oft genug hört! Vielleicht aber auch nicht, denn die Realität sieht anders aus.

Unsere Wahl fiel auf einen ehemaligen Bauernhof, der zu einer Brauerei gehörte. Ein kapitales Haus mit vielen Zimmern, unendlich groß. Ein Haus wie ein Schloss, mit angebauten Scheunen und Scheuern, Güllebehältern, Mistgruben. Alles was zum Statussymbol eines Hohenlohers gehört. Ein großer Misthaufen zeugt nämlich von Potenz – von welcher auch immer.

Dieses Gehöft liegt zwar direkt an einer stark befahrenen Straße, aber es bietet alles, was in der damaligen Situation für uns vonnöten war. Vier Kinder – jedes braucht sein Zimmer heute, was auch seine Richtigkeit hat –, Irene und ich, ein Handwerksbetrieb, eine beginnende kleine Imkerei und später kam dann noch meine Praxis für Geomantie und Heilen dazu.

Der kleine Ort hat eine eigene Kirche, einen eigenen Friedhof, mehrere Landwirte – größere und kleinere. Auch hier hat der Strukturwandel in der Landwirtschaft zugeschlagen. Der Großteil der Bevölkerung arbeitet in den umliegenden Städten. In der Brauerei sind einige wenige tätig. Ansonsten handelt es sich um ein typisches ländliches Dörfchen in Hohenlohe.

Aber Hohenlohe ist keine Genießerregion mehr. Es ist ein Agrargebiet mit Intensivbewirtschaftung. Nach dem Motto: Bäume und Sträucher weg! Freie Sicht zum Mittelmeer! Biogasanlagen, Insektizide, Pestizide, Fungizide, Neonicotinoide, Schweinemastbetriebe, Putenmastbetriebe, große Milchbetriebe. Es sind keine Bauernhöfe mehr, es sind Industriebetriebe. Alles wird optimiert, alles geht nur noch auf Ertrag. Die Natur wird dabei vergessen.

Die Genießerregion Hohenlohe – ich mag es beinahe nicht sagen – ist auf dem Weg zur Agrarwüste. Der Ackerfuchsschwanz und die Quecke und der Ampfer – Schreckensworte für die Landwirtschaft. Und seitdem feststeht, dass der Ackerfuchsschwanz, dieses gefürchtete Gras, resistent gegen alle Mittel und Versprechungen der Pharmariesen geworden ist, seitdem geht die Angst vorm Pflug um. Pflügen, der Pflug, das verhassteste Instrument der Landwirte. Mit einem 250 PS starken Traktor, hinten der Pflug und los geht es! Das ist eine bequeme Sache. Früher sah das ganz anders aus. Da waren es zwei Pferde, ein Knecht, ein Pflug. Der Pflug war der Fluch. Das steckt noch in den Köpfen.

Unsägliche Schandtaten gingen mit Flurbereinigungen einher. Es wurden natürliche Rinnsale, Bäche begradigt, die man später versucht hat zu renaturieren. Ein Witz an sich. Feldgehölze sind weg. Blühende Wiesen gibt es nicht mehr. Das Gras wird abgemäht, wenn es maximal ca. 30 cm hoch ist. Dann stimmt der Eiweißgehalt, dann kann man es am besten milch-

sauer vergären, sprich silieren. Blühende Pflanzen kommen nicht mehr zum Blühen. Das Gras ist einfach nur noch grün. Wildblumen gibt es nicht mehr. Blühstreifen? Nur widerwillig werden sie angelegt, wenn es unbedingt sein muss. Raps? Der bringt nicht so viel ein wie der Mais, der wird lieber angebaut und zerstört nebenbei die Böden.

Es wandelt sich total von einer bäuerlichen Landwirtschaft zu einer Landwirtschaft der Multisklaven. Die großen Agrarkonzerne und Discounter sind es, die die Preise diktieren, die den Ort des Anbaus diktieren, die die Fleischqualität diktieren. Sie haben in Hohenlohe, im romantischen Hohenlohe, das Sagen. Leider. Bauer kann nicht mehr Bauer sein. Bauer ist gehetzt von den Preisen, von den Zinsen, von den Schulden. Er kann nicht mehr viel selbst entscheiden. Er wird entschieden. Alles ist vorgeschrieben. Er ist gezwungen – bis auf einige wenige Aufrechte – in diesem gesamten Kommerzzirkus mitzuspielen.

Es gibt einige Biobauern und in einer kleinen Stadt hier in der Gegend befindet sich die größte Demeter-Molkerei Deutschlands. Sie arbeitet mit Bauern zusammen, die ihren Kühen die Hörner noch wachsen lassen. Aus guter, wertvoller Milch werden dort hervorragende Produkte erzeugt. Da kommt es noch auf die Qualität an und die Bauern dürfen noch Bauern sein. Das ist ein kleiner Lichtblick. Aber es gibt längst Biobauern, die genauso mit dem Rücken an der Wand stehen wie die Konventionellen. Es geht ein Hauen und Stechen durch die Reihen der Bauern. Jeder braucht mehr Land. Jeder, der aufhört, wird umgarnt wegen der Pachtflächen, die die Betriebe dringend benötigen.

Von der romantischen Gegend ist abgesehen von ein paar schönen romantischen Städtchen, ein paar Tälern, die landwirtschaftlich nicht so ohne Weiteres zu nutzen sind, nicht mehr viel da. Es ist eintönig geworden auf den Feldern. Zwi-

schendrin liegen einige wenige kleinere Waldflächen, aber ansonsten: Ackerflächen, Ackerflächen, Ackerflächen.

Ab und zu vielleicht noch am Wegesrand ein paar alte Birnbäume, aber deren Tage sind schon gezählt. Sind sie irgendwann so weit, dass man sie fällen muss, kommt meist kein Ersatz. Es gibt schließlich diese sinnige Vorschrift, die auch von den Grünen in Baden-Württemberg unterschrieben wurde, dass Bäume erst ab sieben Meter Abstand entfernt von der Straße wachsen dürfen. Die Gräben werden gemulcht, das bedeutet zusammengehäckselt mit allen Kleinstlebewesen wie Eidechsen, Bienen, Hummeln und Würmern. Die Landschaft wird gepflegt, zu Tode gepflegt. Wo sind die vielen Singvögel? Wo können sie nisten? Wo sind die Hummeln? Wo sind die vielen Wildbienenarten? Wo sind die Wespen? Wo sind sie alle geblieben?

Und da bin ich mit meiner Familie hingezogen. Erst später wurde mir klar, warum ich an diesen Ort kommen musste. Ich wurde vom Altertum eingeholt und hatte einige Dinge in Hohenlohe zu erledigen. Die Bevölkerung in der Region ist überwiegend protestantisch. Pietistisch, fromm, bieder, brav – *Krähwinkel Schwäblein*, so wurden die Schwaben gerne genannt. Man hat keinerlei Revolutionsgeist. Im Ernstfall bleibt man lieber mal zuhause und wartet ab, was sich tut. Frömmigkeit ist meistens mit einer geradezu bodenlosen Dummheit gepaart. Bei allem, was sich *net ghert* – was sich nicht gehört – wird der dräuende Finger erhoben und böse blickend gesagt: „So net!"

Alles hintenherum und heimlich natürlich – das versteht sich von selbst.

„Hasch des scho gehert?" – „Hast du das schon gehört?"

Und dennoch liebe ich diese Region – Hohenlohe.

Was macht den Ackerfuchsschwanz eigentlich zu einem derart gefürchteten Gras?

Ackerfuchsschwanz ist ein Nahrungskonkurrent für das angebaute Getreide, der große Flächen überwuchern kann. Dadurch kommt es zu erheblichen Ertragsverlusten. Inzwischen ist er gegen sämtliche Herbizide resistent, aber er kann durch mechanische Verfahren gut in Schach gehalten werden. Auch wenn es den Bauern nicht gefallen mag, hat auch ein Ackerfuchsschwanz das Recht auf Leben.

Sie äußern sich sehr kritisch über die Versuche, Flüsse und Bäche zu renaturieren.

Flüsse und Bäche haben ein eigenes Wesen, das sich, wenn man es lässt, selbst renaturieren kann.

Maisfelder gehören längst zum vertrauten Bild in Baden-Württemberg. Mir war nicht klar, wie extrem Mais den Boden auslaugt. Halten Sie den Maisanbau überhaupt für sinnvoll?

Mais ist eine subtropische, mittelamerikanische Pflanze, die ein Humusräuber ist und nicht in unseren Kultur- und Pflanzenkreis gehört, schon gar nicht in Monokulturen für Biogasanlagen. Das ist der größte Mist seit der Erfindung des Rades.

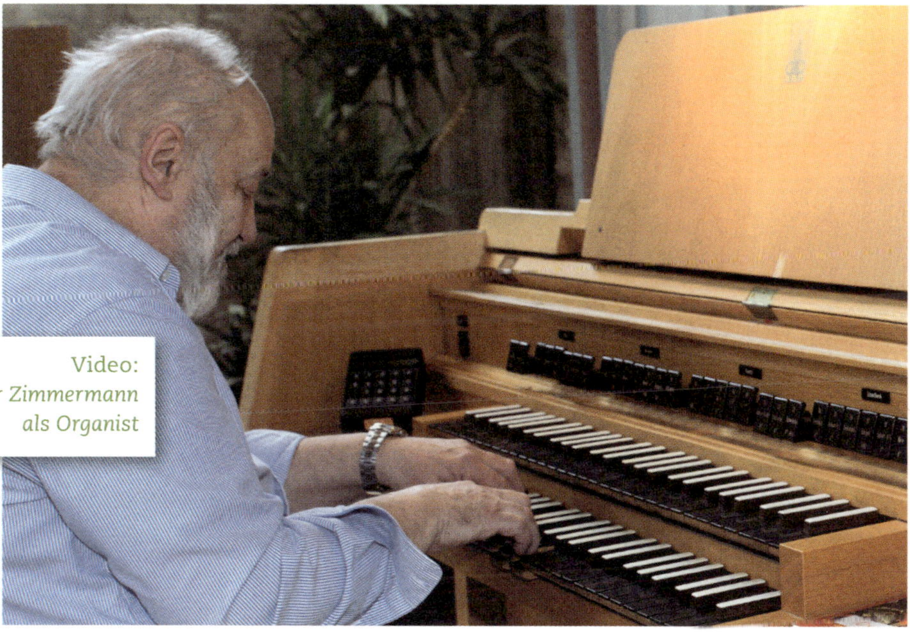

Video:
Herr Zimmermann als Organist

Herr Zimmermann an der Orgel in der kath. Kirche Altkrautheim/Hohenlohekreis

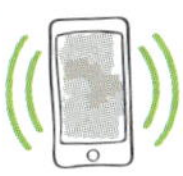

Ein Heiler und ein Seher

So ganz ohne Orgel geht es nicht bei mir und auch in Hohenlohe spielte ich bald in einigen evangelischen Kirchen an den Sonn- und Feiertagen als Organist. Ich hatte eben einen Gottesdienst mit einem schönen Orgelwerk von Bach abgeschlossen und war zufrieden mit mir und der Welt. Schließlich war die Fantasie in G-Moll nicht leicht und ich hatte nicht allzu viele Fehler gemacht. Schlage ich bei so einem Bachstück den ersten Ton an, bin ich wie in einem Sog gefangen. Es gibt kein Entkommen. Erst wenn der letzte Ton verklungen ist, bin ich wieder frei.

Ich saß noch auf der Orgelbank und lauschte den Klängen in mir nach, als ein großer Mann mit einer Andeutung von Bart zu mir an die Orgel kam. „Gell, du bisch än Heiler?“ „Du bist ein Heiler, oder?“, fragte er mich und sah mir dabei direkt in die Augen.

„Wenn du das siehst, dann bist du wahrscheinlich ein Seher", antwortete ich, denn ich war, wie es meiner Gewohnheit entsprach, an meinem neuen Wohnort nicht mit meiner Gabe hausieren gegangen.

„Manchmal schon. Kansch du mir helfen? Ich hab'…" Dann kam eine ausführliche Darstellung seines Problems.

„Ich werde dir helfen, aber bitte sag es niemandem und sprich nicht darüber!", stellte ich eine Bedingung.

„Ist in Ordnung!", gelobte er bereitwillig.

Ich half ihm und selbstverständlich hielt er sein Versprechen. Er verriet es niemandem außer allen seinen Freunden und Bekannten und allen, die krank waren. Am darauffolgenden Sonntag hatte ich von ca. 11 Uhr bis nachts um 0:30 Uhr einen Patienten nach dem anderen zu behandeln. Sie kamen mit diesem und jenem. Multiple Sklerose, Arthrose, Rheuma, Gelenkschmerzen, Hexenschuss, Kopfweh, Übelkeit und Schwindel – es war von allem etwas dabei und jeder brachte all seine Hoffnung auf ein Wunder und schnelle Besserung mit.

„Können Sie mir helfen?" Diese Frage hörte ich von da an häufig und es wurden immer mehr Menschen, die über irgendjemanden von mir gehört hatten und zum Teil weite Anfahrtswege in Kauf nahmen, um zu mir zu kommen. Was sollte ich tun? Über die Jahre hatte ich zwar versucht, meine Gabe im privaten Kreis zu halten, aber beständig dazugelernt und mein Wissen und Können erweitert. Mit dem Rückzug war nun offensichtlich Schluss und ich gab mich geschlagen und fügte mich.

Ich kaufte eine Liege und stellte sie in mein Büro. Da stand sie zwischen all den Büchern und den zum Teil noch nicht ausgepackten Kartons. Auf meinem Schreibtisch herrschte chaotische Ordnung, die zu mir gehört, aber daran störte sich keiner, denn die Menschen kamen, weil sie sich Linderung und Hilfe

erhofften, und ich behandelte sie. Es ging ihnen besser durch Handauflegen und Energieübertragung und sie empfahlen mich weiter, wo immer ihnen jemand begegnete, der leidend war. Das waren die Anfänge des Heilens in Hohenlohe.

Irgendwann war der Punkt erreicht, an dem ich das Heilen aus zeitlichen Gründen beinahe nicht mehr mit meinem eigentlichen Broterwerb vereinbaren konnte. „Ich gebe dir jetzt etwas dafür. Du kannst das nicht weiterhin umsonst machen. Du musst das Ding anmelden und du musst es professionell machen!“, riet mir einer meiner Patienten.

Darauf hätte ich eigentlich auch selbst kommen können, dachte ich. Gedacht, getan. Ich ging aufs Ordnungsamt. „Guten Tag! Ich möchte eine Firma anmelden.“

„Sie haben doch schon eine. Wie soll denn die zweite heißen?“

„Geomantie und Heilen.“

„Was ist das denn?“

„Rutengehen und als Heiler arbeiten.“

Was die Dame hinter dem Schalter dachte, weiß ich nicht, aber ich bekam einen Gewerbeschein. Eine Steuernummer hatte ich bereits. Alles war in Butter. Geomantie und Heilen – ein neuer Lebensabschnitt kam auf mich zu. Kurz dachte ich über eine Homepage im Internet nach, aber der Gedanke behagte mir nicht. Patienten hatte ich auch so mehr als genug. Wer von mir behandelt werden sollte, der würde auch von mir hören und zu mir finden.

Irgendjemand hat mich einmal ohne mein Zutun und ohne meine Einwilligung in eine Heilerliste des Deutschen Geistheiler-Verbandes eingetragen. Von dort aus wird ab und zu angerufen. Ansonsten basiert meine Praxis ausschließlich auf Mund-zu-Mund-Werbung. Wer zu mir kommt, hat nicht selten schon viele Stationen hinter sich und ist verzweifelt.

„Geh doch mal zu dem, wenn sonst nichts mehr geht! Mir hat er geholfen.“

Menschen aus Hohenlohe – Heinz und seine Tante

Heinz habe ich durch einen gemeinsamen Bekannten kennengelernt. Er ist ein Unikat. Ein Hohenloher, hochintelligent, Agraringenieur, der mir eine ganz andere Welt zeigte. Natürlich ist er so eigensinnig wie alle Hohenloher, ein bisschen negativ, immer brummig, aber er lebt auf seine ganz besondere Art und Weise.

Heinz wurde mit sieben Jahren zur Halbwaise, als seine Mutter starb. Er wurde von seinem Vater, dessen Bruder und seiner Schwester, der Tante, erzogen. Für die Tante war Heinz irgendwann das eigene Kind. Sie hat ihn gehegt und gepflegt, und er lebt bis heute bescheiden und einfach mit ihr. Sie ist mittlerweile vierundneunzig Jahre alt.

Die Beiden leben in einem Bauernhof, einem der vielen kleinen Weiler Hohenlohes. Alles ist sauber und gepflegt, aber es ist noch, wie es früher war. Betritt man das Haus, taucht man in eine längst vergangene Welt ein. Es ist blitzsauber, aber etwa der Stil der 50er-Jahre oder sogar von noch etwas früher. Der Boden ist gefliest. Die Wohnküche, der Hauptaufenthaltsraum, wird von einem riesigen Herd dominiert, der noch mit Holz und Kohle befeuert wird. Meiner Ansicht nach ist dieser Herd das eigentliche Zentrum des Hauses und er spendet auch die Wärme für das ganze Haus.

Heinz hat nicht geheiratet und lebt mit seiner Tante, seinem Dandele, wie er sie nennt, alleine in dem stattlichen Bauernhaus. Sein Onkel starb vor einigen Jahren im hohen Alter von neunzig. Als ich Heinz kennenlernte, hatte er gerade enorme Probleme in seinem Schweinestall. Wie der überwiegende Teil der Landwirte in Hohenlohe ist er in der Schweinezucht, und zwar der Schweinemast, tätig. Schweine sind Lebewesen, die Grippe, Husten und die verschiedensten Krankheiten bekommen können. Seine Schweine waren krank und er bat mich um

Hilfe. Ich half und betrat dabei zum ersten Mal diese ganz eigene Welt.

Später brachte ich ihm das Pendeln bei, damit er selbst abfragen konnte, was mit seinen Schweinen los war. Heinz weiß, dass man in der Tierhaltung mit Antibiotika vorsichtig umgehen muss, und das tut er auch. Er versucht es auf andere Art. Ich habe ihm verschiedene Sachen gezeigt, die er jetzt unabhängig von mir anwendet. Seitdem hat er relativ selten Probleme im Stall. Er interessiert sich für die Geistige Welt, wenn er auch manchmal nur den Kopf schüttelt über gewisse Zusammenhänge und Gedanken.

Seine Tante, die Asthma hat und nicht mehr so gut zu Fuß ist, freut sich immer, wenn ich komme, und strahlt mich an. Ich behandle sie dann und das Asthma wird besser und wir unterhalten uns. Manchmal, wenn ich so mit den Beiden in ihrer Küche sitze am alten, stabilen Holztisch, auf den alten, stabilen Stühlen und im Herd prasselt das Feuer, dann komme ich mir wie in den 20er-, 30er-Jahren des 20. Jahrhunderts vor.

Es ist nie übertrieben warm in der Küche, hat keine 25 °C. Wenn es 20 °C hat, ist es gut. Die Tante mit ihrem Asthma kann keine warme Luft ertragen. Und dann sitzt man und spricht über Gott und die Welt. Man tauscht sich aus und es tut der Seele gut, mit normalen Menschen zu reden. Man fühlt sich geborgen. Man weiß aber auch, dass man trotz allem irgendwie der Fremde ist und bleibt. Man ist der Fremde, der in der Landschaft Hohenlohe nicht geboren und aufgewachsen ist. Er kam von irgendwo anders her und damit ist er *keiner von uns*, aber er ist einer, den man gut brauchen kann und den man vielleicht auch mag.

Die Quelle am Hof von Heinz war versiegt.

„Kousch du do was macha?“ – „Kannst du da etwas machen?“

Wir haben die Quelle wieder zum Laufen gebracht. Ich bin mit der Rute das Gebiet abgegangen und sah, dass die Wasserader, die die Quelle speiste, am eigentlichen Quellschacht, den er beim Umbau seiner Scheune und seiner Garagen tief in den Boden eingelassen hatte, vorbeilief. Wir zogen die Wasserader zum Schacht hin und machten Erdakupunktur, betrieben Geomantie. Seitdem läuft die Quelle wieder und Heinz freut sich, denn er muss das Wasser, um seinen Garten zu gießen, nicht mehr aus der Leitung nehmen. Das entspricht seiner Sparsamkeit und seiner Gewohnheit.

Er ist nicht sonderlich beliebt bei den anderen Bauern, weil er manchmal ziemlich kernig seine Meinung sagt. Sie wissen, dass er hochgebildet und studiert ist. „So ein Gschtierder, des is scho was Komischs.“ Ein Gschtierder ist ein Studierter, und das sind gefährliche Leute.

Ich sitze oft bei Heinz und seiner Tante und wir reden über vergangene Zeiten, über die Verrohung der Gesellschaft, über den Betrug in der Landwirtschaft und über die stolzen Hohenloher Bauern, die immer noch nicht realisiert haben, dass es so, wie es zurzeit ist, nicht weitergehen kann. Für Heinz ist es nicht akzeptabel, dass es kaum noch Bauern gibt und dafür lauter Betriebler. Heinz und seine Tante sind ein Teil von Hohenlohe und inzwischen auch irgendwie ein Teil von meiner neuen Heimat. Sie gehören dazu.

„Eddie, i muss di o′beddla! Sei so gut un komm vorbei! S′isch was mit da Dande“ – „Eddie, ich muss dich um etwas bitten! Komm bitte vorbei! Es ist etwas mit der Tante.“

Ich setzte mich in mein Auto und fuhr umgehend zu Heinz. Wie immer ging ich zum Nebeneingang zwischen Stallungen und Haus. Als ich in die Küche kam, saß die Tante am Tisch und hatte am Nasenrücken auf Augenhöhe ein Pflaster. Sie sah verstört aus. Heinz stand neben ihr.

„Heut war da Dokter do." – „Heute war der Arzt da."

Der Arzt aus dem benachbarten Städtchen macht noch Hausbesuche, was längst keine Selbstverständlichkeit mehr ist. Er ist ein Mensch mit Herz und war gekommen, um nach der Tante zu sehen. Als sie ihn auf eine Wucherung an ihrem Nasenrücken aufmerksam machte, hatte er die Vermutung geäußert, dass es sich um ein Basaliom handelte.

„Um ein Was?"

„Es könnte Hautkrebs sein. Sie müssen zu einem Hautarzt, damit er sich das einmal anschaut! Es muss wahrscheinlich weggemacht werden", hatte der Arzt erklärt.

Durch mehrere Krankenhausaufenthalte ist die Tante gegen nichts so allergisch wie gegen das Krankenhaus an sich. Schon der Gedanke macht ihr Angst.

„Wenn i do nei geh, kumm i nimmer raus." – „Wenn ich da reingehe, dann komme ich nicht mehr zurück."

Ihrer Beobachtung nach werden alte Patienten dort ohnehin kaum behandelt. Man gibt ihnen zu essen, verabreicht Tabletten, lässt sie ansonsten liegen und schickt sie irgendwann wieder heim. Das möchte sie unter keinen Umständen noch einmal über sich ergehen lassen.

„Machen Sie einmal das Pflaster weg!", bat ich. Solange wir uns auch schon kennen, siezen wir uns noch immer, die Tante und ich.

Vorsichtig entfernte Heinz das Pflaster und ich sah eine recht große Geschwulst auf ihrem Nasenrücken. Ich hatte sie früher schon bemerkt, aber nie gedacht, dass es etwas Ernsthaftes sein könnte.

„Herr Zimmermann, kenna Sie mir helfa? Sie hen ma scho so viel gholfa. I will net ins Krankahaus!" – „Herr Zimmermann, können Sie mir helfen? Sie haben mir schon so viel geholfen. Ich möchte in kein Krankenhaus!" – „Gut, ich mache etwas und bringe es Ihnen später vorbei!", versprach ich und

fuhr heim. Ein Imker hat immer Honig zuhause. Ich nahm ein kleines 250-g-Glas von einem ganz normalen Sommertrachthonig – Waldblüte mit Linde, ganz sicher bin ich mir da nicht mehr. Ich öffnete das Glas und ließ Heilenergie strömen mit der Bitte der Wiederherstellung des Urbauplanes für die Haut auf der Nase der Tante. Den so informierten Honig brachte ich gleich zur Tante von Heinz.

„Jetzt machen Sie drei Mal am Tag den Finger mit Honig feucht und schmieren Sie sich das oben auf die Vergrößerung!"

„Wenn's hilft, mach ich's!"

„Schaun wir mal!", sagte ich.

Die Geschwulst war nach vier Wochen nicht mehr da. Sie glaubte daran, behandelte sich drei Mal am Tag selbst mit dem Honig und die Wucherung verschwand. Sie musste nicht operiert werden und entging dem Krankenhaus. Als der Arzt das nächste Mal ins Haus kam, ging er nicht darauf ein. Die Geschwulst war weg und darauf kam es schließlich an.

Ein idealer Vorfrühlingstag mit dem Bien

Mit den ersten warmen Märztagen zieht es mich im Frühjahr zu meinen Bienen. Ich muss schauen, wie sie den Winter überstanden haben und ob ihre Futtervorräte noch reichen. Rasenmäher – so haben meine Kinder meinen alten Lieferwagen getauft, weil es nicht leicht ist, ihn zu überhören – bietet die erforderliche Ladefläche für alles, was ich als Imker brauche. Er ist geeignet für die zum Teil unwegsamen Wald- und Feldwege, die zu den Standorten meiner Bienenstöcke führen. Das Dorf in Hohenlohe, in dem ich mit meiner Familie lebe, liegt inmitten weiter Agrarflächen, die von kleinen Waldflächen durchbrochen werden. K., ein Biobauer, hat mir vor Jahren eine Waldlichtung zugewiesen, auf der ich einige meiner Bienenvölker untergebracht habe.

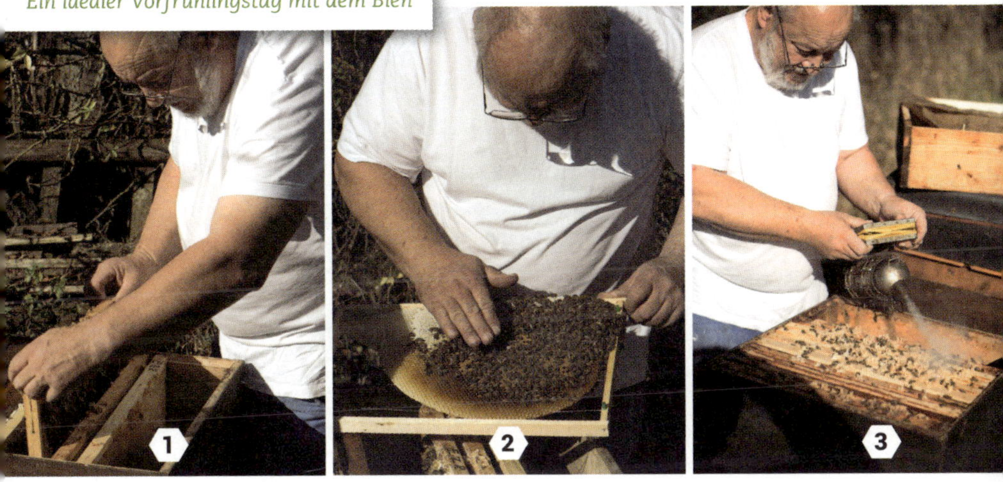

1+2 Beim Durchsehen der Beuten **3** Raucher

Ein leicht abfallender Schotterweg führt an Buchen, Kiefern und vor allem Douglasien vorbei zu der Lichtung. Das kräftige Grün der Nadelbäume hebt sich im März von den noch kahlen Laubbäumen ab und im Sonnenschein kann man förmlich spüren, wie das Leben in den Stämmen nach oben steigt. Auf einem Unterbau, den ich aus Balken und Eisenstangen errichtet habe, stehen 30 Bienenstöcke oder Beuten – wie wir Imker es nennen – auf der Lichtung. In jeder Beute residiert eine Bienenkönigin mit ihrem Volk. Die Bienen spielen sich über ihren Stöcken ein, fliegen hin und her und prägen sich damit den Standort ihrer Wohnung ein, dann ziehen sie los, um Wasser zu holen oder vielleicht auch schon die ersten Hasel- und Erlenpollen zu sammeln.

Für eine Weile bleibe ich an den Wagen gelehnt stehen und sehe ihnen dabei zu. Die ersten kehren bereits mit kleinen Päckchen an ihren Hinterbeinen zurück – den sogenannten Pollenhöschen. Freude erfüllt mich. Der Winter ist lange und streng in Hohenlohe, aber nun ist es Frühling.

Mit einem Blick prüfe ich, ob die Beuten noch ihre Deckel haben, dann hole ich mein Werkzeug und mache mich an die

Arbeit. Im März sind die Tage kurz und ich habe noch einiges vor mir. Da die Bienen die Eigenschaft haben, alles miteinander zu verkitten und zu verkleben, brauche ich einen Stockmeisel. Das ist ein schmiedeeisernes Werkzeug, mit dem sich Wachs und Propolis gut lösen lassen. Ich hebe den Deckel der ersten Beute ab. Über den oberen Rähmchen der Waben liegt eine Folie, die von den Bienen festgeklebt und gut verkittet wurde. Vorsichtig löse ich eine Ecke und dann greife ich zu einem kleinen Kniff, um stichfrei den Stock durchsehen zu können.

Im Raucher, einem speziellen Hilfsmittel für Imker, wird Hanfstreu gerade so weit erhitzt, dass sich ein Glutnest bildet. Betätige ich nun den Blasebalg, kann ich einen wohlduftenden Rauch erzeugen, von dem ich etwas ins Innere der Beute gebe. Von einem Moment auf den anderen herrscht höchste Alarmbereitschaft im Stock. Der Rauch signalisiert den Bienen: Der Wald brennt! Umgehend eilen sie zu den Waben und füllen ihre Honigblasen mit Futter. Sollte sich der Waldbrand als ernste Gefahr entpuppen und sie ihre Wohnung aufgeben und ausfliegen müssen, haben sie auf diese Weise zumindest Nahrung für einen bis drei Tage bei sich. Eine Biene mit vollem Bauch sticht nicht gerne. Das ist wunderbar für mich, denn ich werde nicht gerne gestochen. Ich warte etwas, dann ziehe ich die Folie ganz ab und gebe noch einen leichten Rauchstoß über die Rähmchen. Die Bienen verschwinden im Inneren der Beute.

Langsam hebe ich die erste Randwabe heraus. Sie ist noch mit Futter gefüllt, das ich im Spätjahr eingefüttert habe, damit die Bienen im Winter davon zehren konnten. Sie haben den Zuckersirup invertiert und eingedichtet, bis er für sie die optimale Konsistenz und einen Feuchtigkeitsgehalt von 16–18 % hatte. Dann wurde er in den Waben von ihnen mit einer dünnen Wachsschicht überzogen. Er wurde verdeckelt. Drei Randwa-

ben sind noch gut mit Futter gefüllt, aber die inneren Waben sind leer. Die Bienen haben sich gelabt, die Deckel aufgebissen und sich gegenseitig gefüttert. Sie haben sich in der Bienentraube aneinander gewärmt und im Zentrum der Traube hat die Königin wieder begonnen, Eier zu legen. Die neue Brut ist zum Teil schon in den Waben verdeckelt. Das Volk ist stark und gesund und hat den Winter gut überstanden.

„Super, das habt ihr gut gemacht!", lobe ich und schließe zufrieden die Beute.

Ruhig und entspannt sehe ich die 30 Beuten durch. Einige der Völker sind sehr groß und haben ihren Futtervorrat fast aufgebraucht. Andere haben mehr Vorräte, als sie brauchen werden. Ich sorge dafür, dass keines der Völker in Futternot gerät, bis es wieder ausreichend Nektar zu finden gibt. Es ist Mittag geworden und für einen Märztag ist es sehr warm. Durch die Arbeit bin ich ins Schwitzen geraten und ziehe die Jacke aus. Mit freiem Oberkörper arbeite ich an den Bienen. Viele erklären mich für verrückt, weil ich nie einen Imkerschutz trage, wenn ich bei den Bienen bin. Für mich fühlt es sich so natürlich an. Mein Verhältnis zu den Bienen ist ein anderes geworden, weil sich die Bedingungen unseres Zusammenspieles geändert haben.

Seit dem Einschleppen der Varroamilbe können Bienen in Deutschland ohne den Menschen nicht mehr existieren. Die Milbe lebt als Parasit auf den Bienen. Nimmt sie überhand in einem Stock, tötet sie ihren Wirt und das ganze Volk stirbt. Ohne eine medikamentöse Behandlung durch den Imker haben selbst starke Völker keine Chance, die Milbe von sich aus zu bekämpfen. Das ist die eine Seite der Medaille. Auf der anderen stehen wir Menschen und wir können im Gegenzug nicht ohne die Bienen überleben. Sie bestäuben und befruchten einen großen Teil unserer Lebensmittel. Bienen und Menschen sind voneinander abhängig geworden. Daher bin ich eine Symbiose

mit meinen Bienen eingegangen. Sie gehören zu meiner Welt und ich bin ein Bestandteil ihrer Welt geworden.

„Ich helfe euch Bienen und ihr helft mir. Hier kommt euer Bienenvater. Ich will euch nur Gutes! Bleibt ruhig, ich nehme euch nichts weg! Ich bin für euch da, wie ihr für mich da seid." Das sind meine Gedanken, wenn ich eine Beute öffne, und in der Regel lassen mich die Bienen meine Arbeit tun und ich werde kaum gestochen.

Die Beuten sind durchgesehen und das Ergebnis ist schön. Alle Völker an diesem Standort haben es über den Winter geschafft, sind gesund und stark. Auf mich warten noch zwei weitere Bienenstände. Einer liegt ungefähr zehn Kilometer entfernt auch auf einer Waldlichtung wie dieser. Ein anderer liegt am Waldrand und ist von Ackerfläche umgeben. Bis die Sonne am Abend am Horizont verschwindet, möchte ich all meine Völker durchgesehen haben, um sicherzugehen, dass sie ausreichend Futter haben.

Bevor ich mit dem „Rasenmäher" weiterrattere, sehe ich den Bienen noch eine Weile zu, wie sie mit ihren Pollenhöschen in den Beuten verschwinden. Da ist ein väterliches Gefühl von Stolz auf ihre Leistung. *Ich bin ein Teil von ihnen – sie sind ein Teil von mir.*

Zu einer anderen Zeit am selben Ort

Wenn ich von den Bienen auf der Waldlichtung wegfahre, dann glaube ich manchmal die Palisaden zu sehen und kann das Dorf erahnen, das dort oben einst lag. Alte Geschichten werden in mir wach.

Arvin stand schon lange vor den Palisaden. Er war unruhig, ging hin und her und blickte immer wieder ungeduldig zum Waldsaum

hinunter. Hinter ihm lag sein Dorf, das aus wenigen Holzhäusern bestand und von einer Palisade aus Pfählen geschützt war, die oben angespitzt waren.

„Arvin! Arvin!“, wurde er in Abständen immer wieder von einer schwachen, brüchigen Männerstimme gerufen. Er eilte in das erste Haus hinter der Palisade. Dort lag sein Vater und fieberte. Er war von einem Baum gefallen und hat sich eine lange Risswunde am Arm zugezogen, die sich entzündet hatte.

„Arvin, ich habe solchen Durst!“, stöhnte der Kranke.

Arvin gab ihm vorsichtig aus einer hölzernen Schöpfkelle zu trinken und wischte ihm mit einem feuchten Tuch den Schweiß von der Stirn. Alle Dorfbewohner arbeiteten auf den Feldern, denn es konnte keine Hand entbehrt werden, damit das Dorf gut über den Winter kam. Auch Arvin zog es zur Arbeit, weil er seinen Teil leisten wollte, aber mit seinen zehn Jahren war er derjenige, der am ehesten zurückgelassen werden konnte, um nach dem Kranken zu sehen.

Ein Bote war zu Wornot, dem Heildruiden der Gegend, geschickt worden, der in einem Dorf nicht sonderlich weit entfernt wohnte. Arvin hoffte, dass der Druide längst auf dem Weg war und rechtzeitig kam, um seinem Vater noch helfen zu können. Sobald der Kranke eindöste, huschte der Junge wieder hinaus zu seinem Wachposten vor der Palisade. Es schien ihm eine Ewigkeit, bis die hagere, große Gestalt am Waldsaum entlang den Weg emporkam. Er rannte dem Druiden erleichtert entgegen.

„Ich bin so froh, dass Ihr da seid, Meister! Meinem Vater geht es gar nicht gut. Er ist vom Baum gefallen. Die Risswunde am Arm ist nicht verheilt und seit heute Nacht hat er Fieber. Er liegt in der Hütte. Kommt, bitte, schnell!“, drängte er.

Wornot gefiel, wie knapp und präzise der Junge ihn informierte. Er folgte ihm ins Dorf, so schnell er konnte. Der Kranke war ein Mann mittleren Alters. „Den Göttern sei Dank! Ihr seid da!“, stöhnte er schwach.

„Wo ist deine Frau?"

„Sie ist mit den anderen zur Feldarbeit gegangen. Nur mein kleiner Sohn ist da."

Der Druide nickte verstehend. Er sah sich die Wunde an, dann nahm er etwas aus dem Beutel, den er bei sich hatte.

„Du musst mir helfen, Junge! Lege deine Hände links und rechts von der Wunde auf den Arm und ziehe sie vorsichtig, sehr vorsichtig auseinander!"

Arvin hatte Angst und traute sich das nicht zu. Mit bangem Gefühl zog er die Wunde auseinander und versuchte, nicht auf das schmerzverzerrte Gesicht seines Vaters zu achten, der laut stöhnte.

„Das machst du sehr gut, Junge!", lobte ihn Wornot und betupfte die Wunde mit einer seltsam riechenden Flüssigkeit, um sie zu reinigen.

„Ich habe doch das Fieber, Arvin. Warum sind deine Hände so heiß? Geht es dir gut?", fragte da der Kranke besorgt.

Der Druide lauschte auf. Er betrachtete den Jungen eingehend, dann kümmerte er sich weiter um die Wunde des Verletzten. Als er sie gereinigt hatte, gab er dem Kranken und Arvin Anweisungen für die Pflege.

„Kocht diese Kräuter hier auf, trinkt davon und wascht mit dem Sud die Wunde aus!"

„Ich danke Euch! Das werde ich tun!", versprach der Vater und war so erschöpft von der Behandlung, dass er einschlief.

„Wie heißt du?", wandte sich Wornot an den Jungen.

„Arvin."

„Lege deine Hände auf meinen rechten Arm und sage mir, was du fühlst!"

„Ein Kribbeln, ein seltsames Kribbeln und Fließen", antwortete Arvin, für den das nichts Ungewöhnliches war.

Durch den Arm des Druiden strömte zur selben Zeit ein warmes, wohltuendes Gefühl. Er nickte zufrieden, denn er hat sich nicht getäuscht.

„Das ist gut. Wir werden uns wiedersehen, Arvin. Achte darauf, dass dein Vater im Bett bleibt, und tut, was ich gesagt habe, dann wird er bald gesund sein!“ Mit diesen Worten eilte er davon.

Wornot kehrte aber nicht, wie geplant, in sein eigenes Dorf zurück. Er musste unbedingt mit einem anderen Druiden sprechen. Sein Kollege war überrascht über den unerwarteten Besuch, umarmte ihn aber herzlich und bat ihn in seine Hütte.

„Komm, du bist mein Gast! Was führt dich zu mir so spät am Abend, fast in der Nacht?“

„Ich habe einen gefunden!“

„Was hast du gefunden?“

„Einen Jungen, der die Gabe hat. Er ist zehn oder elf.“

„Bist du dir sicher?“

„Ja, er hat sie. Ich habe es selbst geprüft.“

„Dann werden wir es den anderen sagen! Wir treffen uns ohnehin bald, und dann können wir beraten, ob wir ihn ausbilden und in unseren Kreis aufnehmen. Wir werden sehen, wie seine Eltern reagieren, sollte es ernst werden. Sie verlieren ein kräftiges Paar Hände auf den Feldern, und er muss 20 Jahre Ausbildung überstehen. Wornot, er muss es wollen. Wir können ihn nicht zwingen.“

„Ich weiß, aber dieser Junge will! Glaub mir, er will!“

Die Druiden bestimmter Gegenden trafen sich regelmäßig an geheimen Orten, um sich miteinander zu besprechen und anstehende Entscheidungen zu treffen. Wornot brachte sein Anliegen vor, denn Arvin ging ihm nicht mehr aus dem Kopf. Er war überzeugt, dass dieser Junge eine außergewöhnliche Gabe hatte und etwas Besonderes war. Es zog ihn dazu, sein Wissen an ihn weiterzugeben und ihn auszubilden, aber das durfte er nur, wenn der Rat seine Zustimmung gab.

Der Rat willigte ein und auch die Eltern stimmten der Ausbildung ihres Sohnes zu und ließen ihn mit Wornot gehen. Die Aus-

bildung zum Druiden umfasste Bereiche wie Kräuterkunde, Menschenkunde, Naturkunde, Heilkunde und auch Geisteskunde.

Was ist der Mensch? Das war eine der Fragen, mit denen sich Druiden-Schüler wie Arvin auseinandersetzen mussten. Besteht er nur aus Fleisch, Blut und Knochen? Oder steckt noch mehr hinter ihm als das? Der kleine Junge musste in den folgenden Jahren lernen, seine Fähigkeit wirken zu lassen und voll zu entfalten. Er musste aber auch lernen, sie ein- und auszuschalten, damit sie ihm nicht zur Qual werden konnte, wenn sie zu lange andauerte am Stück. Er musste lernen, seinen Kopf von allen Gedanken freizumachen und sich voll zu konzentrieren. Er übte an Kranken und Gesunden. Es war eine lange Zeit des Lernens und sein Gedächtnis war dabei gefragt.

Schriftlich gab es nichts. Die Kelten kannten zwar die griechische Schrift, aber es wurde nichts Wichtiges niedergeschrieben. Der Geist eines Volkes ist das Wissen, das sich in den Köpfen befindet und nicht auf dem Papier. So sah man es in vielen Völkern jener Zeit, die über keine Schrift verfügten oder nur das Unwesentliche niederschrieben. Die wesentlichen Dinge – das was oftmals in esoterischen Büchern Geheimwissen oder Geheimwissenschaft genannt wird – war das Wissen, das man nur von Mund zu Mund an diejenigen weitergab, die dieses Wissen auch würdig zu verwalten wussten oder damit umgehen konnten – je nachdem.

Nach langer, harter Ausbildung hatte Arvin gelernt, ein Heiler zu sein, und nahm seine Arbeit als Druide auf. Er konnte Knochen einrenken und Wunden versorgen. Mit seiner besonderen Heilwirkung konnte er die Genesung unterstützen. Aber er tat mehr als das. Er sprach mit den Kranken und half ihnen zu sehen, was sie ändern mussten, um gesund zu werden. Es war schön, wenn seine Arbeit auf fruchtbaren Boden fiel und Menschen gesundeten. Allen konnte er nicht helfen, aber vielen. Das war damals so, das ist heute so und wird immer so sein.

Die Kelten hatten ein unwahrscheinliches Wissen über Heilkunde, das weitergereicht wurde. Viele alte Kulturen verfügten über solches Wissen, bis dann eines Tages Männer kamen, die über einen Gott predigten, der gelebt hatte, gestorben war und wieder auferstanden.

Und diese Männer duldeten niemanden neben ihrem Gott. Er hatte der einzige und letzte Heiler zu sein. Sie vertrieben die Wissenden, brandmarkten die weisen Frauen als Hexen – Hagazussa – Zaunreiterinnen, die auf dem Zaun zwischen dem Leben und dem Totenreich flogen oder ritten. Sie zerstörten altes, tiefes Wissen. Einiges davon nutzten sie natürlich in ihren Klostergärten, aber das Meiste ging verloren, und vieles davon vielleicht sogar unwiederbringlich.

Arvin ging den Weg, den die Heiler zu jener Zeit gingen. Irgendwann hat auch er sein Wissen an einen kleinen Jungen weitergegeben, bei dem er das Gefühl hatte, der kann es, der macht es.

Es gibt trotz jenes gekreuzigten Gottes oder wohl besser trotz seiner eifrigen Diener eine unendliche Folge von Menschen, die über die Gabe verfügen zu heilen.

Es sind aufgeblähte Wunderheiler, die versprechen: Ich heile dich. Diejenigen, die das vollmundig sagen, sind nie die Richtigen. Die Richtigen sagen: ***Ändere dein Bewusstsein! Wir gehen gemeinsam einen Weg. Und wenn du ausmerzen kannst, was die geistige Ursache deiner Krankheit ist, dann wirst du gesund. Dann wirst du heil.***

Heil und heilig liegen nah beieinander. Alles, was uns heilig ist, hilft uns auch zum Heilwerden. Heilig sind uns geistige Dinge. Natürlich kann man sagen, mein Auto ist mir heilig, aber das ist Unsinn. Heilige sind Personen wie die Heilige Mutter Gottes, der Heilige Sankt Anton – oder wie sie auch heißen mögen. Heilig sind geistige Dinge, Kräfte, die uns heilig sind. ***Und heil sein heißt kräftig sein im Geist.***

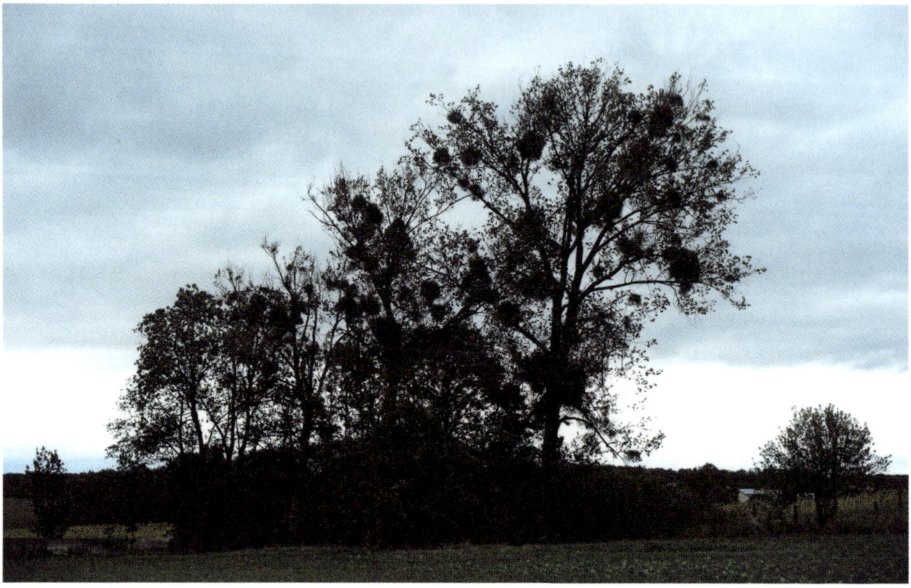

Pappeln mit Misteln

Ein letzter Gruß – Der Fluch

Bevor ich die Bienen auf K.s Waldlichtung stellen konnte, wies er mir vorübergehend einen Platz auf einem seiner Bameländle – Baumländchen – zu, das bedeutet, auf einer seiner Obstbaumwiesen.
„Weißt du, die Bäume dort haben eigentlich noch nie wirklich Obst getragen und die Wiese hat nur ganz schütteres Gras. Auf dem Acker, der sich oben anschließt, da wächst auch nichts. Mein Vater hat schon erzählt, dass mein Großvater gesagt hat, dort wächst nichts.“

Es ist ein kleines, abhängiges Grundstückchen, das sich gegen die Straße zu in einer Mulde neigt. Unten am Straßenrand stehen mehrere große Pappeln, Gestrüpp, Bäume und Büsche. Die Pappeln sind von Kopf bis Fuß mit Misteln überzogen. Mistel wächst an Mistel. Im Winter sehen die Bäume aus, als würden sie volles Grün tragen. Es sind aber keine Blätter, sondern die Misteln, die diesen Eindruck erwecken.

„Da unten in dem Gestrüpp mit den Misteln, da scheint einiges los zu sein", stellte ich fest.

„Ja, dort ist ein Brunnen", stimmte K. mir zu. Es war ein Rinnsal, das einmal jemand aus dem Acker herausgefasst hatte – der Acker war quasi über eine Drainage entwässert worden. Mitten im Gestrüpp stand ein wunderschöner Tuffstein, an dem man ein Brunnenrohr angebracht hat, aus dem Wasser tröpfelte. Es floss nicht richtig, aber schließlich war es ein trockener Frühsommer und auch der Winter war nicht nass gewesen. Das Wasser tröpfelte und versickerte im Boden. Der Tuffstein war über und über von schwarzen Waldameisen bedeckt. Für mich war das ein deutliches Zeichen.

Meine Bienen stellte ich im Schatten eines großen Birnbaumes und eines großen Apfelbaumes auf. Zwischen den beiden Bäumen standen die zehn oder zwölf Völker, die ich dort unterbrachte, gut geschützt. Aus Hohlblocksteinen, die ich ins Lot brachte, baute ich für die Bienenkästen oder Beuten einen Unterstand und legte vorne und hinten je zwei Balken darauf, so dass die Kästen genau passten. Sobald die Kästen standen, überließ ich die Tiere erst einmal sich selbst.

Am anderen Tag, als sie sich beruhigt hatten, kam ich wieder und öffnete die Beuten, um nachzusehen, ob es beim Transport zu Schäden gekommen war. Ich prüfte, ob sich die Wabenrähmchen verschoben hatten. Während ich mich so über das Bienenvolk beugte, stiegen die alten Bilder in mir hoch. Versunken in die Arbeit mit den Bienen, die für mich eine Art Meditation ist, sah ich das Dorf deutlich vor mir. Ich sah die Palisaden, den Zaun aus Stämmen, grob zusammengefügt und oben angespitzt. Da war das Tor, der Weg hinein, die Hütten, das Lachen der Kinder. Ich hörte Stimmen, Reden und der alte Verlauf des Weges fiel mir wieder ein.

Es war völlig anders, als es heute ist. Der Weg führte durch den Wald, in dem ein Teil meiner Bienen für eine Weile stand. Da sind Felder, Büsche, Hecken, zwitschernde Vögel, Schmetterlinge, saubere, klare Luft. Überall blüht es. Wild ist im Wald, Hasen sind auf den Felder. Überall lebt es, gedeiht es, brummt es. Wilde Bienen sind unterwegs, die in hohlen Baustämmen ihr Wabenwerk gebaut haben. Irgendwo ein Muhen, Rinder, Ziegen, Hundebellen. Es lebt und es gedeiht und es ist fruchtbar und schön.

Unterhalb vom Dorf kommt aus dem Boden ein Rinnsal, eine Quelle. Es ist die Wasserstelle des Dorfes und sie sprudelt und läuft. Nicht zu stark, aber genug für alle das ganze Jahr über. Rauch steigt aus den Hütten. Feuer. Es ist Mittagszeit und alle streben nach Hause zum Essen – geschäftige Erwachsene, Kinder, Heranwachsende. Idylle. Es ist einfach schön.

Autsch! Jetzt hat mich eine Biene gestochen und unsanft in die Gegenwart zurückgeholt. Ich sollte mit meinen Gedanken lieber bei den Bienen sein als in der längst vergangenen Zeit. Aber da stimmte etwas nicht mit diesem Ort. Das konnte ich spüren. Ich drehte mich um und sah in den kargen, unfruchtbaren Feldern gegenüber der Wiese an der Straße, die an den Pappeln vorbeiführt, Flecken. Das kenne ich. Ich sehe häufig solche Dinge. Es sind Flecken, an denen es nicht richtig wächst, an denen alles anders ist, an denen der Boden mit Blut getränkt wurde.

Flüche, grässliche Flüche, sind hier einst gesprochen worden. Verdammnis. An dem Ort, wo das Blut der Stammesangehörigen vergossen wurde, soll nie wieder Leben gedeihen, soll nichts mehr wachsen. Die Fluchenden wussten, dass es das Schlimmste ist, was ein Mensch tun kann. Durch den Fluch wird die Seele an den Ort gebunden, den sie verflucht. Fluchend haben sie sich für ihr Volk geopfert, im Wissen, dass sie auf ewige Zeiten an diese Plätze gebunden sein würden.

Und die Natur reagiert darauf. *Es wächst hier nicht richtig*, wie K. sagte. *Da ist noch nie richtig etwas gewachsen.* Das Keltendorf wurde wahrscheinlich an einem Nachmittag zerstört und niedergebrannt und zur Strafe sollte an diesem Ort nie wieder etwas wachsen. *Es wächst nicht richtig* – auch eine Möglichkeit, seinen Feinden auf ewige Zeiten zu schaden.

K. kam angefahren mit seinem alten, kleinen VW Polo.

„Ist schon was im Kasten drin?“, fragte er.

„Ja, Bienen!“, antwortete ich scherzhaft. „Es geht erst los.“

„Der Löwenzahn blüht schon. Da haben sie doch etwas und ein paar Blumen hat es auch.“

K. ist Biobauer und mäht die Wiesen nicht, wenn sie 30 Zentimeter hoch sind. Er lässt sie blühen.

„Der Acker ist grausam“, meinte er und sah frustriert hinüber.

„Da wächst nicht viel“, stimmte ich zu.

„Gerste habe ich eingesät, aber das erkennt man kaum. Ich spritze nicht und schütte kein Gift auf meine Felder, aber hier wächst nicht einmal das Unkraut wie anderswo. Der Ertrag vom Acker wird wie jedes Jahr gegen null gehen. Disteln, die gibt es, Disteln und Kamille, aber fast keine Gerste.“

„Ich weiß, was hier los ist“, sagte ich zu ihm. „Möchtest du, dass es anders wird?“

„Ja, wenn du es machen kannst.“

„Ich werde tun, was ich kann“, versprach ich.

K. stieg wieder in seinen Polo, der äußerst dezent mit weißen Streifen an der Seite versehen ist, und tuckerte davon. Ich arbeitete weiter an den Bienenkästen und stellte fest, dass ich zu wenig Waben mitgebracht hatte. Einige Völker waren in ihrer Frühjahrsentwicklung so weit fortgeschritten, dass die Bienen praktisch schon unten an den Trägern durchhingen und sich in Trauben aneinandergekettet hatten. Auch an der Folie zeigten sich erste Ansätze von Wildbau – das bedeutet, sie bauten

bereits, ohne dass ein Rahmen oder ein Rähmchen vorhanden war.

„Mist!", dachte ich. „Jetzt muss ich nach Hause fahren und Rähmchen holen!"

Mir blieb nichts anderes übrig. Natürlich ging mir die Siedlung und die Geschichte dieser Ururvorfahren, die dort gewohnt hatten, durch den Kopf.

Irene war da, als ich zuhause ankam.

„Hast du Zeit? Kannst du mir helfen?", fragte ich sie.

„Was gibt es zu tun?"

„Ich muss eine Gegend ein wenig säubern", erklärte ich.

Sie kennt das von mir und wusste, was ich meinte.

„Gut, wenn du willst, komme ich mit."

„Wir brauchen Wasser. Bei K. müssen wir noch einen passenden Stein organisieren, dann fahren wir raus und reinigen die Geschichte."

Ich lud gleich mehrere Packen Wabenrähmchen ein. Die Rähmchen mit den Anfangsstreifen Wachs binde ich immer zehnerweise zusammen. Die Bienen bauen sich bei mir den größten Teil ihres Wabenwerkes selbst und ich gebe ihnen nur einen Anfang vor. Wir beluden das Auto, nahmen noch etwas zu trinken für uns mit und fuhren die 15 km zum Wiesenstück.

„Fällt dir etwas auf?", fragte ich Irene, als wir ankamen.

„Da ist es ziemlich karg. Man sieht kaum etwas von dem Getreide, das da wachsen soll."

Ich nickte. Wir fuhren rasch zu K.

„K., hast du Steine?", fragte ich ihn.

„Mehr als mir lieb sind!", meinte er. „Bedient euch!"

Irene und ich sahen uns um und fanden einen großen, behauenen Naturstein aus der Gegend. Es ist Muschelkalkgebiet und es war ein schöner, blauer Stein. Ich lud ihn ein.

„Soll ich mitkommen?", bot K. an und war ein wenig neugierig, wenn auch skeptisch.

„Nein, bleib du, wo du bist! Ich mache das!“, lehnte ich ab.

Irene und ich fuhren wieder zur Wiese. Ich ging in mich und suchte den richtigen Platz für den Stein. Dann stellten wir ihn auf. Ich übergoss ihn mit geweihtem Wasser und begann mit der Befreiung und der Lösung der Flüche. Mit dem Schälchen Weihwasser ging ich etwas in den Acker oberhalb der Bauernwiese hinein. Irene kam mit. Dort sprach ich die Befreiungsformeln.

Es war ein schöner Frühsommertag, klar, ohne Wolken, mit einem leisen, leichten Wind. Als ich fertig war und das Wasser ausgoss, erhob sich der Wind so stark wie ein Wirbelwind und peitschte über den Acker. Ich sah sie gehen. Sie wären auf ewig gebunden gewesen, wenn nicht einer der ihren sie gelöst hätte. Sie gingen freudig, fröhlich. Froh, endlich in die Geistige Welt einziehen zu können. Der Windstoß war heftig und kräftig und auf einen Schlag sah ich das Feld vor mir in sattem Grün.

„Mein Gott, was war das?“ Irene war blass geworden. Sie hatte schon einiges mit mir erlebt, aber das war selbst ihr etwas zu viel.

„Das war, was den Acker hinderte zu wachsen.“

Als wir wieder beim Auto waren, wollte ich die Wabenbündel herausnehmen, um weiter an den Bienen zu arbeiten. Da kam der Nachbar mit dem Fahrrad an.

„Was ist denn hier los?“, fragte er verblüfft. „Der Acker ist grün. Den habe ich noch nie so gesehen.“

„Mir ist es auch schon aufgefallen“, stimmte ich ihm unschuldig zu. „Hat es bei euch heute Nacht geregnet?“

„Na!“, verneinte er und schüttelte ein paar Mal vor Verwunderung den Kopf.

„Eigentümlich!“

Er fuhr weiter. Auch Irene zog es nach Hause zurück. Sie hatte dort viel Arbeit liegen und ganz behaglich fühlte sie sich nach diesem Erlebnis nicht auf der Wiese. Bevor ich sie heim-

fuhr, bat ich sie noch, ihr Pendel zu befragen, ob die Seelen nun frei waren, die an diesem Ort gebunden gewesen waren. Sie tat es und ihr Pendel antwortete eindeutig und klar mit einem Ja.

Die ganze Gegend war befreit. Ich brachte Irene nach Hause. Als ich zurückkam, hielt ich an der Quelle. Noch war der Tuffstein über und über mit Ameisen bedeckt. Er war beinahe schwarz.

„Jetzt bin ich gespannt!“, dachte ich.

Drei Tage später war ich wieder bei den Bienen und eigentlich waren es die Quelle und der Stein, die mich hingezogen hatten. Als ich durchs Gestrüpp zum Tuffstein kam, war keine Ameise mehr zu sehen. Sie waren weg. Ameisen suchen negative Strahlungen. Das Wasser der Quelle hatte nun aber eine positive Strahlung, und das ertrugen sie nicht.

Auch der Brunnen war befreit und das Wasser ist trinkbar geworden. Es schmeckt gut und frisch, wenn es fließt. Luftlinie vielleicht vier- oder fünfhundert Meter von der Baumwiese entfernt befindet sich die Keltenschanze. Nach und nach befreite ich die Felder und den Weg zur Keltenschanze und sah meine einstigen Kollegen in die Geistige Welt gehen.

Segen und Fluch

„Nicht wahr, Sie nehmen das jetzt von mir weg? Sie nehmen es einfach weg von mir!“, bat mich eine Krebskranke.

„Nein, ich kann nichts wegnehmen!“, antwortete ich. „Ich kann Ihnen nur Impulse geben, Ihnen Energie zuführen. Und diese Energie ist nicht meine eigene, sondern eine, die von außen kommt. Für diese Energie bin ich so etwas wie ein Medium, so eine Art Durchflussinstrument. Was ich kann, ist, Ihnen Anregungen geben, wie Sie mit Ihrer Krankheit umgehen können. Wir können uns über die Ursache der Krankheit unter-

halten und zusammen erforschen, was sie auslöst. Gibt es eine Aufgabe, die Sie erledigen müssen, damit es Ihnen besser gehen kann? Gibt es etwas, was Sie verändern sollten? Heilen im eigentlichen Sinne müssen Sie sich selbst. Ich kann die Krankheit nicht von Ihnen wegnehmen."

Wenn man eine Krankheit wie Krebs hat, dann muss man selbst aktiv werden. Das erkläre ich meinen Patienten immer wieder. Man kann nicht sagen: *Die machen das jetzt für mich! Ich gehe zu den Ärzten und die machen das! Ich lasse machen!*

Das geht nicht. Ärzte können den Tumor entfernen und operieren. Sie können bei Darmkrebs einen Teil des verkrebsten Darms herausnehmen, aber damit ist das Krebsgeschehen noch lange nicht erledigt. Operationen können lebensrettend sein, wenn ein Tumor ein Blutgefäß oder ganze Hirnareale abzudrücken droht, aber das Krebsgeschehen bleibt. Es geht dadurch nicht weg. Man kann den Krebs auch nicht vergiften.

Das Missverstehen beginnt für mich, wenn man gegen den Krebs arbeitet. So geht das nicht! Was ist der Krebs? Das sind Zellen aus unserem Körper, die sich verselbstständigt haben und wuchern. Sie machen Dinge, die so nicht geplant sind, aber es bleiben doch Zellen unseres Körpers. In dem Moment, wo wir gegen unseren Körper agieren, gegen unsere Körperzellen, selbst wenn es Krebszellen sind, schädigen wir andere Zellen. Man kann den Krebs nicht besiegen, indem man gegen ihn ist. Man muss das ganze Geschehen verstehen. Ich nehme nichts weg, aber ich helfe dabei, ein anderes Verständnis zu entwickeln und Zusammenhänge zu erkennen.

Ein Problem, das viele Menschen haben, die glauben, unbedingt einen Heilberuf ausüben zu müssen – wie Heiler, Gesundbeter oder was auch immer – ist, dass sie genau das tun. Sie nehmen ihren Klienten etwas ab. Sie nehmen es auf sich. Dem Kranken mag es daraufhin für eine Weile besser gehen, aber

der Behandelnde trägt mit sich herum, was er auf sich genommen hat. Bricht bei jemandem zum Beispiel eine karmisch bedingte Krankheit aus – das heißt eine Krankheit, die er sich über mehrere Leben hin erworben oder sagen wir einmal ganz salopp *verdient* hat – dann geht es um karmischen Ausgleich. Diesen Ausgleich muss der Kranke gefälligst selbst erbringen.

Nimmt der Behandelnde so etwas vom Kranken weg und bildet sich vielleicht sogar noch ein, wie toll er doch helfen und heilen kann, übernimmt er es. Dann hat er einen Teil oder sogar das ganze Karma seines Patienten übernommen. Er bezahlt dann auch dessen Schuld. Das ist das Vertrackte. Wer heilend tätig ist, muss extrem aufpassen, dass er nichts von seinem Patienten übernimmt, dass er ihm eben nichts abnimmt. Denn das ist das Falscheste, was man tun kann.

Jeder Arzt gibt. Er gibt Spritzen. Er gibt Medikamente. Er gibt Operationen, aber er nimmt nichts mit nach Hause. Menschen mit Helfersyndrom meinen, sie müssten **unbedingt** helfen und halten es für äußerst sozial, etwas mitzutragen, aber Mittragen ist falsch. Etwas mittragen darf man nicht als Heiler. Man kann und darf Impulse geben.

„Dieses oder jenes ist wahrscheinlich ursächlich für Ihre Erkrankung und daran müssen wir arbeiten, denn sonst bekommen Sie das nicht weg!"

Das nächste kritische Thema ist Energieübertragung – Reiki, Heilströmen, Heilende Hände.

Niemals **eigene** Energie an irgendjemand anderen abgeben! Es ist eine Sünde, wenn man seine Lebenskraft, seine Lebensenergie an andere weitergibt, nur um als guter Heiler zu gelten oder als jemand, der etwas kann. Das ist eine Sünde! Die Lebensenergie nimmt auf dem ganzen Planeten Erde ab. Wir bekommen schon jetzt alle viel zu wenig davon. Und dann gibt man von seiner eigenen Energie auch noch aus Geltungsbedürf-

nis an andere ab und lässt es strömen? **Niemals!** Hinterher sind diese Musterbeispiele an Selbstlosigkeit dann völlig fertig, sitzen leichenblass auf dem Stuhl und sagen: „Ach, diese Heilung, die hat mich aber wieder so etwas von erschöpft!"

Kein Wunder, dass es schwächt, wenn ich meine eigene Lebenskraft dafür gebe. Das ist nicht zulässig! Was in uns hineinfließt und strömt, das ist genau für uns gedacht und bestimmt. Für uns! Heilenergie weitergeben kann nur, wer sie durch sich hindurchfließen lassen kann. Er muss spüren, die Energie kommt von außen. Ich gebe als Heiler nur weiter, was von außen kommt. Und von außen kommt nur das, was der Kranke tatsächlich braucht. Diese Energie fließt für ihn. Damit ist die Grundvoraussetzung gegeben, dass der Kranke seine Krankheit selbst mit behandelt.

Das tut er, indem er seine Einstellung ändert, indem er sein Bewusstsein ändert, indem er irgendwelche Sachen, die ihn krank machen, erkennt und dann – das ist das Wichtige – sie auch ändert. Hat er zum Beispiel einen Job, bei dem er mit seinem Chef nicht klarkommt, von dem er sich gemobbt und unterdrückt fühlt seit 20 Jahren, dann soll er lieber stempeln gehen – sprich zum Arbeitsamt gehen und sagen, dass er es nicht mehr aushält.

„Vorher gehe ich zur Müllabfuhr, als dass ich dort weitermache!"

Solche Geschichten müssen geklärt werden, um gesunden zu können. Es gilt, psychischen Stress abzubauen und sein Leben selbst in die Hand zu nehmen. Oftmals liegt die Ursache für eine Erkrankung auch bei Beziehungen, die nicht funktionieren. Dann muss man diese Beziehungen lösen. Dann muss man sie ganz einfach beenden.

Ich sage es noch einmal ganz klar: *Es ist verboten, von seiner eigenen Lebensenergie weiterzugeben! Man darf nichts ver-*

schenken, bei dem man nicht berechtigt ist, es zu verschenken. Es ist elementar wichtig, dass man nie mit seiner eigenen Energie energetisch arbeitet!

Natürlich brauche ich Energie, wenn ich Hände auflege und an der Liege bei einem Patienten stehe. Das ist etwas anderes. Es ist körperliche Arbeit, die ich leiste. Die Heilenergie aber, die darf nie aus mir kommen! Die muss durch mich hindurch zu dem Patienten fließen. Und dann können erstaunliche Dinge passieren. Muskelzuckungen, Kribbeln am ganzen Körper, Hitzewallungen, Kälteströmungen – wenn sich geistige Blockaden im Körper lösen, kommt es manchmal zu starken Reaktionen. Die Leute bäumen sich auf, bekommen Schüttelkrämpfe. Manche weinen. Das sind die Auswirkungen der Heilenergie, die nichts mit meiner eigenen Energie zu tun hat. Jeder, der energetisch arbeitet, etwas kann und kein Schaumschläger ist, der weiß, dass es so ist.

Ganz wichtig: **Niemals** das Karma eines anderen übernehmen! In dem Moment, wo Sie sagen: „Ist das schlimm, was du erleiden musstest! Ich nehme es dir ab!“, in dem Moment haben Sie es. Dann ist es Ihr Karma. Nehmen wir einmal grob an, es kommen in der Woche drei, vier Leute zu Ihnen, von deren schlimmem Karma Sie etwas abnehmen! Denen geht es dann durchaus etwas besser, aber wie geht es wohl Ihnen nach einem Jahr? Sie brauchen dann vermutlich keinen Heiler mehr, denn Sie sind tot.

Beim Rutengehen ist es ähnlich. Ich habe schon Rutengänger gesehen, die waren in Schweiß gebadet, wenn sie über einen Bauplatz gegangen waren.

„Ich kann schier nicht mehr!“

Klar, wenn ich es so an mich heranlasse, dann bin ich nicht nur der Zeiger, sondern der Verbraucher dieser Energien. Dann

haut es mich um. Es gehört immer ein energetischer Schutz dazu, wenn man so etwas macht. Wenn jemand rutengeht, dann muss er sich schützen, damit ihm die virulenten Strahlungen und Kräfte nichts anhaben können, denen er sich aussetzt. Es ist wichtig, dass man sich selbst schützt.

Und da gibt es noch etwas, was ich unbedingt einmal loswerden muss. Es kommen so viele Leute zu mir, die sagen: „Ich möchte auch Heiler werden!"

Warum um Himmels Willen möchte jemand Heiler werden? Ich verstehe dieses Bedürfnis nicht. Ich verstehe es einfach nicht! Wenn man so eine Gabe bekommen hat, ist man verpflichtet, sie anzuwenden. Aber das ist doch nicht Freude und eitel Sonnenschein, sondern oft Last.

Viele Menschen können nicht nachvollziehen, wie es ist, jede Woche schwerkranke Menschen zu behandeln, die ihre Hoffnung auf einen setzen.

„Ich mache jetzt nichts anderes mehr! Ich komme nur noch zu Ihnen!" Das höre ich öfter.

„Nein, das machen Sie nicht! Sie nehmen Ihre Medikamente ein, gehen weiterhin zu Ihrem Heilpraktiker, nehmen Naturmittel, machen weiterhin Ihre Reha-Gymnastik oder was auch immer! Ich möchte nicht, dass Sie sich allein auf mich verlassen! Die Verantwortung ist mir zu groß." Das antworte ich dann immer.

Ich habe noch nie jemandem von einem Arztbesuch oder einer ärztlichen Behandlung abgeraten. Dazu habe ich keine Berechtigung. Selbst wenn ich wüsste, dass es nicht gut ist und dem Patienten nicht hilft, würde ich es nicht sagen. Es ist die freie Entscheidung eines Menschen, ob er zum Beispiel bei einer Krebserkrankung Chemotherapie und Strahlentherapie über sich ergehen lässt. Da kann ich doch nicht einfach sagen: Nein, das ist nichts! Weiß ich denn, ob es etwas für diesen Men-

schen ist? Ich werde mich nie in medizinische Dinge einmischen.

Es kam einmal ein Mann zu mir, der sagte: „Ich werde jetzt auch Heiler, denn ich kann nicht mit ansehen, was diese Schulmediziner mit den Leuten machen!"

„Wenn du heute Abend eine Blinddarmentzündung bekommst und dein Blinddarm zu platzen droht, was machst du dann?", fragte ich ihn. Er sah mich nur groß an.

„Da kommst du mit ein paar Globuli nicht ran und dann gehst du zu diesen Schulmedizinern und bist froh, wenn sie dir den Blinddarm herausnehmen und dein Leben retten. Nicht anders ist es mit einem vereiterten Zahn. Da gehst du freiwillig und lässt ihn dir ziehen."

Ich bewundere, was die Schulmedizin kann, hinbringt und macht. Ich bewundere nicht die Exzesse, zu denen es manchmal kommt. Wenn es für manche Mediziner nur noch Antibiotika und Kortison gibt, dann frage ich mich, wofür sie studierten. Brauchen sie etwa ein kostspieliges Medizinstudium, um entscheiden zu können, wann sie Antibiotika und wann Kortison verabreichen können? Das ist keine Heilkunst mehr. Da bin ich dagegen. Aber ansonsten Vorsicht mit Pauschalierungen!

„Ich werde Heiler, weil es die Schulmedizin nicht bringt!" Was ist das überhaupt für eine Aussage? Der Mann hat keine Ahnung. Heiler werden? Wie denn? Was denn? Was kann er? Mit was möchte er denn heilen? Das ist auch so etwas. Wie oft werde ich beneidet, weil ich diese heilenden Kräfte habe. Für mich ist das eigentlich eine schwere Last, die ich mitbekommen habe. Es ist eine riesige Verantwortung.

Natürlich weiß ich, ich kann Impulse geben, kann etwas anregen, in Bewegung bringen und kann helfen. Hat jemand keine Energie mehr und hat sich vollkommen ausgepowert, dann

kann manchmal schon allein die Heilenergie helfen, die man ihm zuführt. Er kommt dadurch in einen Heilungsprozess und Krankheitssymptome können verschwinden. Das habe ich öfter erlebt. So etwas ist schön.

Wie oft kann man aber nicht helfen, weil derjenige, der die Hilfe wünscht, nicht bereit ist, etwas dafür zu tun. Andere machen lassen, mich machen lassen – so funktioniert es nicht. Viele Menschen wissen genau, dass sie ein Problem haben, aber sie wollen es nicht ändern. Sie wollen nicht raus aus dem Zirkus, in dem sie feststecken.

„Das kann man doch nicht machen!"

Ich habe schon manchem auf den Kopf zu gesagt, dass er sich von seinem Partner trennen sollte, weil die Beziehung ursächlich ist für seine Krankheit.

„Aber das kann man doch nicht machen!"

Gut, wenn man das nicht kann, dann geht es so weiter. Man muss sein Leben selbst in die Hände nehmen und man muss viel nachdenken. Wo kommt etwas her? Wo habe ich mich gekränkt gefühlt? Wo wurde ich gemobbt? Was habe ich für ein Manko, aus dem ich mich lösen kann?

All diese selbst verschuldeten Krankheiten! Burn-outler kommen häufig zu mir. Wer bekommt Burn-out? Immer der, der es will. Schuld sind nicht die anderen, die sagen: „Wir brauchen das bis Montag!"

Schuld ist der, der nicht sagt: „Ich habe Wochenende und bis Montag schaffe ich das ohnehin nicht. Frühestens Freitag – übernächste Woche!"

Nein, das muss alles gehen. Man holt das Letzte aus sich heraus, um zu funktionieren. Die Arbeit wird mit heim genommen und die Kinder sagen: „Papa, wir wollten doch zusammen Rad fahren!"

„Das holen wir nach! Ich muss unbedingt noch etwas für die Arbeit fertigmachen. Das ist sehr wichtig!"

Ändern! Raus aus der Tretmühle! Sie können nein sagen: „Nein, das mache ich nicht, denn es macht mich krank!" *Da beginnt Heilung.*

„Ich fange jetzt an und mache Reiki." Eine Mode, die viele schick finden. Ich habe mir schon von Reiki-Leuten die Hände auflegen lassen. Da hatte ich Rückenbeschwerden und traf einen, der hatte den dritten Grad von was weiß ich und war ein Reiki-Meister. Jawohl!

„Super! Kannst du etwas machen?", fragte ich.

„Selbstverständlich!"

Er legte mir die Hände auf, und ich habe nichts gespürt, gar nichts. Er hat mich sanft berührt, und das war nicht unangenehm, aber sonst war da nichts und meinen Rückenschmerzen war das einerlei. Die hatte ich trotzdem und ich merkte keine Veränderung. Vorsicht! Ich behaupte nicht, dass keiner etwas kann, der sich Reiki-Meister nennt. *Was ich nicht glaube, ist, dass sich Heilen antrainieren lässt.* Man bekommt es aufgrund seiner karmischen Disposition mit in die Wiege gelegt, und dann muss man es ausführen. Man hat es zu erleiden und muss es machen.

Gehe ich von mir aus, finde ich es nicht toll, über die Gabe des Heilens zu verfügen. Es ist kein unbeschwertes Leben, das ich führe. Ich kompensiere das ganze Leid und die Krankheit, die mich immerzu umgeben, mit meinen Bienen. Die Bienen und meine Familie, das ist es, was mir Kraft gibt und wo ich mich entspannen kann. Sie helfen mir, damit klarzukommen, wenn jemand auf meiner Liege liegt, bei dem ich spüre, da läuft nichts, da tut sich nichts. Das wird wieder ein Prozess von einem viertel oder einem halben Jahr und dann ist es vorbei.

Die Ausbildung zum Heilpraktiker, dann Homöopathie und dann dieses und jenes, um in einer Stadt wie Stuttgart der 684. Heilpraktiker mit klassischer Homöopathie zu sein? Was treibt

Menschen dazu an? Ist es wirklich der Impuls, helfen zu wollen? Dann Hut ab vor den Menschen, die das tun! Aber oftmals spüre ich eine gehörige Portion Selbstliebe, Narzissmus und Geltungsdrang dabei. Und das haben all die kranken Menschen, die kommen, nicht verdient.

Es ist nicht leicht, Heiler zu sein. Was mir Schwierigkeiten bereitet, ist, dass man so oft die letzte Hoffnung ist. Die Leute kommen zu mir, weil sie keinen anderen Ausweg mehr wissen. Es kommen Menschen zu mir, die schon in drei Universitätskliniken waren und bei fünf Spezialisten, Professoren und Doktoren. Sie wurden von Leuten untersucht, die an vorderster Front forschen bei ihren Krankheitsbildern und ein enormes Wissen haben, aber die Krankheit geht nicht weg. Dann waren sie noch bei mehreren Heilpraktikern, Bioenergetikern, Bioresonanzradionikern und was es nicht alles gibt. Und irgendwann stehen sie dann auch noch bei dem Geistheiler vor der Tür. Meistens kaputt, austherapiert, auf Du und Du mit dem Tod.

„Hätten wir mehr Zeit gehabt, hätten wir vielleicht etwas hinbringen können", denke ich hin und wieder. Aber wenn erst einmal 50 Metastasen im Körper sind und mehr ... Es gibt Wunder und ich habe solche Dinge schon erlebt, aber ich bin da ziemlich abgeklärt. Wunder passieren nicht jeden Tag.

„Ich kann nicht helfen, bereiten Sie sich auf Ihren Tod vor!"

Manchmal wäre es vermutlich besser, es in dieser Klarheit zu sagen. Das ist schlimm. Man hat Hoffnung bis zum Schluss und kämpft um jede Sekunde – egal um welchen Preis. Man ist zu allem bereit und lässt irgendwelche Gifte in sich hineinpumpen – Schlangengift oder was es da noch für abenteuerliche Therapien gibt.

Warum kann man nicht einfach sagen: „Gut, ich genieße noch, was mir an Leben bleibt, und dann gehe ich mit einem Lächeln auf den Lippen! Mein Leben war gut! Es war schön! Es ist vorbei!"

Viele können das nicht sagen, weil ihr Leben eben nicht schön war, und sie kämpfen verbissen um den letzten Rest.

Es ist eine riesige Verantwortung, die man als Heiler trägt. Es kommen Eltern mit ihren kranken Kindern – Verzweiflung und Bitte im Blick.

Leere Versprechungen und Phrasen helfen nicht.

Wollen Sie noch Heiler werden? Es bleibt nur Ehrlichkeit.

„Leute, ich weiß es nicht. Ich versuche alles, aber ich weiß nicht, ob wir einen Fortschritt erzielen und ob wir schaffen, dass es dem Kind je wieder besser geht. Ich weiß es nicht."

Die andere Seite ist, man darf niemandem die Hoffnung nehmen! Zerstört man einem Patienten die Hoffnung, dann hat er keinen Antrieb mehr. Ohne Antrieb hat er auch keine Chance mehr. Hoffen muss man dürfen! Keiner hat das Recht zu sagen: „Das ist aussichtslos!"

Ich habe oft erlebt, dass Kranke weinten, die wussten, dass sie an ihrer Krankheit voraussichtlich sterben würden.

„Wissen Sie, ich weiß, dass ich schwer krank bin. Ich weiß auch, dass es wahrscheinlich mit dem Tod ausgeht, aber die Hochnäsigkeit von manchen Therapeuten! Die tut weh."

Natürlich weiß man, dass man stirbt. Jeder stirbt einmal. Aber es ist ein Unterschied, ob mit 83 oder mit 32 und vielleicht mit noch zwei kleinen Kindern. Das ist tragisch.

Na, wer will jetzt noch Heiler werden?! Die, die es können, jederzeit! Da bin ich auch gerne bereit, jedem zu helfen, der sagt, ich habe die und die Fähigkeit. Auch das gehört zum Heilen – dieses In-sich-zerrissen-Sein.

„Sie, mir geht es hervorragend! Das ist weg. Ich fühle mich wohl. Da ist ein Wunder geschehen."

Das hört man manchmal auch und es gibt einem Mut und bereitet Freude. Und natürlich meine Freundinnen. Tja, irgendwann muss ich es beichten, dass ich Freundinnen habe: meine

Bienen. Die geben mir immer Mut. Das ist eine schöne Sache.

Ehrlich sein, das ist das Wichtige, ehrlich und geradeheraus.

Bienensegen

„Sie haben es gut! Sie sind Heiler und werden nicht krank."

Das höre ich oft und es stimmt natürlich nicht. Auch wenn man so eine Gabe hat, heißt das noch lange nicht, dass man gefeit gegen Krankheiten ist. Man kann Grippe oder einen Schnupfen bekommen. Man kann auch schlimme Krankheiten bekommen. Hat man das Wissen, woher sie kommen und was man tun kann, lässt sich das natürlich einfacher umgehen. Das bedeutet aber nicht, dass man gegen alles gefeit ist.

„Wie machen Sie es, dass Sie so viele Menschen um sich haben, die krank sind, und Sie bleiben fit und gesund?"

Das ist ein großes Geheimnis, aber ich werde es Ihnen ausnahmsweise verraten. Es bleibt unter uns: Ich habe auch einen Heiler, der nach mir sieht und der mich heilt.

„Was? Wie geht denn das? Kann ich die Adresse haben? Vielleicht kann er mir auch helfen, auf eine andere Art, als Sie es tun."

„Das mit der Adresse ist nicht so einfach. Der wohnt nicht an einer bestimmten Straße, sondern er wohnt in der freien Natur. Ich werde ihn heute Mittag besuchen."

„Kann ich mit?"

„Nein, das können Sie nicht!"

Mein Geheimnis sind die Bienen. Die Bienen sind meine Heiler in vielen Dingen. Jedes Bienenvolk ist eine Persönlichkeit – die Einzelbienen, die Drohnen, die Königin. Sie alle zusammen bilden den Bien. Der Bien ist ein Wesen mit Charakter, mit Wissen, mit unglaublichen Fähigkeiten. Ich gehe zu den

Bienen, und geht es mir nicht so gut, weiß ich, dass mir geholfen wird.

Ich verbinde mich mit meinen Bienen, wenn ich bei Ihnen bin, immer mit einer Minimeditation. Es sind eigentlich nur ein paar Gedanken.

„Hallo! Guten Tag! Ich grüße euch! Ich komme zu euch und möchte nur mal kurz reinschauen und sehen, wie es euch geht und ob ihr etwas braucht."

Bevor ich ein Volk öffne, benutzte ich ein bisschen Rauch. Schon wenn ich das Hanfstreu im Raucher zum Glühen bringe, spüre ich, wie es in mir ruhig wird. Allein schon der Geruch eines Bienenvolkes ist heilsam. Es gibt Vorrichtungen, bei denen man diesen Geruch einatmen und inhalieren kann, mit manchmal erstaunlichen Ergebnissen bei Lungenkrankheiten. Der Geist des Bien ist auch in seiner Stockluft, in seinem Duft, in seiner Umgebungsatmosphäre. Es ist eine kleine Welt für sich.

Ich arbeite dann mit meinen Bienen. Schaue nach, ob sie etwas brauchen, ob sie sich teilen oder schwärmen wollen. Für viele Imker ist es der Gau, wenn ein Volk in Schwarmstimmung gerät und schwärmen will. Das war es für mich früher auch. Ich war auch infiziert von diesem konventionellen Imkerschulwissen, dass es das Schlimmste ist, was dir passieren kann, wenn ein Schwarm abgeht. Du hast keinen Honig mehr. Kannst du die Bienen einfangen, musst du ein frisches Volk einschlagen. Das ist viel Arbeit und du weißt nicht, was dabei herauskommt.

Heute sehe ich das viel gelassener. Wenn ein Volk schwärmen möchte, dann schwärmt es oder ich mache einen vorweggenommenen Schwarm.

Ich schaue das Volk durch und manchmal, wenn es mir nicht gut geht, wenn ich irgendetwas habe, was nicht stimmt, bekomme ich einen therapeutischen Stich. Normalerweise sticht

eine Biene nur, wenn sie einen Anlass hat. Dann habe ich das Volk vielleicht zu ruppig aufgemacht. Bekomme ich aber einen therapeutischen Stich, dann habe ich keinen direkten Anlass gegeben.

Was mir aufgefallen ist, die Bienen stechen mich dann entweder in Akupunkturpunkte oder Nervenbahnen. Das tut höllisch weh! Ein ganz normaler Stich in Backe oder Arm ist nicht schlimm. Bei einem therapeutischen Stich suchen sich die Bienen aber genau die richtige Stelle aus. Prüfe ich hinterher, an welchem Meridian – Niere, Leber – sie mich gestochen haben, bin ich jedes Mal beeindruckt. Die Bienen stechen mich immer da, wo ich es gerade brauche.

Ich hatte eine Weile leichte Nierenprobleme und habe immer Stiche auf die Nierenpunkte bekommen. Für gewöhnlich stechen meine Bienen mich kaum, aber da haben sie mich munter gestochen – teilweise sogar in die Augenlider. Sie haben sich für meine Gesundheit geopfert, mich therapiert, und die Nierenbeschwerden gingen weg. Ich war wieder fit.

Vor allem in Rumänien wird in diesem Bereich viel geforscht. Man hat festgestellt, dass Bienen, wenn man sie behutsam in einer Vorrichtung gefangen hält und mit ihnen über die Akupunkturpunkte eines Kranken streicht, immer an der Stelle stechen, die für die Beschwerden dieses Menschen zuständig sind. Sie stechen, wo der Kranke es braucht. Bienen sehen an unserem Geistkörper und an unseren Meridianen, wo es fehlt.

Sie haben ein unheimliches medizinisches Wissen. Die Bienen sind meine Heiler. Auch wenn man schon 30 Jahre imkert und vielleicht schon 1000 Bienenstiche bekommen hat, tut jeder Stich weh. Bei mir schwillt allerdings nichts mehr an. Ich bekomme weder Schwellungen noch Rötungen. Nach fünf Minuten ist alles vergessen, außer es sind Akupunkturpunkte oder Nervenbahnen, dann habe auch ich länger etwas davon.

Beuge ich mich über eine Bienenbeute, dann sauge ich den Duft tief ein. Das ist ein Lebenselixier. Entspannung und Ruhe finde ich bei meinen Bienen, und das ist allein schon wohltuend. Ich kann noch so sehr im Stress sein, wenn ich zu den Bienen komme, werde ich ruhig. Die Bienen erziehen ihren Imker zur Ruhe. Ich zünde meinen Raucher an, nehme meinen Stockmeisel und sonst noch Dinge, die ich brauche, und spätestens, wenn ich am Kasten stehe, sind die größte Unruhe, der Stress und der Ärger verflogen. Sie sind einfach weg.

Ich kann mir bei ihnen aber auch keine Unruhe leisten. Das würden sie mich spüren lassen. Arbeite ich an den Bienen, genieße ich diesen unbeschreiblichen Duft nach Propolis und Honig. Es riecht super und jedes Bienenvolk hat seinen ganz eigenen Geruch. Oh nein, sie riechen nicht alle gleich! Am Geruch eines Volkes lässt sich erkennen, ob es Schwierigkeiten hat und Hilfe braucht.

In der aufsteigenden Jahreszeit ist eine Vitalität im Volk – da ist ein Leben, ein Fliegen, ein Summen, ein Brummen, ein Bauen, ein Arbeiten, ein Versorgen. Es ist Wahnsinn, wie so ein Volk organisiert ist. Wenn ein Volk an seinem Höhepunkt ist, habe ich zum Teil drei Honigräume auf meinen Dadant-Beuten. 50.000–60.000 Bienen umfasst dann so ein Volk, wenn nicht noch mehr. Und das ist alles gut organisiert und läuft reibungslos. Ich habe noch nie gesehen, dass sich zwei Bienen kloppen, weil die eine dahin und die andere dorthin will. Das geht alles wie von Geisterhand gelenkt.

Oft mache ich eine Meditation mit ihnen zusammen.

„Alles, was bei mir nicht funktioniert: Ihr helft mir mit eurem Geist und eurem Bienenkörper dazu, dass mir Heil widerfährt und dass ich Heilung von euch bekomme."

Es ist herrlich und funktioniert.

Selbst auf die Gefahr hin, dass man mich für verrückt erklärt, Gedanken werden von Bienen verstanden. Reden, nein, aber das Denken, das verstehen sie. Und in dem Moment, wo ich ein negatives Denken habe, nervös bin oder schlechte Gedanken hege gegen andere Menschen, werde ich das sofort bitter bezahlen. Das mögen sie gar nicht. Da sitzen die Stacheln tief.

Ähnlich ist es, wenn ein Gewitter kommt, denn dann sind die Bienen im Stress. Sie wollen noch so viel wie möglich nach Hause bringen. Wahrscheinlich macht die andere Ionisation der Luft sie nervös. Sie wissen, dass ein Unwetter kommt und wollen ihren Stock sichern. Dann sind sie aggressiver. So nach dem Motto: „Junge, alles recht und gut! Bei schönem Wetter kannst du zu uns kommen und an uns herumwursteln, aber wenn ein Gewitter kommt, dann mach dich vom Acker!"

Bei Gewitterstimmung können die Mädels ganz schön heftig werden, und das ist auch ihr gutes Recht. Die Akzeptanz muss vorhanden sein. Es gibt eine Bienen-Wissenschaftlerin, die einmal gesagt hat, sie merze rigoros Stecher an ihrem Stand aus. So etwas dulde sie nicht und ein Bienenstich sei schon einer zu viel. Bei ihr wird nach einem Stich auf der Stelle umgeweiselt – das bedeutet, ein Volk bekommt eine andere Königin – denn es müssen zahme Bienen her!

Ich sehe das ein wenig anders. Die Biene hat das Recht zu stechen, wenn ich an ihren Kasten gehe. Sie hat das Recht, sich zu verteidigen. Und wenn ich einen Bienenstich nicht ertrage, dann muss ich eben Kühe halten. Nach Sonnenuntergang geht man am besten nicht mehr zu den Bienen, wenn man es vermeiden kann. Flugbienen sind die wehrhaften Bienen. Macht man sich noch am Stock zu schaffen, wenn sie zuhause sind, wird es auch für meinen Geschmack doch etwas zu gesund. Obwohl ich sagen muss, ich habe schon bei Regenwetter an den Bienen gearbeitet und es ist normal und ruhig vor sich gegangen. Ich habe auch schon – wenn es gar nicht anders ging, denn

in der Königinnenzucht hat man Termine, an die man gebunden ist – bei Gewitterstimmung an den Bienen gearbeitet. Bei äußerster Vorsicht und Behutsamkeit geht selbst das.

Ihre Fruchtbarkeit, ihre Vitalität und zu sehen, wie das vorwärtsgeht bei ihnen im Frühjahr – das tut mir gut. Sie vermitteln eine positive Stimmung und mehr als das. Bei Sonnenschein, vielleicht 25 °C oder 26 °C, ein laues Lüftchen und draußen sein in der freien Natur und an den Bienen arbeiten *… Herrlich! Da kann ich alles abstreifen und loslassen. Mit den Tieren eine Einheit bilden und Frieden walten lassen. Freude. Glück. Das heilt. Das ist ein ganz großer Posten, der heilt. Deshalb gehe ich zu den Bienen, bevor ich zum Arzt gehe.*

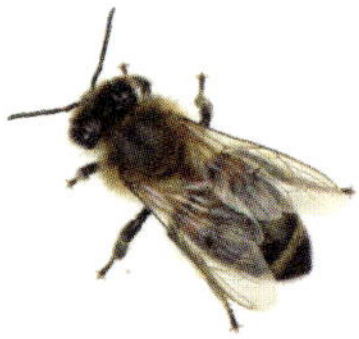

Heilung durch den Geist – *Grundlagen des Geistheilens und meine persönlichen Erfahrungen und Gedanken*

Was ist das Gute? Es ist die Ausnahme. Absolute Gesundheit ist eine Ausnahme. Es ist die Ausnahme, ohne jegliche Gebrechen, ohne Mangel, ohne Krankheit zu sein. Durch unsere Grundeinstellung, unsere geistige Haltung dem Leben gegenüber beeinflussen wir praktisch, was in unseren Körper, in unser geistiges Kostüm, eindringen kann. Unser Bewusstsein gibt uns auch die Möglichkeit, etwas daran zu ändern.

Chakren, Aura-Schichten und ein genialer und zugleich verhängnisvoller Kreislauf

Bestimmt hat fast jeder schon einmal von Chakren oder der Chakren-Lehre gehört oder gelesen. Darüber wird gerne und viel in Büchern und Zeitschriften geschrieben und man kann sich bestens im Wartezimmer beim Zahnarzt informieren. Die Traktate über das Thema füllen Bibliotheken. Ich gehe nur kurz darauf ein, weil ich diese Chakren zu Beginn jeder Behandlung kinesiologisch ansehe und sie wieder ins richtige Lot bringe, falls ein Ungleichgewicht besteht – ich sorge für Energieausgleich und Energiefluss.

Chakren sind Energiezentren im menschlichen Körper. In der indischen Chakren-Lehre wird von sieben Chakren gesprochen. Von unten beginnend am Damm – also zwischen Anus und der Scheide bei der Frau und zwischen Anus und dem Skrotum oder Hodensack beim Mann – befindet sich das Eingangs-

Chakra, auch **Wurzel-Chakra** genannt. Lassen Sie es uns der Einfachheit halber einfach das erste Chakra nennen.

Das zweite Chakra oder **Sexual-Chakra** befindet sich, wo die Schambehaarung des Menschen endet.

Das dritte Chakra, **Nabel-Chakra** oder **Solarplexus-Chakra** genannt, liegt in der Nabelgegend.

Das vierte Chakra, **Herz-Chakra** oder auch **Gefühls-Chakra** genannt, befindet sich auf dem Brustbein in der Höhe des Herzens.

Das fünfte Chakra, auch **Kehlkopf-Chakra**, sitzt am Kehlkopf.

Das sechste Chakra, **Stirn-Chakra** oder auch **Drittes Auge**, wie es manche nennen, liegt auf der Stirn ein wenig oberhalb der Augen.

Das siebte Chakra, das **Scheitel-Chakra**, sitzt am höchsten Punkt unseres Schädels.

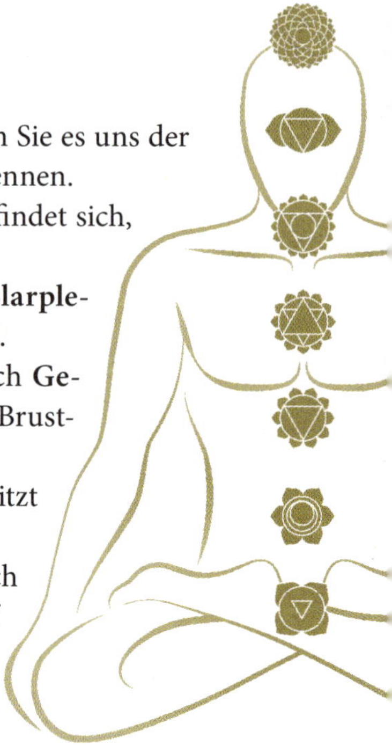

Chakren sind Punkte in unserem Körper, an denen eine Strukturierung der Energie stattfindet, die unten am Wurzel-Chakra in den Menschen eintritt. Diese Lebensenergie ist dual oder auch polar – das bedeutet plus oder minus wie beim elektrischen Strom, schwarz oder weiß, männlich oder weiblich. Es sind quasi zwei Energieströme. So sieht es auch die indische Lehre. Diese polare Energie tritt im Wurzel-Chakra ein und man muss sich vorstellen, dass jede dieser Energien eine gestreckte Spirale ist – die Yin- und die Yang-Spirale – die gegenläufig sind. Vergleichbar mit der Doppelhelix bei unseren Genen im Zellkern.

Die Energien treten am Wurzel-Chakra in den menschlichen Körper ein und an den Punkten, an denen sich die Stränge wie eine Doppelhelix schneiden, befindet sich jeweils ein Chakra. Das bedeutet, schon beim Eintritt in den Körper liegen die beiden Energien in der Körperachse übereinander. Die Chakren

haben ganz spezielle energetische Qualitäten. Ist man aurafühlig wie ich, kann man sie spüren. Mit viel Erfahrung spürt man auch, ob ein Chakra stark ist, schwach, gestört und was ihm fehlt.

An den Chakren wird die polare Energie vom jeweiligen Menschen individuell strukturiert und beeinflusst. Betrachtet man das Wurzel-Chakra, steht es von der geistigen Seite des Menschen her für Erdverbundenheit, dafür, dass man mit beiden Beinen auf dem Boden steht, dass man im Leben steht. Hat ein Mensch nun in diesen Bereichen eine Störung, dann wird die eintretende Plus- und Minus-Energie bereits im Wurzel-Chakra dementsprechend beeinflusst.

Fließt die am Wurzel-Chakra schon negativ beeinflusste Energie dann weiter zum Sexual-Chakra, kann sie dort nicht mehr ihre volle Kraft entfalten. Am Sexual-Chakra sitzen die Sexualität und von der geistigen Seite her die niederen Instinkte, der Fluchtinstinkt, der Fortpflanzungstrieb, der Erhaltungstrieb generell, aber auch Gefühle wie Eifersucht oder Hass. Hat man in diesem Bereich eine Störung, wird die polare Energie dementsprechend strukturiert, bevor sie weiterfließt. Bei jedem Chakra nimmt die Energie weitere Strukturen auf und trägt sie weiter zum nächsten Chakra.

Das Solarplexus-Chakra ist im menschlichen Körper für die Verdauung zuständig, für die Umsetzung, den Stoffwechsel im weitesten Sinn und für die Lebenskraft und Aktivität. Es hat noch nicht viel mit der Intelligenz eines Menschen zu tun. Für mich ist es das eigentliche Immun-Chakra, im dem sich die Lebensaktivität umsetzt in Körperabwehr gegen Fremdstoffe.

Die von Etappe zu Etappe stärker vorstrukturierte Energie fließt weiter zum Herz-Chakra. Es ist zuständig für alle Gefühlsregungen – positiver und negativer Art. Alles, was mit unserem Gefühlserleben, unserer Gefühlsseele zu tun hat, ist

dort beheimatet und findet dort seinen Ansatzpunkt. Es wirkt sich auf den ganzen Körper aus. Der seelische Körper hat eine unwahrscheinlich große Auswirkung auf den materiellen Körper. Das Seelische, Gefühle, haben eine wahnsinnige Macht.

Die Energie fließt weiter zum Kehlkopf-Chakra. Das ist jetzt schon die beginnende Welt der Intelligenz, des Bewusstseins, des Aussprechens, der Kommunikation. Es ist zwischen Gefühl und Geist angesiedelt. Unsere Stimme ist im Kehlkopf beheimatet und an der Stimme eines Menschen kann man oftmals ablesen, in was für einem Gefühlszustand er sich befindet. Ist es eine traurige, matte oder eine fröhliche, helle, lachende Stimme? Ist es eine aktive, positive Stimme oder ein nuschelndes, nörgelndes, ängstliches, negatives Brabbeln? Stimmmelodie und Satzmelodie werden vom Chakra beeinflusst. Es hat viel mit der Kommunikation an sich zu tun.

Und weiter fließt es zum Dritten Auge. Dort sitzt die Intelligenz – Erkennen, Umsetzen, Planen, Gefühle bewältigen, einfaches logisches Denken, Rechnen, Schreiben, Lesen, Logik.

Im Scheitel-Chakra tritt die inzwischen stark von uns selbst strukturierte Yin- und Yang-Energie wieder aus unserem Körper aus. Ein Teil dieser Energie stellt die Verbindung zur Geistigen Welt und zum Über-Ich dar. Ein Großteil dieser Energie aber legt sich in **Schichten** über unseren Körper.

Diese Energieschichten, die unseren Körper umgeben, nennt man Aura-Schichten oder auch Astral-Schichten. Die erste Schicht wird vom Wurzel-Chakra gebildet, die zweite vom Sexual-Chakra und so weiter. Die Breite dieser Schichten ist von Mensch zu Mensch unterschiedlich. Bei einem durchschnittlichen Menschen ist die erste Schicht ca. drei Zentimeter stark. Und diese Schicht ist besonders bedeutsam für das Heilen, weil man in ihr Unregelmäßigkeiten feststellen kann, wenn man aurafühlig ist. In ihr ist der gesamte Urbauplan unseres Körpers enthalten.

Gibt es da Störungen und Abweichungen, kann ich es spüren. Es ist möglich, eine direkte Aura-Heilung zu machen. Der materielle Körper des Menschen lässt sich über diese Schichten beeinflussen. Vom ersten Eintritt der Energie bis zu ihrem Austritt und dem Wiedereintritt über den Körper steht immer alles in Wechselwirkung. Störungen lassen sich daher teilweise auch über die Aura beheben.

An der ersten Schicht, die über dem Körper liegt, kann man auch ablesen, über wie viel Lebenskraft ein Mensch verfügt. Die Schicht ist umso stärker, je mehr Lebenskraft ein Mensch in sich aufnehmen kann. Das hat erst einmal noch nichts mit seiner Aktivität zu tun. Sie kann 7–10 cm stark werden. Das sind Menschen, die sich wirklich mit Lebenskraft vollladen können und es verstehen, wie sie sich etwas Gutes tun, indem sie Lebenskraft in ihren Körper ziehen.

Die zweite Schicht, die vom Sexual-Chakra gebildet wird, liegt beim Menschen so ungefähr bei 7–8 cm über dem Körper. In ihr kann man archaische Gefühle wie Hass und Neid oder die Triebe feststellen. Als Heiler fängt es schon an riskant zu werden, wenn man in dieser Schicht arbeitet. Man kann zu leicht in das geistige Gefüge eines Menschen eingreifen.

Mit der dritten Schicht, die vom Nabel-Chakra gebildet wird, arbeite ich kaum, da sie nur über die beiden darunterliegenden Schichten wieder in den Körper eindringen kann. Grundsätzlich arbeite ich nur bei enormen geistigen Störungen in höheren Schichten. Abhängig von der Lebenskraft eines Menschen kann die dritte Schicht 12–15 cm über dem Körper liegen.

Die vierte Schicht gehört zum Herz-Chakra und der Gefühlswelt. Es ist eine pulsierende Schicht. Je gefühlserregter jemand ist, umso mehr ist dieses Chakra angeregt und umso stärker oder virulenter wird auch die Schicht. Man spürt, wenn jemand zornig ist oder tieftraurig. Es fühlt sich völlig anders an, wenn jemand entspannt und locker ist.

Die Schicht des Kehlkopf-Chakras ändert sich automatisch, wenn man die anderen Chakren ins Lot bringt. Sind die Gefühle im Lot, wird die Stimme ausgeglichener.

An der Schicht des Stirn-Chakras, der Intelligenz, habe ich definitiv nichts zu suchen. Obwohl – bei manchen Individuen wäre es toll, wenn man da einschreiten und etwas ändern könnte! Es gibt doch den netten Spruch: Ein Gescheiter kann sich dumm stellen, umgekehrt geht schwierig. Wie auch immer! Ich lasse da auf jeden Fall die Finger weg.

Die Schicht des Scheitel-Chakras, also die Verbindung zur Geistigen Welt, ist absolut tabu. Es geht dort unter anderem auch um karmische Zusammenhänge, die ein Mensch mit sich herumträgt. Überhaupt ist die Verbindung eines Menschen zur Geistigen Welt vollkommen individuell. Kein Heiler, Guru oder sonst jemand hat das Recht, in irgendeiner Weise darauf einzuwirken.

Interessant ist, dass die Verbindungsenergie zur Geistigen Welt, wenn ein Mensch stirbt, sich im Sterbeprozess befindet oder schon tot ist, stark nachlässt oder ganz abbricht. Darauf bezieht sich die berühmte Silberschnur, von der man manchmal liest. Die Verbindung zum Geistkörper wird getrennt.

Die Verbindung zur Geistigen Welt kann ein hellsichtiger Mensch sehen. Probieren Sie es doch einmal aus! Gehen Sie in einer sternklaren Nacht hinaus, strecken Sie Ihre Arme nach oben und schauen Sie, wie weit Ihre Aura gen Himmel geht!

„Was für eine bezaubernde Nacht! Schön! Und dann auch noch die vielen Sterne!“ Das sagen die meisten und sehen nichts. Geistig bereits höher entwickelte Menschen können etwas um sich herum wahrnehmen. Es handelt sich um eine Art Schein, der Kilometer in den Himmel hochreichen kann. Das ist etwas für Menschen, die daran arbeiten, hellsichtig zu werden.

So viel zu den Chakren, die ich auch gerne Energiezentren des Körpers nenne. In der Literatur wird viel über ihre unterschiedlichen Farben und Formen geschrieben und darüber, welches Chakra sich wann wie dreht. Mich interessiert das nicht. Für mich ist es vollkommen unwichtig, ob ein Chakra nun blau, grün oder lila ist. Darum habe ich mich nie gekümmert. Es hat mich auch nie interessiert, ob es aussieht wie eine Lotosblume und wie viele Blütenblätter es trägt. Das sind Spezialkenntnisse, die ich gerne den indischen Heilern und Gurus überlasse. Ich gleiche nur die Unterschiede unter den Chakren aus.

Mit dem Pendel lassen sich Differenzen innerhalb der Chakren sehr gut feststellen. Das Pendel ist ein kinesiologisches Instrument und kein Hokuspokus. Im Grunde funktioniert es wie ein Zeiger. Der Zeiger des Tachometers im Auto zeigt Ihnen, wie schnell Sie fahren. In der Regel erfordert es jahrelanges Üben, aber dann kann Ihnen das Pendel zeigen, ob ein Chakra im Lot ist, ob es gut und störungsfrei arbeitet oder ob es eine Störung oder Belastung hat.

Vor einer Behandlung richte ich immer zuerst die Chakren ein. Sprich, ich sorge dafür, dass die Energie wieder fließen kann. Dabei greife ich nicht in die Qualität der Energie ein. Ich sage nicht: „Oh, da ist etwas auf dem Sexual-Chakra, ein ganz starker Hassimpuls und deswegen ist das jetzt so und so …" Das interessiert mich nicht. Ich sage: „Ich öffne!"

Ich öffne und sorge dafür, dass die Energie wieder reibungslos fließt. Der Mensch trägt nach wie vor ein starkes Hassgefühl gegen jemanden in sich und der freie Energiefluss verschafft ihm Möglichkeiten, das zu lösen. Was dann aber von der Gefühlswelt eines Patienten kommt, das ist die Angelegenheit des Patienten.

Die Energie, die ich zum Fließen gebracht habe, fließt ein oder zwei Stunden. Gehen die inneren Hasstiraden zum Beispiel gegen die Schwiegermutter munter weiter, dann schließt

sich so ein Chakra natürlich wieder und mit dem freien Energiefluss ist es vorbei. Solange ich den Patienten behandle, bleibt das Chakra aber offen und Energie fließt. Das ist sehr wichtig, denn die Energie, die ich dann dazubringe, die neutral ist, bewirkt Heilung.

Wie mache ich das? Wie öffne ich die Chakren und bringe die Energie zum Fließen?

Ich nutze dafür die Fähigkeit, Energien durch meinen Körper fließen zu lassen. Wie gesagt, tritt die polare Energie im Wurzel-Chakra ein und im Scheitel-Chakra wieder aus unserem Körper aus. Dort halte ich etwa zwei Zentimeter oberhalb des Körpers meine linke Hand hin. Zuvor öffne ich meine Energiekanäle – hört sich irre an, ist für mich aber Routine. Die Austrittsenergie am Scheitel fließt dann über meine linke Hand, die ich meist zum Abfangen benutze, zur rechten Hand. Diese im Körper des Patienten strukturierte, daher körpereigene Energie, lenke ich vom Scheitel-Chakra zum Stirn-Chakra und denke dabei: „Alles kommt in Fluss! Alles reguliert sich!" Das Erstaunliche ist, daraufhin kommt alles in Fluss und reguliert sich.

Meine linke Hand lasse ich am Scheitel-Chakra, die rechte aber führe ich zum Kehl-Chakra weiter. Im Hinterkopf habe ich dabei immer den Gedanken: „Alles fließt frei und locker! Alle Beeinflussungen sind im Moment aufgehoben!" Es funktioniert.

Auf diese Weise gehe ich weiter zum Herz-Chakra und mache alle Chakren bis zum Wurzel-Chakra durch. Das Wurzel-Chakra berührt man selbstverständlich nicht direkt. Ich habe am Damm irgendwelcher Damen oder Herren nichts verloren! Meine rechte Hand liegt dann auf Kniehöhe und gedanklich lenke ich die Energie ins Wurzel-Chakra, um auch dort Ausgleich zu schaffen.

Ungeübte, die nicht spüren, ob die Chakren sich geöffnet haben und ob Energie fließt, können anschließend das Pendel nehmen und die Chakren prüfen. Spüre ich, dass etwas noch nicht ganz stimmt, mache ich das manchmal auch. Ist ein Chakra noch nicht richtig offen, gehe ich die ganze Sequenz noch einmal durch. Der Gedanke dabei ist: „Alles fließt frei!"

So öffne ich die Chakren. Mache ich nur das und anschließend möchte der Patient von der Liege aufstehen, legt oder setzt er sich sehr gerne wieder hin. Strömt die Energie frei und richtig, hat das eine ungeheure Macht. Den meisten Patienten wird schwindelig.

„Uff, jetzt muss ich erst einmal eine Weile sitzenbleiben, sonst haut es mich um!"

Das ist völlig normal. Die polare Energie kommt nun überall hin. Sie öffnet, fängt an richtig zu wirken. Wir fühlen uns benommen, sind erst einmal durch den Wind, denn es wirkt sich auf den Geist aus.

Ist der Energiefluss hergestellt, kann man langsam mit der Hand ungefähr zwei oder drei Zentimeter über dem Körper entlangfahren und fühlen, wo noch Ansatzpunkte liegen und Kräfte wirksam sind. Früher habe ich das auch so gemacht. Wie man dabei die positiven oder negativen Energien in der Handfläche wahrnimmt, ist individuell sehr verschieden. Bei mir handelt es sich um ein sanftes Kribbeln, wenn etwas positiv ist. Es ist nicht unangenehm, sondern so, als würde mich jemand an der Handinnenfläche sanft streicheln oder kitzeln.

Bei starken Störungen oder Störungen allgemein ist es dagegen eher ein Stechen und ein Reißen, das ich in der Handinnenfläche wahrnehme. Manchmal meine ich, mir wird mit einem Nagel oder einem Messer in die Hand gestochen und die Handfläche aufgeschnitten. Es kann äußerst schmerzhaft werden. Fühle ich, dass da noch etwas nicht stimmt, versuche ich

noch einmal, es auszugleichen. Angenommen das Herz-Chakra ist nicht in Ordnung und die Energie kann noch nicht frei fließen, dann versuche ich, Ruhe hineinzubringen und sage: „Jetzt mal eine Auszeit! Ruhe! Frieden! Energiefluss!"

Kurz zu dem, was ich wahrnehme. Ich fühle die einzelnen Aura-Schichten wie einen leichten Widerstand, einen Gegendruck. Bewege ich meine Hand von oben nach unten auf den Körper eines Patienten zu und sage: „Ich möchte die dritte Aura-Schicht spüren!", dann merke ich an der Außenseite der dritten Aura-Schicht einen Widerstand. Möchte ich die zweite Schicht spüren, sage ich es, bewege die Hand weiter nach unten und fahre etwas hin und her. Dann spüre ich an der Außenseite der zweiten Aura-Schicht einen Widerstand. So kann ich jede der Schichten spüren.

Wie bereits gesagt, ist für mich beim Behandeln die erste Aura-Schicht maßgeblich. Es ist die Schicht, die einen sehr direkten Zugang vom Geist ins Körperliche hat. Sie wird von der Energie gebildet, die am Wurzel-Chakra eingetreten und durch alle Chakren geflossen ist. Von jedem Chakra wurde sie strukturiert und bekam weitere Informationen mit. In ihrer Struktur liegt einfach alles, was hindert, schädigt oder was eine falsche Gedankenstruktur ist. An ihr kann man all das spüren.

Zusammenfassend kann man sagen, dass jedes dieser Chakren für einen bestimmten geistigen und körperlichen Zustand des Menschen zuständig ist. Ein Physiker würde sagen, jedes Chakra moduliert auf die Grundfrequenz der polaren Energie, die am Wurzel-Chakra eintritt, noch eine weitere Frequenz. Es werden kontinuierlich Dinge aufgespielt, imprägniert und dadurch wird die polare Energie beeinflusst und für den Zustand, die Verfassung genau dieses Menschen strukturiert.

Warum bildet wohl ausgerechnet die Energie des Wurzel-Chakras die erste Aura-Schicht über dem Körper? Ganz ein-

fach, sie ist durch alle anderen Chakren geflossen und trägt Strukturen wie Hass, Neid, Freude, Fröhlichkeit, Trauer, falsches Denken, wirre Vorstellungen. Die gesamte Information aller Chakren ist auf sie aufgespielt, und das legt sich über den Körper.

Grundsätzlich liegt in der ersten Aura-Schicht der eigentliche Urbauplan eines Menschen. Darin findet sich, was den Peter Müller zu Peter Müller macht und Franziska Maier zu Franziska Maier. Der Peter Müller hat blaue Augen und brünette Haare und die Franziska Maier hat braune Augen und ist blond. Das alles ist im Urbauplan enthalten. Die genetische Disposition eines Menschen bildet die materielle Ebene seiner Entwicklung und der Urbauplan bildet die geistige Ebene seiner Entwicklung. Es besteht ein komplexer Zusammenhang zwischen diesen Ebenen, die sich gegenseitig bedingen und beeinflussen, wobei der Geist immer ausschlaggebend ist und bleibt.

Kommen wir gesund zur Welt, verfügen wir über einen gesunden Urbauplan und selbst wenn wir 80 Jahre alt sind, ist dieser Urbauplan von der geistigen Seite noch unverändert und vollkommen vorhanden. Er bleibt uns bis zu unserem Tod erhalten. Was passiert nun aber mit diesem Urbauplan im Verlauf unseres Lebens, wenn er kontinuierlich durch die von unseren Chakren strukturierte Energie beeinflusst wird?

Ein einfaches Beispiel: Habe ich eine starke Hass-Struktur, die vom Sexual-Chakra stammt, und ansonsten ist alles in Ordnung, dann weist auch mein Urbauplan irgendwann eine sehr starke Hass-Struktur auf. Diese ursprünglich nicht geplante Struktur sorgt für ein Ungleichgewicht, das Unwohlsein und Krankheit zur Folge haben kann. Die für uns ideale Struktur des eigentlichen Urbauplans wird von ihr nicht ausgelöscht, sondern temporär überlagert.

Lassen Sie uns den Urbauplan einmal mit dem Architektenplan eines Hauses vergleichen! Über diesen Plan wird disku-

tiert, bis er ausgereift ist und die Basis für ein superschönes Haus darstellt. Alles ist, wo und wie es sein soll – die Fenster, das Dach, schöne, große Räume, wunderschöne Fliesen und so weiter. Das Haus wird nach diesem Plan gebaut und ist sehr schön – so wie der Körper, wenn er nach dem Urbauplan geschaffen ist.

Was aber ist, wenn auf einen bestimmten Bereich immer wieder Störungen einströmen? Dann kann es zu Veränderungen kommen. Ungefähr ist das, als ob Sie mit einem Radiergummi in einer für den Bau des Hauses relevanten Kopie des Architektenplans herumradieren. Sie entfernen da ein kleines Fenster, ziehen da noch eine Zwischenwand ein. Manche Energien radieren dann im Dach ein paar Ziegel aus – und schon hat man einen leichten Dachschaden. Scherz beiseite, in etwa so kann man es sich vorstellen.

Durch den Seelenkörper des Menschen wird dieser Urbauplan allmählich verändert. Aber es ist der Urbauplan, der die Bauanleitung für die Regeneration unseres Körpers übermittelt. Er ist dafür zuständig, dass unsere Fingernägel wachsen, wie sie sollen, dass unsere Haare wachsen, dass unsere Bauchspeicheldrüse funktioniert, unser Magen, unsere Verdauung, unser Herz. Alles wird festgelegt durch den Urbauplan. Jetzt haben Sie in diesem Urbauplan aber durch irgendwelche Einflüsse radiert und Zwischenwände eingezogen und schon ist die Verdauung gestört. Das Dach haben Sie kurzerhand abgedeckt und die Veranlagung zur starken Migräne ist da.

Was bedeutet dieser energetische Zusammenhang, denkt man ihn konsequent weiter? Wir haben die Energie selbst strukturiert, die uns krank macht. Für mich entstehen Krankheiten zuerst einmal aus uns selbst heraus. Es hört sich vielleicht für viele furchtbar und brutal an, aber für mich sind wir an unserem körperlichen Zustand ursächlich selbst beteiligt.

Ich kann natürlich nicht zu einem Krebspatienten sagen: „Du bist selbst schuld, dass du Krebs hast."

Das wäre irgendwie gemein und um Schuld geht es dabei auch nicht.

Aber ich kann sagen: „Denke einmal darüber nach, welche Probleme in deinem Leben dich so belasten und schwächen, dass die Krankheit Krebs bei dir die Möglichkeit hat, sich zu manifestieren!"

Der Zusammenhang wirft Fragen auf, für die man sich einmal Zeit nehmen sollte! Gibt es überhaupt Ursachen für Krankheiten, die nicht in uns selbst begründet liegen? Was ist, wenn ich irgendwo unwissentlich giftiges Wasser trinke und meine Nieren schädige? Zufall? Oder bin ich selbst dann mit im Boot? Warum hat mich mein Geist ausgerechnet an jenen Ort geführt, an dem ich mich vergiften konnte? Strittige philosophische Fragen!

Es ist wichtig, weg von dem Denken zu kommen, man sei nicht verantwortlich für das, was einem widerfährt. Man ist zumindest an der Entstehung seiner Krankheit beteiligt oder an der Unstimmigkeit in seinem Körper. Das Gefühls-Chakra spielt eine enorme Rolle für Krankheit und Gesundheit. Und nicht zu unterschätzen ist die Bedeutung des Stirn-Chakras. Intelligenz bietet sich für Aussagen an wie: „Du machst alles falsch! Du bist selbst schuld! Du kannst das nicht richtig!"

Und manchmal geht es so weit, dass man sagt oder denkt: „Ich glaube, ich werde krank, wenn das so weitergeht!"

Toll, denn glaubt man daran, dass man krank wird, dann wird man es auch.

Im Grunde genommen ist es ganz einfach. Der Urbauplan unseres Körpers wird von unserer Einstellung zum Leben, von unserer Haltung zu allem, unserem Umgang mit unseren Gefühlen, vom Wissen über heilende Zustände und vom Nicht-Wissen über heilende Zustände beeinflusst.

Es ist ein wunderschönes Bild. Stellen Sie sich das einmal vor! Es tritt eine Energie unten in uns ein und geht durch unseren Körper. Sie nimmt auf ihrem Weg durch uns hindurch alles mit – Positives und Schönes, Negatives und Schlechtes. Der Energiebrei, der durch unseren Körper gegangen ist, ist dementsprechend gewürzt mit scharfen Gewürzen, mit Süße, Salz – einfach allem, und er ergießt sich dann über unseren Körper. Und was sich da über uns ergießt, beeinflusst und verändert zufällig auch noch genau das, was unseren Körper immer wieder neu bildet, schafft, regeneriert.

Faszinierend! Was uns schafft, unsere Zellteilung kontrolliert, einfach alles, geht erst einmal durch uns hindurch und wird strukturiert. Und durch das, was dabei herauskommt, entsteht Gesundheit oder Krankheit. Denken Sie einmal darüber nach! Vielleicht werden meine Gedanken Diskussionen auslösen. Vielleicht wird man streiten und jemand wird wütend sagen: „Das kann doch nicht sein, dass ich selbst schuld daran bin, dass ich Multiple Sklerose habe. Das gibt es doch gar nicht!"

„Warum hat Ihr Nachbar, der neben Ihnen wohnt, die Krankheit nicht? Warum nicht? Er trinkt dasselbe Leitungswasser. Er duscht mit dem gleichen Wasser und kauft in denselben Läden ein." Das muss ich dann fragen.

Es ist von zentraler Bedeutung, uns bewusst zu machen, dass wir selbst viel dafür tun können, ob unser Körper gesund ist und ohne Schädigungen und Abnormitäten. Dafür ist unser Geist verantwortlich. *Hinter allem steht immer der Geist: Das Denken! Das Denken! Das Denken!*

Es ist ein genialer Kreislauf – im Prinzip simpel, schlicht und gerecht. Wir bekommen einen endlosen Zufluss an Lebensenergie, und es liegt an uns, ob wir diese Energie zu unserem Heilsein nutzen. Strukturieren wir sie zu unserem Schaden, hat das früher oder später Konsequenzen und wir machen

uns krank. Das ist ein Aspekt der geistigen Freiheit, den man gewöhnlich aus den Augen verliert. Allerdings wirft er die Frage auf, inwieweit wir überhaupt die Kontrolle darüber haben, wie wir die Lebensenergie nutzen.

Natürlich sind wir durch Erziehung, Gesellschaft und Religion konditioniert. Durch Denken und Loslösen von diesen Konditionen die eigene Freiheit zu finden, sich selbst zu finden und zu geistiger Klarheit und Reinheit zu gelangen, schafft automatisch Kontrolle über unser Leben und unsere Lebensenergie.

Der Begriff Schuld löst einen wahren Tsunami an religiösen und moralischen Begriffen aus. Sünde, Sühne, Buße, Verdammnis, Verbrechen, Gericht, Bestrafung – um nur einige davon zu nennen. Aber es geht nicht um Schuld!! Es geht darum, krankmachende Denkstrukturen und Verhaltensweisen zu erkennen und zu ändern. Jeder Heilung geht eine Bewusstseinsveränderung voraus.

Der Physiker und der Geist der Heilung

Es war abends gegen 19 Uhr und ein guter Bekannter, ein Physiker, kam zu Besuch. Er klagte über Schmerzen im Kopf, im Nacken und bat mich um eine Sitzung. Werde ich um Hilfe gebeten, sage ich nie nein. Wir gingen in das kleine Zimmer, in dem ich damals eine Liege aufgestellt hatte. Ich breitete ihm eine frische Decke darüber und bat ihn, sich hinzulegen. Wie üblich begann ich, mit dem Pendel seine Chakren zu prüfen. Hier und da stellte ich ein paar Unregelmäßigkeiten fest.

„Entspann dich!“, bat ich. „Wenn etwas ist, das dich stört, dir nicht gefällt oder das seltsam für dich ist, dann stelle sofort Fragen! Wir reden miteinander.“

Als er sich etwas beruhigt hatte und recht entspannt war, begann ich, seine Chakren mit seiner eigenen Energie auszu-

gleichen, wie ich es zuvor erklärt hatte. Ich machte zwei Durchgänge von oben nach unten, dann prüfte ich abermals mit dem Pendel. Sämtliche Chakren waren frei, und so begann ich mit der eigentlichen Behandlung, indem ich meine rechte Hand direkt in der Lebergegend auf seinen Leib legte.

Was passiert bei mir beim Heilen? Zuerst mache ich den hinteren Teil meines Gehirnes gedankenfrei, vollkommen frei von Gedanken. Bei mir ist das die Grundvoraussetzung dafür, damit meine Kanäle offen oder meine Leitungen frei sind, wenn man so will. Nur so kann die geistige Energie, die überall in unendlicher Menge um uns vorhanden ist, durch mich strömen.

Diese Heilenergie tritt genau entgegengesetzt ein zu der polaren Lebensenergie, die durch das Wurzel-Chakra hereinkommt und dann hoch ins Stirn-Chakra steigt. Die Heilenergie dringt bei mir im Scheitel-Chakra ein. Nach dem kurzen Weg über den Kopf endet sie am verlängerten Rückenmark, der sogenannten Medulla oblongata. Dort teilt sie sich auf, geht über die linke Hand und die rechte Hand, strömt vor in die Handflächen und tritt dort aus. Das Gefühl für mich ist ein sanftes Kribbeln. Das ist fast schon zu viel gesagt. Es ist ein angenehmes Strömen in den Händen.

Beim Auflegen auf die Lebergegend spürte ich sofort, dass Heilenergie floss. Ich benutzte anfangs nur eine Hand, damit er die Möglichkeit bekam, sich daran zu gewöhnen. Nicht vergessen: Ich hatte es mit einem waschechten Physiker zu tun! Ein Physiker weiß, was Energien sind und welche Energieformen es gibt: Strahlungen, Kräfte. Burkhardt ist ein richtiger Wissenschaftler.

Als ich die Hand in der Höhe der Leber auf seinen Leib legte, riss er plötzlich die Augen auf, sah mich an und fragte: „Was ist das für eine Energie? Was ist das für eine unwahrscheinli-

che Wärme? Das ist durchdringend! Was ist das? Was für eine Energieform?“

Ich musste lächeln und fragte: „Wer ist hier Physiker – du oder ich?“

Er verstand natürlich die Ironie und sagte: „Das ist einfach unwahrscheinlich!“

„Lass mich erst einmal weitermachen!“

Ich behandelte ihn weiter. Die Energie fließt immer von meinen Händen in die Organe und dorthin, wo sie gebraucht wird. Mittlerweile spüre ich genau, wohin sie fließt. In seinem Fall war es in die Leber. Dort glich sie das Zuviel oder Zuwenig an Ying oder Yang, Plus oder Minus aus. Das ist ein bedeutsames Element bei Heilungen. Ein Zuviel wird abgenommen, ein Zuwenig wird ersetzt oder aufgeladen. Der Behandelte fühlt das in der Regel. Oftmals spürt er eine ungeheure Wärme von meinen Händen ausgehen, die ich selbst in meinen Handflächen nicht wahrnehme, sondern nur er sehr intensiv auf seinem Körper und in seinen Organen. Manche sagen, es sei wie ein Bügeleisen, aber nicht unangenehm, sehr warm, aber nicht heiß. Ich spüre irgendwann, dass dieses Fließen der Energie nachlässt. „Ist meine Hand noch warm?“, frage ich dann.

„Sie ist noch warm, aber eigentlich ist es jetzt mehr oder weniger normal“, kommt dann meistens nach geschätzten fünf Minuten die Antwort.

Ich fahre dann in ca. drei Zentimeter Abstand mit der Hand über den Körper, sprich in der ersten Aura-Schicht, und spüre instinktiv, wo der nächste Punkt liegt, an dem eine Handauflegung von Nöten ist. Im Falle meines Physikers war es der Dickdarm, der rechts unten in der Blinddarmgegend beginnt, nach oben steigt, quer über den Bauch geht, unterhalb vom Magen, und dann auf der linken Seite wieder absteigt. Nach einer starken, fast rechtwinkligen Kurve oberhalb der Leiste im Be-

cken macht er eine rechtwinklige Gegenkurve und endet am Mastdarm. Dieses Organ, der Darm, ist sehr empfindlich, und dort gibt es oft starke Blockaden.

Blockaden – dieses berühmte, oft gebrauchte Wort! Bei vielen, die alternative Heiler und Therapeuten aufsuchen, sind Blockaden ein beliebtes Schlagwort. Eine Blockade bedeutet nicht, dass sich irgendetwas verbarrikadiert hat. Meistens bedeutet es schlicht und ergreifend nur, dass die Funktion von etwas beeinträchtigt ist. Unser Darm ist unser zweites Gedächtnis und er vergisst nichts. Alle dramatischen Erlebnisse, alle Beleidigungen, alles Boshafte, das gegen uns gerichtet war, bleibt meist im Darm hängen. Das kann in einer ganz kleinen Sektion sein, aber auch in größeren Bereichen.

Wenn ein Patient entspannt ist, lässt sich das manchmal sogar ertasten. Man kann regelrecht Knollen und Bollen fühlen und man kann spüren, dass sich der Darm nicht bewegt. Er ist wie tot, hängt wie ein schlaffer Sack im Körper des Menschen. Dem Patienten fehlt dann meist Energie. Dann fängt die Heilenergie wieder an durch meine Hand zu strömen und strömt und strömt. Irgendwann beginnt der Darm noch während der Behandlung wieder zu arbeiten. Es fängt an zu blubbern. Es knurrt. Vielen Patienten ist das peinlich, aber ich sage immer, dass es ganz normal ist. Der Darm bekommt die Energie, die ihm fehlt, und setzt mit seiner Tätigkeit wieder ein. Das ist gut. Es ist nicht so, dass in meiner rechten und linken Hand dasselbe abläuft. Die Heilenergie, die kommt, ist in beiden Händen gleich, denn sie ist nicht polar. Es ist eine Energie, die nicht dual ist, sondern einfach eine Kraft, die fließt und fließt. Aber durch die unterschiedlichen Polaritäten der Organe, die behandelt werden, entsteht das Gefühl, die eine Hand sei warm und die andere kühler.

Wird über die rechte Hand ausgeglichen, was fehlt und zu wenig ist, dann fühlt sie sich warm an. Die linke Hand erscheint

dann mir und den Patienten oft kühler, denn über sie wird ein Zuviel weggenommen, ausgeglichen, umgeleitet. Energie geht nicht verloren. Das weiß sogar unsere sogenannte Naturwissenschaft. *Der Satz von der Erhaltung der Energie.* Oftmals gleicht das Zuviel auf der einen Seite das Zuwenig auf der anderen Seite aus.

Grundlage für eine erfolgreiche Behandlung ist auch, dass der Patient vertraut und glaubt, dass da etwas in ihm und mit ihm geschieht. Ich erkläre das meinen Patienten oft über einen Vergleich. Wenn Sie eine Blinddarmentzündung haben und vor der Operation kommt Ihr Chirurg an Ihr Bett und stellt sich Ihnen vor: „Hallo, ich bin Ihr Chirurg und werde Sie am Blinddarm operieren. Haben Sie keine Angst! Es ist ein Routineeingriff, den ich schon sehr oft gemacht habe."

Wie wäre es, wenn Sie ihm dann antworten würden: „Herr Doktor, ich glaube nicht, dass Sie das können."

„Vielen Dank für das Gespräch! Suchen Sie sich bitte einen anderen Operateur!" So würde er vermutlich reagieren, oder? Nicht anders ist es, wenn man mit so einer Einstellung zu einem Heiler geht.

„Ach, ich probiere es einmal. Ich glaube zwar nicht, dass der etwas hinbringt und kann, aber …"

Ein Geistheiler arbeitet mit dem Geist und wenn Ihr Geist nicht einverstanden ist, dass ein Geistheiler mit ihm arbeitet, dann ist es wahrscheinlich vernünftiger, Sie sparen sich und ihm die Mühe und gehen lieber irgendwo in ein schönes Restaurant und lassen es sich schmecken!

Dieses Ausgleichen von Zuviel und Zuwenig geschieht ohne mein Zutun. Auch die Heilenergie fließt ohne eine besondere Veranlassung von mir. Meinerseits gibt es zwei Voraussetzungen für eine Behandlung. Erstens muss ich bereit dafür sein und quasi meine Genehmigung dafür geben, dass mein Körper

dazu gebraucht wird, diese Energie durch ihn fließen zu lassen. Zweitens muss ich frei von Gedanken sein. Das sind die Grundvoraussetzungen. Der Rest ist, so eigentümlich sich das jetzt auch anhören mag, geführt. Es ist nicht von meinem Wissen, meinem Wollen oder von meinem Bewusstsein ausgehend, sondern es ist simpel und ergreifend geführt.

Es kann sein, dass ich bei jemandem, der Herzprobleme hat – Herzrhythmusstörungen oder Tachykardien, dieses Herzrasen, das immer häufiger wird – gar nicht am Herzen oder am Brustbein, im Brustbereich arbeite. Meine Hände kann es zum Darm führen oder an den Hals, an die Schilddrüse. Es kann sein, dass ich am Kopf arbeite oder einfach nur am Nacken hinten die Hände auflege. Gleichzeitig beginnt es vollkommen automatisch Trigger-Punkte zu suchen, die sanft massiert werden, während parallel die Heilenergie fließt.

„Lösen! Loslassen! Schwerwerden! Freiheit einatmen! Die Spannungen und den Ärger ausatmen!" Es kann passieren, dass ich die Wirkung mental durch solche Gedanken verstärke.

Ich bleibe so lange an den verspannten Muskelsträngen, bis sie sich langsam, aber merklich lösen. Dann ist auch der Körper bereit, Heilenergie aufzunehmen. Während einer Behandlung können Sätze fallen wie: „Lassen Sie den Ärger einfach los, den Sie mit Ihrem Nachbarn, Ihrer Partnerin, Ihren Kindern haben! Ihr Herz ist für Sie alleine da! Es schlägt für Sie alleine und nicht für andere mit!"

Schlimm ist es, wie viele Menschen sich in der schnelllebigen Zeit heute Zeit für alles nehmen, nur nicht für sich. Dieses Rasen, dieser Dauerstress, dieser Druck der Arbeit, aber auch dieser Freizeitdruck: „Ich habe heute Abend noch Tennistraining! Oh, ich muss unbedingt heute Abend noch mit meiner Freundin in den neu erschienen Film *Das Liebesleben der Maikäfer im Sturzflug*. Eigentlich habe ich keine Lust, aber ich mache es trotzdem."

Stress ist der Anfang vom Untergang. Unruhe heißt das Wort, das heute sehr viel Unheil anrichtet.

Nachdem ich sämtliche Punkte beim Patienten ausgeglichen habe, kommt die eigentliche Arbeit. Es ist wichtig, ein Gespräch mit dem Patienten zu führen.

„So wie ich gefühlt, gespürt und gesehen habe, haben Sie ein Problem mit Ihrer Arbeit oder in Ihrer Partnerschaft oder, oder …" Es geht darum, Impulse zu geben und Bewusstsein dafür zu schaffen, dass da etwas im Leben gerade aus dem Ruder läuft.

Ein zentraler Satz für jeden Heilberuf lautet: *Ohne Bewusstseinsveränderung kann keine Heilung eintreten!* Salopp formuliert: „Wenn du so weitermachst wie bisher, wirst du das Problem nie losbekommen! Wenn du dir keinen anderen Job suchst, bei dem du nicht ständig von deinem Chef angegriffen wirst, wirst du das Problem mit deinem Herzen nicht loswerden. Suche dir einen Job, bei dem du anständig behandelt wirst, anständiges Geld verdienst und zufrieden bist und mit Freude zur Arbeit gehst! So, wie es jetzt ist, stehst du immer unter Strom. Selbst am Wochenende, wenn du dich ausruhen solltest, stehst du unter Strom, weil du weißt, am Montag geht die ganze Kacke von vorne los."

Der Ausgleich ist elementar für jede Besserung.

Erzählte Originalfassung: *Resonanz und die Reinheit der Gedanken*

Resonanz und die Reinheit der Gedanken

Ein Heiler ist nicht nur da, um Hände aufzulegen. Von vornherein muss demjenigen, der zum Heiler kommt, klar sein, dass nicht der Heiler es ist, der eine Art Lichtschalter umlegt und dann ist plötzlich alles, wie es sein soll: Hell und freundlich, alle Schwierigkeiten sind weg und die Arthrose ist auch weg. Nein, als Heiler hat man auch die Aufgabe, den Menschen die Reinheit des Geistes näherzubringen, das saubere Denken und die Gedankenkontrolle.

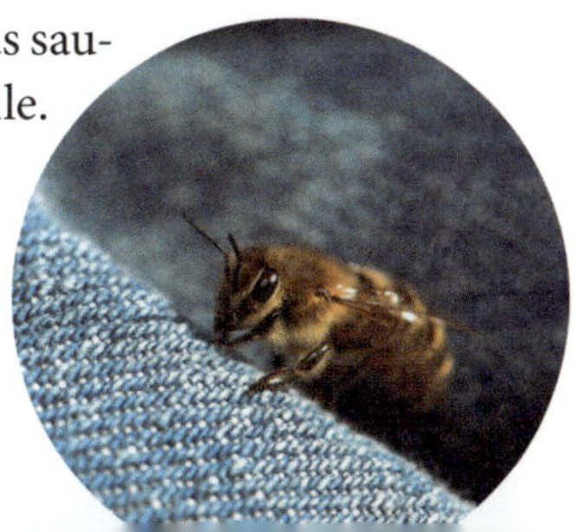

Jeder von uns kennt das Phänomen, wie sich manchmal unsere Gedanken auf eine Person fixieren, mit der wir Schwierigkeiten haben. Dann beginnen endlose Streitgespräche im Kopf. Da schleudern wir der gedachten Person einmal alles gut formuliert ins Gesicht und zahlen es ihr so richtig heim. Salopp gesagt, haben wir im wirklichen Leben nicht den Hintern in der Hose, um von Angesicht zu Angesicht zu sagen, was wir denken und fühlen. Stattdessen verkriechen wir uns in unsere eigene Welt und haben schlechte negative Gedanken.

Ich möchte Ihnen gerne etwas über Resonanz erzählen. Resonanz, die gibt es. Was ist Resonanz? Gehen Sie einmal mit mir zur Musikschule zum Gitarrenunterricht! Ihr Musiklehrer stimmt Ihre Gitarre und seine Gitarre ganz genau aufeinander ab. Sodass die Instrumente auf jeder Saite die gleiche Tonhöhe haben. Die e-Saite seiner Gitarre hat genau die gleiche Frequenz wie die e-Saite Ihrer Gitarre. Und dann stellt er die beiden Gitarren vielleicht in einem Abstand von 50 cm auseinander.

Nun zupft der Musiklehrer die a-Saite seiner Gitarre kräftig an. Es erklingt der typische, schöne, sonore, runde Gitarrenton dieser a-Saite und sie schwingt ziemlich lange. Der Musiklehrer zupft die Saite noch einmal kräftig an und wenn sie so richtig schwingt, nach drei, vier Sekunden, dämpft er sie ab. Und seltsam, an Ihrer Gitarre schwingt dann die a-Saite und erzeugt einen Ton.

Das bedeutet, ohne dass Sie an Ihrer Gitarre eine Saite angerissen haben, schwingt die Saite mit der Gitarre des Musiklehrers. Das nennt man Resonanz. *Re sonare* auf Lateinisch – zurückklingen. Genauso ist es mit unseren Gedanken. Wir treten in Resonanz mit der Person, über die wir negativ denken.

Wie funktioniert das? Bei der Gitarre ist Luft der Überträger der Schwingungen. Die Saite der Gitarre schwingt sehr schnell hin und her und die Luftmoleküle werden dadurch zum Mit-

schwingen angeregt. Das kann man sich vorstellen, wie wenn Sie in die wunderschöne, glatte Oberfläche eines Sees oder Weihers einen Stein in die Mitte werfen. Ringförmig gehen dann die Wellen auseinander. Die Wassermoleküle, die durch den Impuls des Steins aus dem Ruhezustand verändert wurden, bilden Berge und Täler, Verdichtungen und Abschwächungen, und das geht dann ringförmig nach außen bis zum Ufer.

Bei der Luft und dem Ton ist es ebenso, nur dass es nicht ringförmig, sondern kugelförmig geht. So wie bei den Ringen im Wasser gehen dann kugelförmig diese Luftverdichtungen und die Luftabschwächungen nach außen – also in die Entfernung und nach allen Richtungen.

Wird die Gitarre nun gezupft und diese Schallwellen, diese verdichtete Luft, diese Energie, trifft auf eine Gitarrensaite, die die gleiche Frequenz hat, so wird die, weil sie auf demselben Level steht, zum Mitschwingen angeregt. Warum? Weil es die Frequenz ist, auf der sie am einfachsten und am leichtesten schwingt, und da geht sie dann mit. Bei der e-Saite schwingt nicht die d-Saite mit, aber die e-Saite. Das ist Resonanz.

Zwischen den Menschen ist es nicht die Luft, die diese Resonanz erzeugt. Zwischen den Menschen bestehen sogenannte Felder, die aus einer Energie bestehen, die man noch nicht so ohne weiteres messen kann. Heutzutage bemüht man oft die Quantentheorie dafür, es zu erklären. Was sehr interessant ist und toll, aber etwas für Physiker. So ähnlich funktioniert es allerdings tatsächlich. Denke ich an eine Person und stelle sie mir dabei vor, dann tritt diese Person mit mir in Resonanz. Bei bösen Dingen, die ich denke, rege ich böse Gedanken im anderen an. Er geht in Resonanz zu meinen Gedanken. Was ist aber, wenn er anders reagiert?

„Lieb, da denkt gerade jemand an mich und kümmert sich um mich! Schön!“ Und dann schickt er gute Gedanken an alle,

die da vielleicht gerade an ihn denken könnten. Gute und böse Gedanken treffen aufeinander und es besteht die Möglichkeit einer Interferenz. Was bedeutet das? Meine bösen Gedanken treffen auf seine guten Gedanken und im besten Falle löschen sich die Gedanken gegenseitig aus. Dann ist die Resonanz unterbrochen. Er ist dann nicht in Resonanz gegangen, sondern hat dagegengewirkt.

Denkt man böse an andere, kommt die Botschaft an. Wünscht man ihnen auch noch etwas Böses, dann wirkt es sich körperlich aus. Kopfweh kann so ausgelöst werden. Oftmals bestimmt dadurch unser Umfeld unser Wohlsein oder Unwohlsein. Solche Dinge werden gerade in Familien oft sehr virulent. Neid spielt dabei eine Hauptrolle. Es geht ums Erbe oder ums Ansehen bei den Eltern, und da werden wahre Kapriolen geschlagen. Wer ist gerade am besten bei den Eltern angesehen? Wer bekommt den Acker, den es zu vererben gibt und der dann später einmal Bauplatz werden wird? Den will jeder! Vor den Eltern, den Vererbenden, spielt man ein schönes Spiel und an die Mitbewerber, an die denkt man schlecht. Familie kann etwas Furchtbares sein. In der Familie geht es oft um Geltungsbedürfnis, aber nicht um Liebe. Es geht um Einfluss, aber nicht um Annahme oder Hilfe. Man kann sich nicht einfach so nehmen, wie man ist.

In unseren Gedanken greifen wir oft Menschen an, mit denen wir ein Problem haben. Es ist legitim, dass man ein Problem mit jemandem hat, aber man löst es nicht, indem man schlecht an diesen Menschen denkt. Man löst es eigentlich durch genau das Gegenteil, indem man gut an den anderen denkt. Vielleicht steht das Gegenüber gerade unter Stress oder hat auch seine Sorgen oder ist im Moment ganz einfach schlecht drauf. Probleme können viele Ursachen haben. Am besten ist meist ein

klärendes Gespräch. „Wir haben ein Problem miteinander, und das sollten wir lösen!“

Keine schlechten Gedanken gegenüber anderen Menschen! Ich habe es einmal irgendwo gelesen und finde die Idee nicht übel. Besorgen Sie sich irgendwo einen Einmachgummi oder so etwas, das Sie über ihr Handgelenk streifen können! Legen Sie ihn morgens nach dem Aufstehen ums linke Handgelenk! Ertappen Sie sich bei einem negativen Gedanken irgendeiner Art, wechselt das Band von einem Handgelenk zum anderen.

Es geht dabei nicht nur um negative Gedanken, die sich gegen andere Menschen richten, sondern um negative Gedanken im Allgemeinen. So etwas wie: Der Tag ist mies! Ich habe keine Lust! Die Welt ist böse zu mir! Einfach alles, was so negativ sein kann. Bei jedem negativen Gedanken wechselt das Band von einem Handgelenk zum anderen.

Ich habe das einmal bei mir gemacht, und danach sehr viel an mir gearbeitet, denn nach zwei Stunden sagte ich: „Ich habe noch etwas anderes zu tun, als den ganzen Tag ein Gummiband von links nach rechts und von rechts nach links zu wursteln! Furchtbar!“ Ich habe das Band abgestreift und gelacht. „Da sieh mal an!“, dachte ich.

Das klare, reine Denken ist nicht einfach. Es ist wirklich nicht einfach, negative Gedanken – egal gegen wen oder was – aus seinem Kopf zu verbannen. Ein reines Denken zu erlangen ist unheimlich schwierig. Aber wenn man einmal angefangen hat, an seinen Gedanken zu arbeiten und sie zu kontrollieren, wird man den Unterschied merken. Es lohnt sich. Vieles lässt sich auf diese Weise lösen und Krankheiten lassen sich vermeiden. Meiner Erfahrung nach sind negative Gedanken häufig Ursachen für Krankheiten. Das negative Denken in uns ist eine große Krankheitsursache. Gehen Sie dagegen an!

Nein, Oma Auguste ist nicht böse! Sie ist einfach eine Frau, die ist, wie sie ist. Und ich nehme sie so an, wie sie ist. Ich mag sie sogar irgendwie, denn ansonsten würde ich mich nicht mit ihr abgeben. Am besten schicke ich ihr liebevolle Gedanken. Sie ist nett und ein wertvoller Mensch. Das ist klug, denn dann kann sich das Verhältnis zwischen ihr und mir bessern.

Es gehört zu den Aufgaben eines Geistheilers, solche Zusammenhänge seinen rat- und hilfesuchenden Mitmenschen näherzubringen. Im Gespräch kann man Fragen aufwerfen. Wo liegt Ihr größtes Problem? Wer beeinflusst Sie so negativ? Wen würden Sie am liebsten in die Wüste Gobi verbannen? Einfach ehrlich sein und schauen, was kann man tun, was ändern! Das gehört dazu.

Geistige Reinheit ist enorm wichtig. Um uns herum gibt es so viele schlechte und negative Dinge. Es liegt an uns, uns eine Insel zu schaffen, auf der es positiv zugeht. Man muss nur die Zeitung aufschlagen: Da ein Mord, da eine Vergewaltigung, da ein Raubüberfall, da wurde dieses oder jenes versucht, da eine Fahrerflucht, da ein Betrugsfall und …

Wir werden von Negativem überschüttet. Und wo kommen die tollen, positiven Nachrichten? So etwa wie: Angela Merkel ist zurückgetreten. Kretschmann geht in Ruhestand. Nein, die guten Nachrichten, die kommen nicht! Also schaffen wir sie uns selbst! Reines Denken! Positives Denken! Sehr schwierig. Ich wünsche Ihnen viel Spaß dabei!

In der Regel ist die Familie der Ort der größten räumlichen und oft auch emotionalen Nähe. Das bleibt nicht ohne Konsequenzen. Die Wunden, an denen man ein Leben lang arbeitet, werden meist in der Familie geschlagen. Aber Familie ist zugleich der Raum, an dem wir an der Heilung dieser Wunden arbeiten können.

Familie, also auch Erziehung, können ein Segen, aber auch ein Fluch sein. Für Heilung ist ein familiärer Raum nicht nötig.

Wir begegnen immer wieder Seelen, denen wir Unrecht zugefügt haben oder von denen uns Unrecht zugefügt wurde. Außerdem bleiben Sympathien und Antipathien über den Tod hinaus bestehen und führen uns wieder zusammen. Deshalb begegnen wir einander in unseren Familien vermutlich selten das erste Mal.

Heilung geschieht durch uns selbst!

Die Quelle allen Lebens

Die Lebensenergie, die beim Menschen in das Wurzel Chakra eindringt und zweipolig oder dual ist, stellt die berühmten Gegensätze dar von Plus und Minus, Yin und Yang. Das ist die Energie, die unseren Geistkörper am Leben erhält. Sie ist die Nahrung, die unerschöpflich vorhanden ist, die alles nährt, nicht nur uns Menschen, sondern auch Tiere, Pflanzen und sogar das Mineralreich. Sie ist überall wirksam.

Die Heilenergie, die bei mir am Kopf eintritt und durch die Arme fließt, ist etwas anderes. Ich möchte fast sagen, sie ist die Vorstufe dieser dualen Energie. Ich gebe weiter, wie ich es erfahre und sehe.

Fangen wir einmal ganz vorne an! Irgendwo gibt es eine unerschöpfliche Quelle der Energie. Nur die Energie, die von dort kommt, ist noch nicht dual. Sie strömt und strömt. Das ist fast unvorstellbar, aber es ist die Grundenergie, in der dieses Plus und Minus enthalten ist, aber noch nicht gespalten. Die Quellenergie ist die Grundvoraussetzung jeglicher Existenz. Ich gebe hier meine Ansichten weiter und nicht die Ansichten der Naturwissenschaftler oder der Kirchen und Religionen.

Für mich ist diese Energie die Urvoraussetzung für jegliche Existenz – die geistige und die materielle. Diese Quelle, in der beides in einem geboren wird, strömt und strömt. Stellen wir sie uns wie eine Wasserquelle vor, aus der Wasser sprudelt. Es bildet sich ein Rinnsal, und dieses Rinnsal teilt sich erst nach einer bestimmten Strecke in zwei Arme auf, in zwei Bäche, die dann getrennt weiterfließen! Erst durch die Teilung und die Trennung entsteht in einem Bach das Minus und im anderen das Plus. Aber der Ursprung, der ist eigentlich nicht Plus und Minus, der ist beides in einem.

Ich weiß, dass jetzt sämtliche Wissenschaftler lächelnd das Buch zuschlagen und sagen: *Der Junge sollte sich einmal untersuchen lassen!*

Spaß beiseite! Es ist unvorstellbar und man stößt an seine Grenzen. Ist man ein religiöser Mensch, sagt man: Man wird es nie richtig ergründen, weil es noch immer Gottes Geheimnisse gibt, und das bleiben sie auch: Gottes Geheimnisse. Was wollen denn wir kleinen Würmchen gegen diese Art der Energie?

Wenn ich jemanden behandle, der bei mir auf der Liege liegt, dann treten in diesen Menschen und in mich an den Wurzel-Chakren die polaren Energien ein. Wenn ich dann aber den Energiekanal öffne, durch den Energie vom Kopf aus durch mich fließt, dann habe ich die absolute Gewissheit, dass es keine polare Energie ist, die in mich eindringt, sondern dass es diese Urenergie ist. Es ist Energie direkt von der Quelle, die dann durch mich fließt. Bei ihr habe ich nicht das Gefühl, die linke Hand ist minus und die rechte plus oder umgekehrt. Erst beim Eintritt in den Körper des zu Behandelnden teilt es sich auf.

Der Mensch, der die Behandlung braucht, strukturiert diese ungeheuer virulente, aber nennen wir sie neutrale Energie, in das Plus und Minus, das er im Moment benötigt. Braucht er mehr negativ, verwandelt sich diese strömende Energie sofort in negativ. Braucht er mehr positiv, dann verwandelt sie sich in

positiv. Er teilt diese Ursprungsenergie in die dualen Energien auf. Es geschieht im Körper des zu Behandelnden und nicht in mir oder meinen Händen. Das ist ein Faszinosum, das mich jedes Mal wieder erstaunt und das mich jedes Mal wieder zu einem gottesgläubigen Menschen macht. Das ist pure Allmacht des Allerhöchsten, dessen winzig kleiner Diener ich bin und dessen winzig kleiner Nutzer der Klient auf der Liege ist.

Es ist jedes Mal ein Gefühl tiefer Dankbarkeit, dass es diese Quelle gibt und die Mächte, die diese Energie für uns strukturieren. Wenn man die Anthroposophie heranzieht, spricht Rudolf Steiner von zwei großen Mächten und Kräften: dem Ahrimanischen und seinem Gegenspieler, dem Luziferischen. Und er sagt, erst wenn man es versteht, das Ahrimanische im Guten mit dem Luziferischen zu vereinen, dann entsteht temporär der ätherische Christus. Erst, wenn man Plus und Minus wieder zusammenbringt, entsteht quasi die Urgottheit, die alles Lenkende. Und so ist es auch umgekehrt. Wenn die Urgottheit kommt und der Mensch teilt sie auf, dann haben wir wieder das Ahrimanische und das Luziferische in uns Menschen.

Was zu viel ist, wird gedämmt und was zu wenig ist, wird verstärkt. Das ist ein sehr interessanter Aspekt der Geistheilung an sich. Das Bemerkenswerte ist, diese Heilungen können auch funktionieren, wenn der Mensch gar nicht auf der Liege vor mir liegt. Es ist nicht einfach, aber wenn man gedanklich mit ihm in Verbindung tritt, dann kann es zu den sogenannten Fernheilungen kommen. Das klingt natürlich abenteuerlich, aber all die Wissenschaftler, die gerade aufjaulen, sollen sich einmal mit der Quantentheorie beschäftigen, dann jaulen sie vielleicht nicht mehr ganz so laut. Jaulen müssen sie. Das gehört zum Geschäft.

In Kurzform: Energie, die nicht polar ist, nicht geteilt ist, kein Plus und Minus hat, wird geteilt. Der fehlende Aspekt wird beim Ziel, dem kranken Menschen, gestärkt, damit er genauso

stark ist wie der dominante Aspekt, und dadurch tritt ein Gleichgewicht ein. Dieses Gleichgewicht ist die Voraussetzung für einen gesunden Körper. Kein zu hoher Blutdruck und kein zu niedriger Blutdruck, sondern der dem jeweiligen Menschen entsprechende und für ihn richtige Blutdruck wird hergestellt. Das ist faszinierend.

Voraussetzung ist immer, dass der Mensch, der sich behandeln lässt, bereit dafür ist und es auch annimmt. Und jetzt kommt ein Wort, das auch wieder so eine Belastung mit sich herumschleppt: *Der Mensch muss daran glauben.* Ein großer Heiler steht in einem fürs Abendland immens wichtigen Buch: der Bibel. Jesus Christus kam dazu, wie seine Jünger, die Apostel, es nicht schafften, einen Epileptiker zu heilen. Jesus heilte ihn, dann sagte er zu seinen Jüngern: „Ihr konntet ihn nur nicht heilen, weil ihr zu wenig geglaubt habt."

Die Überzeugung muss da sein, damit es geht. Bin ich überzeugt, dass es geht, dann fließt es auch. Nicht alles. Ich muss es immer wieder sagen: Es geht nicht alles. Es gibt Krankheiten, über die wir bisher nur andeutungsweise gesprochen haben, die karmischen Krankheiten. Dabei geht es um Dinge, die der Mensch aus seinen Vorleben mitgebracht hat. Jeder Mensch muss seine Taten, ob es nun gute Taten waren oder Untaten, verantworten. Jede Handlung hat eine Wirkung, eine Folge, eine Auswirkung. Diese karmischen Krankheiten kann der beste Heiler nicht heilen, wenn derjenige, der das Karma mit sich trägt, nicht bereit ist, dieses Karma aufzulösen, den Ausgleich zu schaffen. Wenn ihm das nicht gelingt, dann schreitet das Karma insofern vor, dass der Mensch das erleiden muss, was er anderen an Leid zugefügt hat. Das ist brutal, aber es ist dual. Es ist Plus und Minus.

Und die göttliche Gnade? Die besteht höchstens darin, dass ich mitbekomme, an welchen Punkten ich arbeiten muss, da-

mit ich aus diesem Teufelskreis herauskomme – damit ich aus meiner Krankheit herauskomme. Für unsere Fehlhandlungen müssen wir immer auf die eine oder andere Weise bezahlen.

Es ist nicht so, dass ein Heiler alles heilt, sondern so, dass der zu Heilende mitwirken muss. Er muss Glauben haben, dann kann man ihm auch sagen: „Es ist irgendetwas geschehen in deinem Leben oder in deinem Vorleben, das dich hierhergebracht hat. Das dich von drei Universitätskliniken und fünf Spezialisten hier auf die Liege des Heilers gebracht hat. Jetzt höre einmal zu! Jetzt läuft es anders! Wir kommen nicht weiter mit Chemotherapie oder Strahlentherapie. Jetzt bist du dran! Du selbst!"

Schwierig. Ich mache mich dadurch angreifbar, aber das ist mir egal. Frieden finden, in sich gehen, nach Hilfe suchen bei denen, die einem sagen können, wo die Ursachen für eine Krankheit liegen, und dann daran arbeiten! Man bekommt es nicht geschenkt. Eine Krankheit heilt nicht durch drei Tabletten. Das gibt es nicht. Das klappt nicht einmal bei einem Schnupfen. *In Liebe arbeiten an sich selbst ist ein sehr guter Weg.*

Schwarzwälder Schäufele, Segenssprüche und die Macht des Unterbewusstseins

Die Fahrt war lang. Es waren ca. 250 km, bis meine damalige Freundin und ich in Freiburg angekommen waren – irgendwo in einem Stadtteil mit schönen, alten Jugendstilvillen inmitten von Bäumen. Wir hielten vor einem mehrstöckigen Haus, das wahrscheinlich um die Jahrhundertwende herum gebaut worden war. Innen ging es eine breite Treppe hoch in den dritten Stock. Wir besuchten die Oma. Sie war schon über 80 Jahre alt und hatte uns zum Essen eingeladen – zum Abendessen.

Wir kamen gegen 18 Uhr an. Als wir oben waren, wurden wir von der Oma freundlich begrüßt, auch ich. Sie kannte mich noch nicht. Eine kleine, zierliche, alte Frau mit einer urig anmutenden, fast runden Brille, blitzenden Augen, neugierig, ein wenig schelmisch. Sie führte uns in die Wohnküche. Die Teller und Gläser standen schon auf dem Tisch. Sie hatte sogar eine Flasche Wein geholt. Dann kam das, um was es mir geht, das Wichtige.

Sie holte vom Küchentisch ein Brot, das in Seidenpapier eingewickelt war, hatte den Laib Brot in der Hand, nahm das Messer und machte ein Kreuzzeichen auf das Brot. Ich sah an ihren Lippen, dass sie leise einen Segensspruch vor sich hinmurmelte. Auch die Butter holte sie. Ein Kreuzzeichen machte sie bei ihr nicht, aber ich sah auf ihren Mund, während sie die Butter auspackte. Wieder murmelte sie etwas und ich sah die Lippenbewegungen.

Die Sensation, die Oma stammte aus dem Schwarzwald, war natürlich das berühmte Schwarzwälder Schäufele – eine gepökelte und geräucherte Schweineschulter. So ein Schäufele isst man nur an besonderen Tagen. Wir aßen es kalt und sie schnitt es mit einem sehr scharfen Messer auf. Wieder sah ich diese Lippenbewegungen, als sie anfing, das Schäufele aufzuschneiden.

„Oma, was haben Sie gemacht, immer wenn Sie das Essen aufgeschnitten haben?", fragte ich.

„Gell, katholisch sind Sie nicht?", fragte sie mich schelmisch zurück.

„Nein! Ich bin evangelisch."

„Ich habe jedes Mal das Essen gesegnet, und das mache ich so, seit ich denken kann. Das hat schon meine Mutter so gemacht und meine Großmutter auch."

Das ist der Punkt, auf den ich hinauswill. Es ist wichtig, den Segen über unsere Nahrung zu sprechen. Egal wo, ob in einem

der Fastfood-Restaurants, die besser sind als ihr Ruf, oder beim Chinesen, beim Italiener, im Hotel zum Adler, in der Vesperstube oder wenn es mal schnell gehen muss und man sich bei der Bäckerei am Weg kurz zwei Brezeln holt oder ein Stückchen Süßes – den Segen sprechen! Es kann der Apfel sein, den man sich als Zwischenmahlzeit mitgenommen hat, oder das Joghurt. Was auch immer! Segnen Sie es!

Segnen, was bedeutet das eigentlich? Es bedeutet das Löschen der bis dahin eventuell aufgesprochenen oder aufinformierten Sprüche, der gesamten Informationen. Informationen sind im Wasser, im Bier, überall. Es geht um das Löschen aller negativen Gedanken, Schwingungen, Flüche, die jemals bei der Herstellung, beim Wachsen oder bei der Ernte, beim Verkauf unserer Nahrung gefallen sind. Alles Negative weg! In die Hand nehmen und denken: „Ich befreie dich von allen negativen Informationen!"

Dann folgt der eigentliche Segensspruch, den Sie formulieren können, wie Sie wollen! „Ich danke für diesen Apfel, dass er für mich gewachsen ist und dass er zu meiner Gesundheit und meinem Wohlbefinden dient, wenn ich ihn esse! Ich danke für dieses Wasser, das für mich die beste Medizin darstellt! Ich danke für dieses Wasser! Dafür, dass es meinen Durst löscht und zu meinem Wohlbefinden beiträgt!"

Mit diesen Segensprüchen kann man alles segnen, auch seine Pizza, nachdem man wie immer die Schadstoffe in Form von schlechter Information neutralisiert hat. „Ich danke für dieses Gebäck, für diese Pizza, die zu meiner Ernährung und zu meinem Wohlbefinden beiträgt!"

Das ist ein Meilenstein, und es dauert vielleicht fünf Sekunden, die es wert sind. *Es ist absolut wichtig, dass wir Schadinformationen von unserer Nahrung mit unseren Gedanken beseitigen. Und dann segnen!* Den Segen, das Vertrauen dar-

auf, dass diese Speise uns nährt und zu unserem Wohlbefinden beiträgt, aussprechen oder denken! Ganz Mutige nehmen sogar ihr Pendel mit, wenn sie Äpfel kaufen gehen. „Ist der Apfel oder diese Sorte Äpfel gut für mich?“, fragen sie. „Ist er zu stark mit Pestiziden belastet?“ Da werden Sie sich manchmal wundern beim Einkaufen.

Segenssprüche und Ähnliches funktionieren und haben eine Auswirkung auf die molekulare Struktur unserer Nahrung. Dies wurde schon lange durch Wasseraufnahmen bewiesen. Bestimmte Techniken machen sichtbar, wie sich Wasser in seiner Struktur verändert und Sternformen bildet, wenn man ein Gebet darüber spricht. Ein Gebet ist ein Segen – nicht mehr und nicht weniger. Die geistige Zuwendung, die Veränderung im Wasser bewirkt, ist der Beweis, dass man mit dem Geist auf Materie einwirken kann.

Das bedeutet: *Unser Denken bestimmt uns und unsere Zukunft.* Mit unserem Denken schaffen wir uns unsere Welt. Was wir erkennen, ist schon lange gedacht. Einfache, gute Gedanken mit einfachen, klaren Worten bewirken eine strukturelle Veränderung in der geistigen Struktur zum Beispiel von Nahrungsmitteln. Es lohnt sich, diesen Gedanken zu verinnerlichen und weiterzudenken …

Gedanken sollen auch unseren Körper beeinflussen. Da stellt sich eine Frage: Wer ist der Chef in unserem Körper? Ist es unser Bewusstsein, das sagt, ich esse jetzt zwei Stück Torte und zum Nachtisch ein Leberwurstbrot und das mache ich mal zehn Jahre lang? Oder ist es unser Unterbewusstsein? Ausgerechnet dieses berühmte Unterbewusstsein?

Der Chef ist das Unterbewusstsein! Es ist die geheimnisvolle Kraft, die unseren Blutdruck regelt. Wenn wir schlafen, ist er niedrig. Stehen wir auf oder strengen uns körperlich an, dann

steigt er. Und wie ist es mit unserer Atemfrequenz? Seltsame Sache! Sie ist beim Marathonläufer ganz anders als bei mir, wenn ich zuhause gemütlich in meinem Sessel sitze und ein Buch lese. Das alles regelt das Unterbewusstsein, ohne dass wir es merken.

Es gibt eine Gaststätte, die macht einen hervorragenden Rostbraten – für einen Schwaben ist das die himmlische Herrlichkeit pur. Bestelle ich ihn dort, bekomme ich ein hervorragendes Stück Fleisch vom Limpurger Rind mit einer super Soße, dazu schöne, selbst gemachte Spätzle und einen knackigen Salat. Das Herz lacht. Ich nehme meine Gabel, steche ins Fleisch und schneide ein Stück herunter und dann … die Vegetarier mögen es mir verzeihen! Es geht auch mit Tofu, aber jetzt bleiben wir beim Rostbraten – zergeht er mir auf der Zunge. Es ist ein Aroma – hervorragend, wunderbar, und ich kaue genüsslich und schlucke. Und dann? Was ist dann?

Ich sage nicht bewusst: Liebe Speiseröhre, verjünge dich nach unten und drücke diesen gekauten Speisebrei nach unten! Ich sage auch nicht: Lieber Mageneingang, öffne deine Pforten, es kommt etwas! Schließe dich dahinter wieder! Lieber Magen, beginne deine Verdauungssäfte bereitzustellen und fange an zu verdauen! Nein, das sage ich nicht, sondern ich nehme den zweiten Bissen. Ich genieße, ohne darüber nachzudenken, was dann passiert.

Und mein Körper arbeitet. Er verdaut. Er zieht alles, was ich zum Leben brauche, aus dem Speisebrei. Was mein Körper nicht verwerten kann, das wird irgendwann von mir ausgeschieden, ohne dass ich auch nur einen Gedanken daran verschwende. Also haben wir in uns einen riesigen Chef. Und der arbeitet selbstständig und lässt sich von uns bewusst normalerweise nicht beeinflussen – es sei denn man ist ein indischer Yogi, der 200 Jahre gebraucht hat, bis er seinen Blutdruck will-

kürlich verändern konnte. Dieses System arbeitet autark und ohne unsere gedankliche Beeinflussung.

Ich kann mich nicht hinsetzen und sagen: Ich möchte jetzt einen Blutdruck von 120 zu 80 haben! So einen Gedanken nimmt das Unterbewusstsein nicht einmal wahr. Er geht unbemerkt an ihm vorbei. Es gibt gewisse Techniken, um auf das Unterbewusstsein einzuwirken, aber das ist eine andere Geschichte. Direkt haben wir keine Chance, unser Unterbewusstsein willentlich so zu beeinflussen, dass sich sofort etwas tut. Ich meine damit so etwas wie eine spontane Veränderung des Blutdrucks oder eine augenblickliche Beschleunigung der Verdauung. Das funktioniert alles nicht.

Dieses System arbeitet unabhängig und immer zum Wohle des Körpers. Vermeintlich! Wenn aus irgendwelchen Gründen das Unterbewusstsein aus den Fugen geraten ist und eine falsche Programmierung bekommt, dann führt es sie aus bis zum bitteren Ende. Wenn ich durch irgendeine Beeinflussung das normale Programm meines Unterbewusstseins verändert habe – dieses Urbauplanes, der durch das Unterbewusstsein verwirklicht wird – dann gerät mein Körper aus den Fugen.

Sorgt das Unterbewusstsein dafür, dass sich irgendwo im Körper irgendwelche Zellen aus irgendeinem Grund vermehrt teilen, wild teilen, wuchern, dann habe ich Krebs. Und unter normalen Umständen weicht unser Unterbewusstsein von so einem Programm nicht ab. Es macht so lange weiter, bis es unseren Körper zerstört hat.

Und jetzt, liebe Schulmediziner, seid mir nicht böse, aber da könnt ihr noch so viel Chemotherapie in die Leute hineinkippen. Das kann einen Aufschub bewirken, aber dann kommt der Krebs wieder, und es geht in diesem Programm weiter, bis es nicht mehr weitergehen kann.

Auf diese Weise kann man natürlich auch Suchtprogramme gespeichert haben. Man kann schokoladensüchtig sein, auf Kohlenhydrate jeglicher Art süchtig, Alkohol, Nikotin, Rauschgifte, egal was, spielsüchtig, sexsüchtig – alles ist zu machen mit dem Unterbewusstsein, und dann ist man süchtig, dann läuft dieses Programm ab und man macht es und kommt beinahe nicht mehr davon weg.

Deshalb ist es sehr wichtig, rein zu denken, sauber zu denken, keine falschen Glaubenssätze nach dem Motto: *Ach, regt mich das auf! Ich glaube, ich werde krank! Ach, du liebes Bisschen, furchtbar, ich glaube, mir platzt die Galle!* Diese ganzen Dinge im richtigen Moment und mit der richten Intensität und oft genug wiederholt gesagt oder gedacht, werden zum Programm im Unterbewusstsein. Sind sie es einmal, ist es eine Kunst und eine Wissenschaft für sich, sie wieder herauszubekommen.

Also: *Die Gedanken reinhalten! Das Unterbewusstsein reinhalten! Die Nahrung segnen! Dankbar sein!* Wir können sie nicht erzeugen. Nahrung, die wächst einfach so? Ja, das Weizenkorn wird vom Bauern gesät. Es wird mehr oder weniger gut behandelt, unter Umständen mit Insektiziden und Ähnlichem besprüht und vergiftet. Das steht es irgendwie durch und wir essen es dann. Oder es wird von einem Biobauern angebaut und besser behandelt, aber der lässt es auch nicht wachsen.

Der Wachstumsschub und Impuls fürs Leben kommt immer aus dem Geist, grundsätzlich – beim Weizenkorn, beim Fisch, bei der Kuh und beim Menschen. Egal. *Geist ist die Grundvoraussetzung für Leben. Bevor Materie sich formt, ist sie gedacht.*

Aufgabe fürs Leben

Beim Menschen tritt am Wurzel-Chakra polare Energie ein – ein Plus und ein Minus wie beim elektrischen Strom, schwarz und weiß, männlich und weiblich, Yin und Yang. Die beiden Pole sind im Grunde gleich gut und gleich schlecht. Es besteht ein Spannungsverhältnis zwischen ihnen, und darauf kommt es an.

Mit Rudolf Steiner (Steiner, 1988) gesprochen, handelt es sich beim einen um das Luziferische. Es möchte alles vergeistigen – ist das rosarote, gefühlsbetonte, überschwellende Gefühl, das überreichliche. Alles ist gut, alles ist schön, alles ist irgendwie spirituell. Den Gegenpol dazu bildet das Ahrimanische. Es ist das Berechnende, Materielle. Da geht es um Geld, Intelligenz, Logik, aber auch um das Intrigante und die intelligente Boshaftigkeit. Rudolf Steiners Begrifflichkeit charakterisiert diese gegensätzlichen spirituellen Kräfte und Mächte sehr gut und die Richtung, in die sie uns beeinflussen.

Ahriman ist der Herr der Intelligenz, der Materie. Von ihm geht es aus, wenn wir rücksichtslos alles zu Geld machen wollen, für uns der Zweck die Mittel heiligt, Intrige, Lüge.

Luzifer, der Lichtbringer, ist der Herr des Überschwanges. Von ihm geht es aus, wenn wir einfach in allem nur etwas Geistiges sehen wollen. Unser Gefühl ist überbetont und wir haben keinen Bezug zur direkten Realität mehr. Das Materielle ist fast nicht existent für uns und wird als Übel wahrgenommen.

Beide Richtungen sind negativ und schlecht, will man sie einmal bewerten. Beide sind schädlich für uns, schaden uns. Das übermäßig materielle Denken ist genauso negativ und schädlich wie das übermäßige geistig-gefühlsmäßige Denken. Gutes entsteht nur für einen gewissen Zeitraum, wann immer es im Ausgleich der Mächte geschaffen wird. Gutes entsteht in uns und durch uns im Moment der Ausgewogenheit zwischen dem Ahrimanisch-Materiellen und dem Luziferisch-Emotio-

nalen. Gelingt es uns, diese Gegensätze im Guten in uns zu vereinen, so entsteht temporär – wie Steiner es nennt – der spirituelle oder ätherische Christus. Dann entsteht Gutes. (Steiner, 1988)

Das ist logisch und unser gesunder Menschenverstand kann es leicht nachvollziehen. In einem ausgeglichenen Verhältnis der Gegensätze möchte man mit seinen materiellen Ansprüchen andere nicht schädigen und sich auch nicht übermäßig bereichern. Man nutzt Materielles für das, wozu es da ist – zum Essen, Trinken, sich gut Versorgen. Und zugleich ist das Gefühlsleben nicht verkümmert. Man kann Mitgefühl empfinden, Freude, Fröhlichkeit. Man kann Geist erkennen, aber man ist nicht vergeistigt im Übermaß. Verfügt man über ahrimanische und luziferische Elemente und vereint sie, entsteht etwas Neues. Es entsteht eine Art Glück, das jeder sucht: *Zufriedenheit.*

Genau das ist auch die Basis für Gesundheit – der Ausgleich zwischen Gefühl und Materie. Viele Menschen kommen zu mir mit Burn-out. Was ist Burn-out? Ahrimaniker arbeiten sich zu Tode. Sie vergessen wirklich alles, was irgendwie geistig angehaucht ist. Ihnen geht es nur um Materie. Ich muss das noch haben, das noch erledigen und erreichen und tun. Dann macht es Bumm und es geht gar nichts mehr.

Burn-out kann aber auch von der Gegenseite herrühren. Die Luziferiker, die alles vergeistigen wollen, brennen genauso aus. Ach, das Gefühl! Ich gehe auf in diesem Gefühl! Und darum muss ich mich kümmern, dort muss ich retten! Ich habe so Mitleid! Ins Extrem getrieben, führen beide Gegensätze dazu, dass wir uns auspowern und stellen den direkten Weg ins Burn-out dar. Die eigentliche Ursache von Burn-out ist ein Ungleichgewicht zwischen diesen Kräften.

Das Interessante ist, die polare Lebensenergie, die über das Wurzel-Chakra in uns eintritt, strömt keineswegs unausgewo-

gen und ungleich in uns hinein. Sie wird von jedem Menschen gemäß seiner Veranlagung strukturiert – nach seinen Wünschen und seiner Einstellung, und zwar erst beim Eintritt in den Körper.

Der absolute Materialist hat schon im Wurzel-Chakra einen Überhang am Ahrimanischen. Das bedeutet, die ahrimanische Seite ist viel zu stark ausgeprägt und die Gegenseite fehlt. Erstaunlich ist, die totalen Materialisten, die Arbeiter und Managertypen, die meinen, es muss alles gehen, wie sie es wollen, entwickeln beim Burn-out ausgerechnet Gefühlsprobleme. Sie bekommen Depressionen, Stimmungsschwankungen. Und diejenigen, die alles vergeistigen, die haben kein Geld in der Tasche, die werden leidend, weil sie immer Mangel leiden. Das Geld interessiert sie schließlich auch nicht, sondern nur das Gefühl und die Engelchen.

Die Kräfte, die da wirksam werden, sind elementar. Sie spalten die Ursprungsenergie auf, die eigentlich neutral ist und nur die Möglichkeit zur Polarisierung bietet. Die Wissenschaft möge sich den Kopf darüber zerbrechen! Die Hierarchien, die in der Geistigen Welt noch über diesen Mächten stehen, sind geistige Hierarchien. Das sind die Mächte, die den ursprünglichen Plan des ursprünglichen Gottes kennen, der sich, so sehe ich das, aus dem Tagesgeschehen zurückgezogen hat. Sie lenken die Schöpfung in die Bahnen, in die es gehen muss.

Materie entsteht durch die Aufspaltung der Urenergie. Durch das Plus und Minus entsteht ein Spannungsverhältnis, entsteht Elektrizität, der Fluss von Plus nach Minus oder von Minus nach Plus. Die mächtigen Gegenspieler, sie werden auch Throne genannt, sind formbildende Mächte. Sie bilden Gestalt, stellen Materie her, machen den Geist materiell gestaltbar und von der Gefühlswelt her wirken sie spirituell gestaltend.

Diese Kräfte treten in unseren Körper ein. Der Materialist hat zu viel Ahrimanisches und lässt schon am Eingang, am Filter, mehr Ahrimanisches durch. Schon da beginnt die Strukturierung und das Luziferische wird verdrängt. Gesundheit entsteht nur im Ausgleich zwischen den Kräften. An einem Tag kann es durchaus etwas mehr Plus, am anderen etwas mehr Minus sein, aber im Großen und Ganzen ist ein Mensch nur gesund, wenn diese Kräfte in ihm in einem ausgeglichenen und ausgewogenen Verhältnis stehen.

Dann und nur dann entsteht das Gute. Was ist das Gute? Es ist die Ausnahme. Absolute Gesundheit ist eine Ausnahme. Es ist die Ausnahme, ohne jegliche Gebrechen, ohne Mangel, ohne Krankheit zu sein. Durch unsere Grundeinstellung, unsere geistige Haltung dem Leben gegenüber beeinflussen wir praktisch, was in unseren Körper, in unser geistiges Kostüm, eindringen kann. Unser Bewusstsein gibt uns auch die Möglichkeit, etwas daran zu ändern.

Einem Menschen kann in seiner Krisensituation bewusst werden, dass er im Burn-out steckt, weil er zu viel gearbeitet hat und immer nur an Geld und Erfolg denkt. „Das muss aufhören! Ich möchte ein anderes Leben führen und mich auch einmal wieder an schöner Musik erfreuen oder an Kunst, einem Theaterstück. Ich bin auch mit weniger zufrieden. Ich brauche keinen Ferrari, mir tut es auch ein Golf, mit dem ich von A nach B komme. Ich lege Wert auf ein gutes Essen, auf gute Musik, auf Familie. Mir geht es nicht nur um den schnellen Sex mit der Sekretärin, sondern um die tiefe und befriedigende Beziehung zu meiner Frau und den Kindern."

Diese Erkenntnis kann Veränderung schaffen. Der entspannte Urlaub gewinnt an Bedeutung, bei dem man nicht unbedingt auch noch das 27. Disneyworld-Abenteuer erlebt haben muss. Irgendwo an einem See sitzen, die Beine ins Wasser baumeln

lassen und tief durchatmen! Das ist Glück. Sich entspannt unterhalten oder gemeinsam vor sich hinträumen – Ruhe und Gemeinsamkeit genießen. Man lässt den Stress hinter sich. Das Wochenende gehört der Entspannung und der Familie und nicht mehr der Arbeit.

Es ist eine Einstellungssache, den Ausgleich zwischen diesen Kräften in uns herzustellen. Die Einstellung muss stimmen, damit Heil geschehen kann.

Was macht ein Heiler, jemand wie ich, wenn ich beim Heilen ein Ungleichgewicht bemerke? Ich versuche, es auszugleichen. Damit zumindest, während der Mensch auf meiner Liege liegt, einmal wieder Energie in einem ausgeglichenen Maß durch die Chakren fließen kann. Die Chakren öffnen sich dann und machen auf.

„Wenn Sie so weitermachen, kann ich Ihnen nicht mehr helfen. Sie müssen herunterkurbeln!“, gebe ich weiter, was ich spüre, und sage meine Meinung. *Mehr kann ich nicht tun, denn jeder von uns ist für sich selbst verantwortlich.*

Ein Verkaufsleiter einer Firma kam einmal zu mir. Er war körperlich am Ende und schaffte es kaum noch die Treppe in unserem Haus nach oben. Ich glich die Chakren bei ihm aus und brachte die Energie zum Fließen. Über eine halbe Stunde saß er nach der Behandlung auf dem Sessel und rührte sich nicht mehr. Er schlief sogar ein wenig ein.

„So kann ich nicht weitermachen!“, erklärte er seinen Vorgesetzten, da etwas in ihm wieder in Bewegung geraten war und einen Erkenntnisprozess ausgelöst hatte. Er hatte den Mut zur Veränderung.

Seine Firma tolerierte die Bedingungen, die er stellte, weil er ein sehr guter Mitarbeiter ist. Er weiß jetzt, wann er die Bremse ziehen muss. Seitdem geht es ihm besser. Er kann wieder schla-

fen und ist fit. Er stammt aus der Landwirtschaft und hat sich seinen Traum erfüllt und eine Halle gebaut. Dort stellt er seinen Traktor ein. Er geht in seiner Freizeit in den Wald und macht Holz.

Absolute geistige Unausgewogenheit wirkt sich auf den Körper aus. Manche Leute sind wie paralysiert. Sie können die Arme nicht mehr bewegen. Sie haben keinen Virus, keine Erkrankung, die ein Arzt diagnostizieren könnte. Sie sind einfach nur am Ende. Luzifer oder Ahriman überwiegen, haben gewonnen und unterdrücken ihren Gegenspieler komplett. Dadurch kommt das ganze System aus dem Gleichgewicht.

Entscheidend ist zu erkennen, wo man steht. Was ist mit mir los? Bin ich zufrieden mit meinem Job? Erfüllt mich, was ich tue? Kann ich abschalten? Kann ich raus aus dem Büro, der Werkstatt, dem Auto und habe tatsächlich Feierabend? Den Schlüssel umdrehen bedeutet Feierabend. Das Handy abschalten. *Der Teilnehmer ist vorübergehend nicht erreichbar.* Montagfrüh geht es wieder los und vorher nicht.

Auch Vorgesetzten klarmachen, dass zum Leben mehr gehört als nur die Arbeit. Wochenenden und Urlaube sind Freizeit – da kann keiner erwarten, dass man auch noch Arbeit mitnimmt! Das ist Ausbeutung, und es ist nicht angemessen und richtig. Man kann Leistung erwarten und sie gerecht bezahlen, aber Ausbeutung ist Sünde. Auch das muss man bezahlen. Irgendwann.

Ausgleich schaffen! Freude am Leben haben! Sich darauf freuen, am Wochenende mit der Frau oder der Partnerin eine schöne Zeit zu verbringen. Gutes Essen – das bedeutet nicht teuer und weiß Gott bei welchem Fünf-Sterne-Franzosen, sondern gute Produkte. Eine schöne Zeit haben. Einfach einmal alle Fünfe gerade sein lassen. Nicht schnell mal am Wochenende nach Ve-

rona fahren oder nach Paris. Rothenburg ist auch ganz schön oder Hamburg. Nicht weiter als 50 Kilometer.

Das Ahrimanische und das Luziferische sind Polaritäten, die unendlich weit auseinanderdriften können. Je weiter sie auseinandergedriftet sind, umso größer ist das Spannungsverhältnis in der Mitte. Das bedeutet, umso mehr wird der Mensch innerlich zerrissen. Wenn das eine überhandnimmt und das andere verkümmert, ist ein Ungleichgewicht da, das sich organisch im Körper auswirkt.

Ich könnte eine Tabelle anlegen, welche Krankheitssymptome verstärkt ahrimanisch und welche luziferisch verursacht sind. Das tue ich aber nicht, denn es führt nicht weiter. Es kommt darauf an, sich selbst zu ergründen! Wenn Sie eine Krankheit haben, dann fragen Sie sich, was in Ihrem Leben aus der Mitte gelaufen ist? Wo läuft etwas aus dem Ruder? Machen Sie sich Gedanken, woran es liegen könnte, dass Ihr Herz rast und Tachykardien aufweist! Kommt es von zu viel Arbeit? Machen Sie zu viele Überstunden? Machen Sie sich mit Ihren Gefühlen verrückt? Quälen Sie sich mit unnötigen Sorgen? Haben Sie Ängste, die Sie umtreiben? Listen Sie es auf und schauen Sie sich das Ergebnis daraufhin an, was Sie ändern können und müssen!

Ich rate immer zum berühmten Kreuz. Ein Blatt Papier, ein senkrechter Strich nach unten in der Mitte, ziemlich oben ein waagrechter Strich und dann Positives auf der einen Seite auflisten und Negatives auf der anderen. Was ist positiv an meinem Leben? Worüber freue ich mich? Was ärgert mich? Ganz ehrlich sein mit sich selbst! Einfach hinschreiben, was einem in den Kopf kommt. Ärgerlich ist die Tante Klara, weil sie immer an mir herummeckert. Positiv ist, mir macht mein Job Spaß. Negativ ist, ich verbringe zu viel Zeit damit. Eine ehrliche Abrechnung machen.

Irgendwann sieht man, wo der Hase im Pfeffer liegt. Wo sind die Schwierigkeiten?

Und dann ändern! *So geht es nicht weiter! So gehe ich irgendwann kaputt. So fahre ich mein Leben an die Wand.* Ich möchte unbedingt ... Nicht mehr 60 Stunden in der Woche arbeiten, sondern im ersten Schritt einmal auf 48 kommen. Ich möchte nicht machen, was ich mache, sondern etwas anderes. Zufriedenheit schaffen heißt: Nicht sein Leben träumen, sondern seinen Traum leben.

Das muss nichts Überkandideltes sein. Träumt man vom Leben auf den Malediven, kann man einmal hinfliegen und stellt vielleicht nach ein paar Tagen fest, dass es auf Dauer reichlich langweilig dort wäre. Was kann ich hier an meinem Umfeld ändern, damit ich wieder heil werde und in die Mitte komme? Was kann ich tun, damit ich wieder bin, wo ich hingehöre, nämlich in mir selbst? Was brauche ich, um zufrieden zu sein mit dem, was ich habe?

Wo liegen meine Prioritäten? Entsprechen sie mir? Kann es nicht sein, dass ich mit einem weniger anspruchsvollen Job auch bei geringerem Verdienst durchaus zufrieden wäre, weil ich mehr Freizeit mit meiner Familie verbringen könnte? Muss ich im Alter ein Vermögen auf der hohen Kante haben? Das ist nicht nötig. Es ist unsinnig. Ein Sicherheitspolster ist eine feine Sache, aber arbeiten wie ein Tier, damit man vom Nachbarn beneidet wird, weil man den neuen Mercedes, Porsche, Ferrari fährt ... Was soll denn das? So eine Kiste kostet verdammt viel Geld, geht irgendwann kaputt und nach zehn Jahren ist sie sowieso beim Schrotthändler. Lieber ein vernünftiges Steak vom Bio-Rind oder eine gute Kartoffel mit etwas Butter und Salz. Wirklich lecker!

Der Ausgleich zwischen diesen Kräften – Ahriman und Luzifer – ist das wichtigste Ziel in unserem Leben überhaupt. Stei-

ner sagt, es entsteht der ätherische Christus, der geistige Christus. Denkt man an diese religiöse Figur, handelt es sich um den Herrscher über alles und zugleich die Liebe und Güte in Person. Schafft man den Ausgleich, ist man ziemlich nahe am Ziel dessen, was man überhaupt erreichen kann. Dann kommen automatisch innere Ruhe, Glück, Zufriedenheit, Liebe, Freude, Eierkuchen und jeden Tag ein Leberwurstbrot.

Das Pendel – eine Kurzeinführung für Einsteiger

Das Pendel ist ein wichtiges kinesiologisches Werkzeug für alle Menschen, die heilend tätig sind. Es wäre auch ein hilfreiches Werkzeug für Schulmediziner, Apotheker, Homöopathen, Heilpraktiker. Wobei Letztere es bereits gerne nutzen. Für mich ist es eines der wichtigsten Arbeitsgeräte überhaupt. Nach jahrelanger Übung ist es mir möglich, über das Pendel entscheidende Dinge abzufragen für die Menschen, die ich behandle.

Das Pendel besteht im Normalfall aus einer Kette und einer Schnur oder einem Faden, an denen früher ein Ring oder ein Gewicht angebracht waren. Heute sind es meist konisch gedrehte Messingpendel, die ein sehr genaues Ablesen der Richtung erlauben, in die ein Pendel schwingt.

Was macht ein Pendel? Man nimmt die Schnur oder die Kette zwischen Daumen und Zeigefinger. Den Ellenbogen kann man gerne auf einem Tisch aufstützen und lässt das Pendel schwingen. Auf eine gestellte Frage gibt das Pendel dann eine Antwort. Allerdings muss ich zuvor einiges mit dem Pendel absprechen – genau genommen treffe ich diese Absprachen natürlich nicht mit dem Pendel, sondern mit meinem Unterbewusstsein. Ein Pendel macht von allein überhaupt nichts. Es hängt nur herum.

Wichtig ist, dass ich nur geschlossene Fragen stelle, die sich mit Ja oder Nein beantworten lassen. Die Frage: „Soll ich heute

Abend mit Lieschen Müller oder Paula Maier ausgehen?", kann ich mir sparen. Darauf bekomme ich keine schlüssige Antwort. Wenn ich allerdings frage: „Ist es besser mit Lieschen Müller auszugehen?", dann bekomme ich entweder ein Nein. Das bedeutet, es ist besser mit der Paula auszugehen. Oder ich bekomme ein Ja, dann ist es besser, mit dem Lieschen den Abend zu verbringen und die Paula zuhause zu lassen. Es müssen immer eindeutige, geschlossene Fragen sein, die ich dem Pendel stelle.

Zuvor muss ich mit dem Pendel klären, was seine jeweiligen Ausschläge bedeuten. *Schwingst du von mir weg, dann bedeutet das Ja. Schwingst du quer zu meiner Körperachse, also quer zu mir, dann bedeutet das Nein. Drehst du dich im Kreis, heißt das, die Frage ist nicht zulässig oder noch nicht geklärt. Es ist noch kein schlüssiger Tatbestand da, der eine Entscheidung zulässt.*

Das Pendel hat nichts mit übersinnlichen Mächten zu tun – jedenfalls nicht im Normalfall. Es ist ganz einfach ein Anzeigeinstrument für unseren Körper. Das empfindlichste Messinstrument überhaupt ist der Mensch. Es gibt fast nichts Empfindlicheres, aber leider zeigt er es in der Regel nicht an. Wir haben das Gespür für uns verloren und können oft nicht mehr sagen, ob es nun das Lieschen Müller oder die Paula Maier ist.

Das feine Instrument unseres Körpers, unser Unterbewusstsein, spricht nicht direkt zu uns. Es spricht immer indirekt, und das bedeutet, über ein Pendel können wir unser Unterbewusstsein befragen. Direkt können nur sehr wenige, meist hellsichtige Menschen, ihr Unterbewusstsein wahrnehmen.

Wo besorgt man sich so ein Pendel? Pendel gibt es heute sehr günstig. Sie kosten etwa 10–15 Euro. Anfänger sollten ein einfaches Pendel wählen. Nichts mit Chakren und Lapislazuli oder

goldverbrämt. Auch nicht die superturbosyderischen Spezialpendel! Glauben Sie mir, die pendeln auch nicht anders wie eine Schraube, die ich an eine Schnur binde und als Pendel nutze! Natürlich geht auch der klassische Ring. Binden Sie einen Ring an eine Schnur, halten Sie die Schnur mit ihm hoch und lassen Sie ihn schwingen! Die Art des Pendels bleibt ganz dem Geschmack des Pendlers überlassen. Ich persönlich ziehe Pendel vor, die keine zu lange Schnur oder Kette haben. Ich pendle gerne kurz und sehr schnell. Schließlich mache ich es seit grob 40 Jahren. Irgendwelche Spezialpendel habe ich noch nie gebraucht.

Man besorgt sich ein Pendel, setzt sich hin und stellt geschlossene Fragen. Zum Üben fragt man am besten Dinge, auf die man die Antwort bereits kennt. „Ist das Buch im dritten Regal links hellgrün?" Ja bedeutet von mir wegschwingen. Nein bedeutet quer zu mir schwingen. Das Buch ist hellgrün, das weiß ich. Wenn das Pendel nicht gleich von alleine schwingen will, ruhig einmal anstoßen und Ja schwingen lassen, bis es von alleine pendelt.

Vorausschicken muss ich, dass nur ca. 80 % der Menschen fähig sind zu pendeln. Bei 20 % der Menschen geht es aus irgendwelchen Gründen nicht. Das heißt nicht, dass sie kinesiologisch gar keine Möglichkeiten haben, aber mit dem Pendel funktioniert es nicht. Meistens können Menschen, die nicht pendeln können, auch nicht Rutengehen und nach Wasseradern suchen. Fragen Sie mich nicht warum!

Man nimmt das Pendel und stellt Fragen. Wichtig ist, sein eigenes Denken auszuschalten, sein Bewusstsein, sein bewusstes Denken. Frage ich nach dem dritten Buch im Regal, sehe ich, dass es hellgrün ist, und kenne die Antwort. Schwieriger wird es, nach einem Buch zu fragen, von dem ich den derzeitigen

Standort nicht kenne. „In welchem Regal steht das Buch über die Pathologie des Menschen? Steht es im ersten Regalfach?" Zeigt das Pendel ein Nein an, fragt man nach dem zweiten Regalfach und so weiter, bis ein Ja kommt.

Man kann ein Pendel aber auch anders benutzen. „Zeige mir die Richtung, in der das Buch über die Pathologie des Menschen steht!" Bin ich in meiner Bibliothek, schwingt das Pendel in die Richtung des Regals, in dem das Buch zu finden ist. Und dann kann ich die Fragen präzisieren. „Ist es im obersten Fach? Im mittleren Fach? Im unteren Fach?" Irgendwann sagt das Pendel ja. Habe ich viel geübt und kann es, steht dort sogar das Buch.

Schon ein Grund ein Fläschchen Sekt zu öffnen. So funktioniert das Pendeln in seiner einfachsten Form und Sie haben sozusagen den Einsteigerkurs erfolgreich absolviert. Gratulation!

„Ist es gut für mich, wenn …? Tut es mir gut, wenn …?" Das sind entscheidende Fragen, für deren Beantwortung das Pendel nützlich sein kann. Stellen Sie sich vor, Sie bekommen ein Sonderangebot für das Fitnessstudio in der Nachbarschaft, sind sich aber nicht sicher, ob es das Richtige für Sie ist. „Ist das Studio das Richtige für mich? Ist es das, was ich suche? Muss ich weitersuchen? Ist es gut für mich, wenn ich das Angebot wahrnehme? Soll ich in den Kirchenchor eintreten? Tut es mir gut, wenn ich heute Abend den Döner esse? Soll ich heute Abend lieber einen Salat essen?"

Die Antwort kann ich Ihnen jetzt auch ohne Pendel geben. Aber man kann Dinge verifizieren. Zum Beispiel, wenn man Gewohnheiten hat, von denen man nicht weiß, ob sie gut sind. „Ist es gut für mich, in der Woche drei Flaschen Cola zero zu trinken? Ist es gut für mich, jeden Abend ein Glas Wein zu trinken? Ist es gut für mich, Zigaretten zu rauchen?"

Auch diese Antwort kann ich Ihnen geben. Aber fragen Sie ruhig! So können Sie üben. Mit dem Pendel können Sie herausfinden, was richtig oder richtungsweisend für Sie ist. Es erfordert allerdings ein hohes Maß an Zurückhaltung. „Hat meine Nachbarin nun ein Verhältnis mit dem Kaminfeger? Ja? Nein? Hat mich meine Frau schon betrogen?“ Das sind äußerst beliebte Fragen, aber die gehen das Pendel nichts an. Gott sei Dank ist es so, dass ein Pendel auf solche Indiskretionen oft Falschantworten oder gar keine Antworten gibt. Es steht uns nicht zu, das Pendel dafür zu benutzen, unsere Neugierde zu befriedigen!

Wo sich das Pendel wunderbar bewährt, ist bei der Homöopathie. Es hilft bei der Suche nach dem passenden Mittel. Mit dem Pendel findet man garantiert immer das richtige Mittel in der richtigen Potenzierung. „Gibt es für das Kind, das gerade mit diesen oder jenen Problemen vor mir sitzt, ein gutes homöopathisches Mittel? Ja!“ Man nimmt eine Tabelle, in der die Mittel verzeichnet sind.

„Ist es unter den Mitteln 1–100 zu finden? Nein! Ist es bei den Mitteln 101–200 zu finden? Ja! Dann fragt man sich herunter. Ist es bei den Mitteln 101–110? Ist es bei den Mitteln 110–120?“ Und so grenzt man es ein, bis das Mittel gefunden ist. Es ist eine geduldige Spurensuche. Ihr Unterbewusstsein weiß genau, welches Mittel das Kind braucht. Und so können Sie mit dem Pendel wahre Wunderwerke vollbringen.

Wichtig ist ein hohes Maß an Verantwortung! Rennen Sie nicht herum und versprechen Sie Gott und der Welt Heilung! Dazu hat man kein Recht. Erstens darf man nur aktiv werden, wenn man darum gebeten wird. Zweitens nur, wenn man sicher ist, dass man es wirklich kann. Überprüfen Sie Ihre Ergebnisse immer wieder. „Ist es wirklich das richtige Mittel?“ Überheblichkeit und Geltungsdrang haben beim Pendeln

nichts verloren. Der Umgang mit dem Pendel erfordert Bescheidenheit.

Sollte ich Sie für das Pendel interessiert haben, gibt es ganze Regale von Büchern darüber. Darin sind oft Pendeltafeln abgebildet, mit denen es sich gut arbeiten lässt. In einem Halbkreis sind die ganzen Zustände oder Probleme angeordnet. „Wie viel Grad hat das Wasser im Freibad in Bad Wimpfen?" Zeigt das Pendel auf 24 °C, kann ich meine Sachen packen und schwimmen gehen. Das Wasser wird 24 °C haben. Es gibt viele Möglichkeiten, ein Pendel zu nutzen.

Beim Behandeln nutze ich es gerne, um den Zustand der Chakren festzustellen. Wie bei so ziemlich allem gibt es auch beim Pendeln nahezu religiöse Überzeugungen. Nie ein Pendel bei Chakren benutzen! Das liest man immer wieder, aber wer sagt das denn? Ich mache es seit vielen Jahren und lebe noch und die Menschen, bei denen ich es mache, leben auch noch. Glauben Sie nicht immer alles, was in Büchern steht! Ausprobieren! Verifizieren!

Pendeln bedeutet: *Learning by doing.* Wie bei allem bekommt man am besten selbst heraus, wie es funktioniert. Glauben Sie nichts, nur weil jemand es in einem Buch schreibt, ein alter Mann mit Bart es sagt, ein Bischof, ein Geistlicher, ein Papst! Glauben Sie immer nur das, was Sie selbst verifizieren konnten – zumindest beim Pendeln!

Aber Achtung! Es gibt Leute, die mit dem Pendel furchtbar auf die Nase fallen. Leute, die ein Pendel in die Hand bekommen – frisch von Amazon geschickt, ausgepackt und losgependelt – ohne Bescheidenheit. Und diese selbst ernannten Experten wissen gleich und sofort, wie es geht! Da ist das Scheitern vorprogrammiert.

Für das Pendeln muss man üben und lernen, das eigene Ich auszuschalten. Das Unterbewusstsein antwortet, wenn das Bewusstsein schweigt. Stellen Sie dem Pendel eine Frage, müssen Sie das Ergebnis annehmen, auch wenn das genaue Gegenteil von dem herauskommt, was Sie vermutet oder gedacht haben. „Ich nehme das Ergebnis an! Egal, was kommt!" Das ist die Haltung beim Pendeln.

Pendeln Sie bei wichtigen Dingen lieber drei Mal und am anderen Tag noch einmal! Schön ist es, wenn Sie jemanden haben, der auch pendelt. Dann kann man gemeinsam üben. Bleiben Sie auf dem Teppich! Fragen Sie nichts, was Sie nicht zu interessieren hat! Kein Voyeurismus!

Versuchen Sie erst gar nicht, die Lottozahlen auszupendeln, die bei der nächsten Ziehung gezogen werden! Gäbe es einen Ist-Zustand und die Zahlen wären schon irgendwo in einem Safe, dann hätten Sie eine Chance. Da das System sehr labil ist und immer frisch gezogen wird, sieht es schlecht für Sie aus. Dazu ist das Pendel auch nicht da. Es ist nicht dafür da, dass Sie sich bereichern und ein lockeres Leben führen. Das Pendel dient dazu, Ihnen bei Ihrer Arbeit zu helfen. Es unterstützt Sie bei allem, was speziell für Sie vorgesehen ist von Ihrem Karma, Ihrem Schicksal. Das macht ein Pendel und sonst nichts.

Anhaftungen mit Gänsehaut

Ein reiner Geist braucht eine reine Umgebung, um sich entfalten zu können. Das ist ein Grundsatz. Was jetzt kommt, hört sich wie aus einem Gruselroman an, aber das gibt es. Die Geschichte passierte einer jungen Familie mit zwei Kindern, die sich ein altes Haus gekauft hatte. Es war ein schönes Bauernhäuschen am Rande eines Dorfes. Sie renovierten es und machten das ganz toll. Aber irgendwie stimmte etwas nicht.

„Irgendwie komme ich mir immer beobachtet vor. Irgendwie habe ich immer das Gefühl, jemand steht hinter mir und beobachtet mich bei dem, was ich gerade tue. Egal, wo ich bin – im Garten, in der Küche, im Wohnzimmer – nie bin ich allein. Ich habe ein ungutes Gefühl, wenn ich in den Keller muss", erzählte mir die junge Frau. „Alles ist neu renoviert. Der Gewölbekeller ist sauber. Da sind unsere Vorräte drin, und trotzdem habe ich ständig ein ganz seltsames Gefühl, wenn ich dort unten bin."

Das sind Ängste. Und nicht nur die Frau hatte Angst, sondern auch die Kinder und der Hund. Manchmal fuhr er hoch, bellte oder knurrte, aber es war niemand da – nicht einmal sein Lieblingsfeind, der Postbote. Trotzdem führte er sich seltsam auf. Die Katze riss manchmal unverhofft die Augen weit auf und ihre Pupillen waren riesig. Angst. Was war da los? Da hörte man von einem, der da vielleicht helfen konnte …

Ich kam bei dem Haus an und spürte sofort eine Anhaftung aus längst vergangenen Zeiten. Es war noch eine Seele da, die sich nicht hatte lösen können. Vielleicht hatte sie geflucht und war durch den Fluch gebunden. Vielleicht hatte sie übertriebene Besitzansprüche im Leben und konnte auch im Tod nicht loslassen. War sie im Hass, im Zorn gestorben? „Niemand soll meinen Besitz haben! Das ist meines! Das gehört mir! Ich lebe hier – egal, ob ich tot bin oder nicht!"

Vielleicht war auch etwas Schreckliches geschehen, aber das lassen wir dahingestellt sein. Die junge Frau hatte Angst. Die Kinder wollten abends nicht allein ins Bett. Es war ihnen gruselig. Die Geschichte eskalierte, als die Frau in ihr frisch renoviertes Badezimmer kam. Der Spiegel war in der Mitte zerbrochen. Ein Teil des Spiegelglases war auf den Boden gefallen, überall lagen Scherben, die klirrten. Aber es war niemand im Bad.

„Wir ziehen wieder aus! Hier spukt es“, sagte die Frau daraufhin zu ihrem Mann. Sie hatte genug.

Ich kam, spürte die Energie, versenkte mich ein wenig hinein und löste die Anhaftung. Ich machte dem Spuk ein Ende, indem ich die gefangene, verhaftete Seele befreite. Schlagartig war eine andere Luft im Haus. Das kann man sich nicht vorstellen. Es war, als ob jemand ein Fenster geöffnet hätte und endlich war frische, reine Luft da.

„Haben Sie keine Angst! Es ist alles erledigt. Was war, das war und ist vorbei. Tun kann Ihnen so ein zurückgebliebenes, verhaftetes Wesen sowieso nichts. Außer Ihnen Angst einflößen“, sagte ich zu der Frau. „Angst ist nicht gesund. Vergessen Sie es! Freuen Sie sich an Ihrem schönen Haus! Jetzt ist Ruhe eingekehrt – für Sie und für denjenigen, der hier gefangen war.“ Ein paar Tage später rief sie an.

„Sie hatten Recht. Es ist bei uns jetzt ganz anders. Es ist angenehm und schön. Das Gefühl beobachtet zu werden, ist nicht mehr da und die Angst ist auch weg. Vielen Dank, dass Sie uns geholfen haben!“

Durch die dauernde Angst erreichen geistige Wesen im Grunde genau das, was sie wollen. Niemand fühlt sich in ihrem ehemaligen Besitz und Bereich heimisch. Viele Menschen ziehen aus solchen Häusern wieder aus.

Das hört sich abstrus und seltsam an, aber so etwas gibt es. Das beste Anzeichen, dass man nicht alleine ist, ist es, wenn man eine Gänsehaut bekommt. Dann ist oft ein virulentes Geistwesen da. Oder wenn man das Gefühl hat, verfolgt zu werden. Im Grunde genommen sind diese Wesen froh, wenn man sie erlöst und sie endlich, endlich ihren Weg weitergehen können.

Wenn man das Gefühl hat, sein Haus oder ein bestimmter Platz tut einem nicht gut, dann ist es wichtig für die Gesund-

heit, dass man diese Orte reinigen lässt. Da wird viel Schindluder getrieben: Chakren-Clearing, Raum-Clearing, spirituelle Raumreinigung, Schaumschläger sind viele unterwegs. Aufpassen!

Gebratene Leber und die Macht der Gedanken

Der Anruf kam am Vormittag und war sehr dringlich. „Sie sind uns von unserem Viehhändler empfohlen worden. *Gehen Sie doch mal da hoch zu dem! Der kann Ihnen vielleicht helfen.* Das hat er gesagt."

„Wann wollen Sie kommen?"

„So schnell wie möglich!"

Ich hatte noch freie Zeit und bat sie, um 15 Uhr da zu sein.

„Gott sei Dank! Wir sind da!"

Um 15 Uhr kamen ein Mann, nicht sehr groß, schlank, gesund, gutaussehend und eine große, füllige Frau mit dunklen Haaren.

„Um was geht es?", fragte ich.

„Ich habe sehr schlechte Leberwerte und stehe auf der Transplantationsliste für eine neue Leber. Meine Ärztin sagt, dass es dringend ist und ich ganz oben auf der Liste stehe. Mir geht es nicht gut. Ich kann fast nichts essen. Ich bin müde, bin schlapp", berichtete die Frau.

Ihre Gesichtsfarbe war dunkelgelb bis bräunlich. Sie sah schlecht aus.

„Wir schauen einmal!", sagte ich. „Legen Sie sich auf die Liege! Wenn etwas ist, was Sie stört, dann sagen Sie es sofort!"

Ich ging Ihre Chakren durch, richtete alles ein, damit Energie fließen konnte, und konzentrierte mich dann auf die Lebergegend bei der ziemlich fülligen Patientin. Sofort spürte ich die Funktionsstörung und dass die Gallenkanäle in der Leber nicht richtig funktionierten und zum Teil verstopft waren. Also fing

ich an zu behandeln, ließ die Energie frei fließen und auf Grund der Dringlichkeit bat ich dabei um Lösung der Verkrampfungen und Verstopfungen. Ich bat um Heilung. Ein ungeheurer Energiestoß ging durch die Frau.

„Mein Gott, was ist das, das wird glühend heiß?"

„Gut, dann gibt es jetzt gebackene Leber", scherzte ich. „Sehr lecker mit Apfelscheiben, Zwiebeln und Kartoffelbrei."

Sie lachte.

„Ehrlich gesagt, ist mir gar nicht nach Lachen", gestand sie. „Ich möchte kein fremdes Organ in meinem Körper haben. Wenn es nicht anders geht, muss ich es akzeptieren, dann muss ich mich mit dem Gedanken irgendwie abfinden, aber ich will das nicht."

„Gut! Loslassen! Entspannen! Denken Sie nichts!" Ich ließ die Energie weiterfließen mit der Struktur, so schnell wie möglich Heilung zu bewirken.

Nahezu eine Stunde lang behandelte ich, bis ich merkte, dass der Strom der Heilenergie nachließ. Sprich, der Tank bei ihr war gefüllt, wenn man es so sagen will. In der Leber war genug Energie.

„Mehr kann ich heute nicht für Sie tun!", sagte ich. „Wann gehen Sie das nächste Mal zu Ihrer Ärztin?"

„Ich habe morgen einen Termin zur Blutabnahme und muss an jedem zweiten Tag hin. Zur Sicherheit."

Ihr Gamma-GT-Wert der Leber war astronomisch hoch und Gefahr in Verzug.

„Legen Sie sich zuhause noch etwas hin und versprechen Sie mir, dass Sie sich ein Kirschkernkissen oder irgendetwas Warmes auf die Lebergegend legen!", wies ich an. „Schlafen Sie! Arbeiten Sie heute nichts mehr!"

„Und die Kühe?" Sie hatten eine Landwirtschaft.

„Die muss heute jemand anderer melken!", bestimmte ich.

„Was hast denn du gemacht?", fragte die Schwiegermutter der Patientin, als sie wieder nach Hause kam. „Du hast eine ganz andere Gesichtsfarbe. Wo warst du?"

„Ich war bei einem Heilpraktiker", sagte sie, da sich das nicht ganz so kriminell anhört wie Heiler. „Und der hat mich behandelt."

Am anderen Tag ging sie zur Ärztin. „Was ist mit Ihnen los? Was haben Sie gemacht?", fragte die Ärztin völlig überrascht, als sie ins Behandlungszimmer kam.

„Nichts!", sagte sie zuerst verlegen, weil es ihr peinlich war.

„Das gibt es nicht! Sie sehen um Klassen besser aus! Wir machen gleich eine Blutentnahme!"

Es ist eine große Praxis mit einem hauseigenen Labor. Die Werte waren nach ungefähr 20 Minuten da.

„Unfassbar, aber ihre Leberwerte sind völlig normal. Was haben Sie gemacht?"

„Ich war da bei so einem Mann …", antwortete die Patientin unsicher.

„Einem Mann?"

„Ich war bei einem Heiler", rückte sie schließlich mit der Sprache heraus.

„Gut, wenn der Ihnen so hilft, dann finde ich das super! Gehen Sie weiter zu ihm!" Die Ärztin ist sehr offen.

Wir hatten dann noch viele Sitzungen und haben miteinander gearbeitet. Sie hat heute noch ihre eigene Leber. Ihre Leberwerte sind in der Regel im grünen Bereich. Sie lebt mit ihrem eigenen Organ, wie sie es sich gewünscht hat.

Was ist da geschehen? Durch die Heilenergie und die intensiven Bitten um Heilung haben sich bei ihr Hemmungen gelöst, die sogenannten Blockaden. Die Leberkanäle gingen auf und der Gallenfluss war wieder gewährleistet. Und all das allein durch Heilenergie und Gedanken.

Gesundheit ist das höchste Gut

Es ist schön, dass es L. so lange gut ging. Er ist ein junger Familienvater, Landwirt, und hatte eine schwere Lebererkrankung. Er stand auf der Transplantationsliste ganz oben. Bei einem passenden Organ hätte er sofort losfahren müssen und dann wäre transplantiert worden. Wer sich medizinisch etwas auskennt, sein Gamma-GT lag bei 700. Das ist ein Leberwert, der normal bei einem erwachsenen Mann bei 66 liegt, soweit ich weiß.

Es war das volle Programm! Heilen.

„Mach!", bat seine Frau, die sehr nett ist und besorgt um ihn war. „Bitte, mach!"

Langer Rede kurzer Sinn, nach mehreren Behandlungen bei mir, vielen Tricks und Kniffen, Gesundheitsberatung und vielem mehr waren seine Leberwerte gut und die Leber arbeitete normal. Er konnte wieder so ziemlich alles essen. Parallel ging er noch nach Frankfurt zu einem Spezialisten für diese komplizierte Lebererkrankung, die es zu jener Zeit in ganz Deutschland nur zehn oder zwölf Mal gab. Das war vor zehn Jahren, etwa in der Anfangsphase meiner offiziellen Tätigkeit als Heiler.

Wir haben uns in der kommenden Zeit immer einmal wiedergesehen. Ich kümmerte mich hin und wieder auch um eine Kuh oder ein Kälbchen von ihm, die krank waren. Eine Zeit lang hatten sie eine schwere Krankheit im Kälberstall, einen Virus, der schlimm ist, weil die Kälber dann nicht mehr schlucken und trinken können. Daran haben wir gearbeitet und es immer wieder gut hinbekommen.

„Eddie, du musst schnell kommen! Kannst du heute Abend kommen?" Vor kurzem kam der Anruf seiner Frau. „L. hat Blut abnehmen lassen. Der Gamma-GT liegt wieder bei 700."

Und das nach zehn Jahren.

„Was hat er denn alles gemacht? Ich habe ihm doch verschiedene Sachen gesagt, die er so alle 14 Tage machen sollte." Man

kann da einiges tun, zum Beispiel Einläufe und anderes. Ich hatte ihm nichts verordnet, aber ihn beraten und einiges empfohlen, was bei seiner Krankheit hilf. „Davon hat er nichts gemacht", gab sie zu. Und was hatte er stattdessen gemacht? Gearbeitet von morgens um 6 Uhr bis abends um 20 Uhr und sich nicht um sich selbst gekümmert.

„Ich habe ihm immer wieder gesagt, dass er zum Arzt gehen und seine Werte kontrollieren lassen soll! Jetzt geht wieder das volle Programm von vorne los!", klagte seine Frau.

So lieb und so nett beide sind und auch die Kinder sind sehr lieb – aber so etwas ärgert mich manchmal. Das eigene Leben ist nicht so wichtig, dass man sich darum kümmert.

„Ich bin gut damit gefahren. Es hat mir geholfen, was der Heilmensch mir da gesagt hat. Ich mache das einfach und achte darauf, dass mein Zustand konstant bleibt. Ich lasse manchmal Blut nehmen und kontrolliere meine Leberwerte regelmäßig." Ist das wirklich zu viel?

Hat jemand eine Leberkrankheit, kann er die Dinge doch nicht einfach laufen lassen, nichts tun und denken, das wird schon gehen! Mir ist das vollkommen unverständlich.

Ein zweiter Fall, den ich anführen möchte, betrifft einen jungen Mann von 26 Jahren. Er wohnte nicht gleich ums Eck, sondern ca. 100 km entfernt. P. konnte nicht mehr schlucken. Wenn er aß, ging der Speisebrei nur halb die Speiseröhre hinunter und blieb dann stecken. Er hatte große Schwierigkeiten, etwas in den Magen zu bekommen oder es zumindest wieder auswürgen zu können. Bevor er zu mir kam, war er bei einigen Spezialisten gewesen. Er konnte nur breiige Speisen zu sich nehmen und selbst diese nur sehr, sehr langsam. Alles andere ging nicht. Dazu kam, dass er heroinabhängig gewesen und auf Methadon gesetzt worden war.

„Kannst du mir helfen? Ich habe gehört …", bat er und kam zwei Mal zu mir.

„Ich glaube es nicht! Ich habe heute einen Hamburger gegessen!", sagte er bei seinem nächsten Besuch freudig. „Es hat geklappt! Ich kann wieder essen!"

„Du musst unbedingt noch zwei, drei Mal kommen, damit wir es stabilisieren!"

„Ach nein! Das ist mir zu weit! Es sind 100 km, die ich jedes Mal fahren muss. Es geht doch wieder! Es ist gut. Es ist in Ordnung!"

Seine Freundin hat sich irgendwann von ihm getrennt, und in der Trennungsphase war sie sehr angespannt und kam zu mir für eine Behandlung.

„Das war alles prima bei P., nachdem er bei dir war. Er konnte wieder essen, aber jetzt ist es wie vorher", erzählte sie.

„Wegen seiner Abhängigkeit darf er doch nicht Autofahren. Ich hätte ihn gerne gefahren, aber er wollte es einfach nicht. Er hat übrigens auch wieder mit dem Heroin angefangen."

„Dann ist er wirklich zu weit weg von mir, dann muss er es lassen!", sagte ich.

Wie ich gehört habe, ist er jetzt in einer speziellen Einrichtung, einer Art Lang-Zeit-Entwöhnung-Sucht-Klinik mit betreutem Arbeiten.

Der dritte Fall stand auch auf der Lebertransplantationsliste. Es handelt sich um eine Bauersfrau. Sie hatte nach der Behandlung durch mich tolle Werte. „Was haben Sie gemacht?" Ihre Ärztin war beeindruckt.

Ich sage immer: *Wenn ihr das Bedürfnis habt zu kommen, dann kommt! Einfach anrufen! Termin machen! Kommen! Ich bin da! Wir kriegen es irgendwie hin, dass wir wieder miteinander arbeiten können!*

Ihre Leber war gut. Die Universität Heidelberg sagte: „Die Leber ist stabil. Da verkleinert sich nichts, vergrößert sich nichts. Sie verdaut einwandfrei und die Leberwerte sind gut."

Das habe ich noch erfahren und dann habe ich nichts mehr von der Frau gehört. Wenn ich eine Krankheit habe und einen Heilpraktiker oder Arzt kenne, die mir helfen, und sie sind in München oder Hamburg, aber sie bringen es hin, dann ist mir das nicht zu weit. Und wenn es dann auch noch etwas Lebensbedrohliches ist – man hat schließlich nur eine Leber! – dann fahre ich da immer einmal wieder hin und lasse nach mir sehen. Die Fahrt ist mir dann nicht zu weit und meine Rinder und mein Mais oder was auch immer sind mir dann auch nicht wichtiger! Jeder hat seine Zwänge.

Solche Dinge machen mich manchmal richtig traurig. *Was mache ich eigentlich?* Ich helfe den Leuten und es wird gut, aber sie bleiben nicht am Ball, nehmen sich nicht die Zeit, damit wir es stabilisieren können.

Es ist so wichtig zu begreifen, dass dieses Heilsein, dieses körperliche Gesundsein, Priorität vor allem hat. Alles, was uns schadet, müssen wir verändern oder einfach lassen! Es ist nicht schlimm, wenn man ein Mal in der Woche am Stammtisch ein Bier oder ein oder zwei Gläser Wein trinkt. Es ist auch nicht schlimm, wenn man irgendwann einmal eine Zigarette raucht. Aber ich hatte hier schon Patienten mit Lungenkrebs, die haben am Tag noch eine Schachtel Zigaretten geraucht.

Was soll ich zu denen sagen? Sie haben gar nichts begriffen. Sie haben ihre Lunge weiterhin belastet, trotz Krebs, und dachten, es wird schon irgendwie gut gehen. Ohne Veränderung gibt es keine Heilung. Heil sein will jeder, aber ohne viel dafür zu tun. Das ist ein Problem, mit dem ich als Heiler immer konfrontiert bin. Ich muss den Leuten klarmachen, dass ich nicht der Schalter bin, den man nur umlegen muss, damit alles wie-

der so richtig knackig läuft wie mit 18. Nein! Man muss selbst etwas dafür tun!

Der nächste Punkt ist, dass man den Mut haben muss, die Umstände zu ändern, die man als belastend empfindet. Wenn ich nicht zufrieden bin als Verkäuferin und lieber Floristin sein möchte, warum werde ich dann nicht Floristin? Stress im Beruf legt sich auf die Nerven und irgendwann auf den Körper.

Warum nicht den Job an den Nagel hängen und dann kümmert man sich um eine Umschuldung zur Floristin und macht schöne Blumensträuße, Stöcke oder Kränze. Warum nicht? Ist Zufriedenheit und Freude die Umstände nicht wert?

Aber zu solchen Veränderungen hat kaum einer den Mut. Die Wenigsten wechseln und sagen: „Ich mache, was mir Spaß macht! Ich gehe lieber in den Wald als Forstarbeiter, weil ich gerne draußen bin."

Nein, dieser Schritt ist zu groß, aber dafür frustet man sein Leben hin. Man lebt es nicht. Und wenn es einem körperlich irgendwann nicht mehr gut geht, dann auf zum Arzt, zum Professor oder zum Heilpraktiker und am Schluss, wenn keine andere Anlaufstelle mehr übrig bleibt, dann kommt man auch zum Heiler. Und der hat dann meist Ruinen vor sich.

Gesundheit fängt im Kopf an, im Denken. Und Gesundheit muss es uns wert sein, Konsequenzen zu ziehen. Sind die Schwiegereltern schlimm, dann kann man zu seinem Mann sagen: „Entweder wir ziehen hier weg oder ich trenne mich von dir! Sorge dafür, dass deine Eltern mich in Ruhe lassen!"

Ob im Job, in einer Beziehung oder wo auch immer, wenn es nicht mehr stimmt, dann gehe ich weiter!

Alkohol, Nikotin, Cannabis – Suchtmittel zum Unheil oder Heilmittel?

Das Leben geht manchmal seltsame Wege. Bei uns in Europa stehen Alkohol und alkoholische Getränke an erster Stelle der Suchtmittel, zu denen wir uns flüchten oder bei denen wir unser Heil suchen. Als Heiler habe ich immer wieder mit Menschen zu tun, die zweitweise im Übermaß Alkohol zu sich genommen haben oder noch nehmen. Sie haben häufig Leberschädigungen und hin und wieder geht es sehr schnell – mit dem Sterben. Eine Leber macht eine geraume Weile mit und arbeitet wie verrückt, um den Alkohol abzubauen, der eigentlich ein Gift für unseren Körper ist. Der Körper will ihn nicht. Und was passiert mit der Leber, wenn sie immer und immer wieder damit zu tun hat? Erst vergrößert sie sich, dann verkleinert sie sich und irgendwann macht sie nicht mehr mit.

Die Leber ist das Organ in unserem Körper, das über die höchste Regenerationsfähigkeit verfügt. Sie kann sich sehr gut und sehr schnell regenerieren. Das muss sie auch. Sie ist das Organ, das letztendlich mit allen Giften fertig werden muss, die wir zu uns nehmen oder die bei der Verstoffwechselung unserer Nahrung entstehen. Alles, was unseren Körper verlässt, kann ihn nur in wasserlöslicher Form verlassen – im Urin oder im Stuhl. Die Leber muss die Dinge, die fettlöslich sind, in wasserlösliche Stoffe umwandeln. Das ist ein äußerst komplizierter Vorgang, der während der Verdauung abläuft.

Ich sage es einmal ganz einfach: Die Leber nimmt bestimmte Säuren zu Hilfe, durch die fettlösliche Stoffe wasserlöslich werden und ausgeschieden werden können. Fettlösliche Stoffe würden ohne diese Umwandlung irgendwann unseren Darm verkleben und könnten nicht hinaustransportiert werden. Wir sind Wesen, die zu einem Großteil aus Wasser bestehen, der größte Teil unseres Körpers ist Wasser.

Und was ist Alkohol? Bleiben wir zuerst beim natürlichen Alkohol. Er wird erzeugt bei der Gärung. Das bedeutet, er entsteht, wenn Zucker durch Hefen zersetzt – sprich aufgefressen wird. Das Ausscheidungsprodukt dieser Hefen ist Alkohol. Die Hefen leben nicht schlecht. Schauen wir uns zum Beispiel die Traubenernte beim Wein an. Man erntet die Trauben, zerstampft sie, macht sie klein, damit der Saft aus den Beeren austritt. Er ist stark zuckerhaltig. Hefen gibt es in der Natur überall. Eigentlich bräuchte man keine Zusätze, aber die Winzer setzen heute natürlich Reinzuchthefen zu.

Bleiben wir trotzdem einmal dabei, wie es früher war. Da setzte man keine Hefen zu, sondern ließ die ganze Brühe einfach stehen und von alleine gären. Irgendwann begann sie zu brodeln, als ob sie stark kochen würde. Bei diesem chemischen Gärungsprozess wird Kohlendioxid frei. Betrat man früher die Keller mit den Fässern des jungen Weins, hatte man immer eine Kerze dabei. Man stellte die Kerze auf den Boden oder hielt sie zumindest unterhalb der Nase. Ging die Kerze aus, dann wusste man, jetzt ist Gefahr in Verzug. CO_2 ist geruchlos und schwerer als Luft. Es sinkt zu Boden, reichert sich an, füllt nach und nach den Raum. Ging die Kerze aus, war es höchste Zeit, den Keller zu verlassen oder ihn sofort zu lüften, damit das Gas entwich. Ansonsten bestand Lebensgefahr.

In der Zuckerbrühe, die durch die Hefen umgewandelt wird, bildet sich also der Alkohol und der ist ein relativ giftiger Stoff. Reinen Alkohol gibt es nicht. Bis zu ca. 96 % kann man ihn destillieren und vom Gärgut trennen. Mehr geht nicht, denn ein gewisser Wasseranteil ist immer dabei. Trinken Sie einen Liter reinen Alkohol, dann sind Sie vermutlich tot – so hochgiftig ist diese Brühe! Aber schon Paracelsus hat gesagt: Die Dosis macht das Gift.

In geringen Dosen wirkt Alkohol leicht berauschend und in ganz geringen Dosen sogar anregend. Warum? Er regt die Le-

ber zur erhöhten Tätigkeit an. Dadurch bringt er den Kreislauf etwas in Schwung und das kann uns sogar ein bisschen auf Touren bringen. Aber Vorsicht: Diese anregende Wirkung hat er nur in ganz geringen Dosen. Je höher die Dosis wird, umso mehr betäubt er den Menschen und desto mehr rückt der Mensch vom Geistigen ab.

In ganz früheren Zeiten hat man Alkohol benutzt, um der Geistigen Welt näherzukommen. In diesem Rausch kam man damals noch ziemlich nahe an die Geistige Welt heran. Man hatte Halluzinationen. Durch bestimmte geistige Prozesse, die in den Menschenwesen vor sich gingen, wandelte sich das. Heute ist es eher so, dass uns der Alkohol von der Geistigen Welt trennt. Man stumpft ab, wenn man viel Alkohol trinkt. Man ist nicht mehr fähig, als Medium zu arbeiten.

Für mich gilt: Wenn ich abends in gemütlicher Runde saß und ein Glas Bier oder ein Glas Wein hatte, dann behandle ich anschließend niemanden mehr. Durch den Alkohol bin ich in meinen Fähigkeiten begrenzt und als Medium außer Betrieb. Warum? Weil ich spüre, dass etwas anders ist. Selbst bei geringen Mengen Alkohol, zum Beispiel einem Viertel Wein, höre ich auf, Auto zu fahren und zu heilen. Ich habe gemerkt, es geht dann nicht mehr richtig, und dann muss man es lassen. Der Alkohol wirkt für mich trennend zur geistigen Tätigkeit und zur Geistigen Welt.

Ab und zu ein Glas Bier, ab und zu ein Glas Wein, einmal ein Likörchen – das ist okay. Alle hochprozentigen, unverdünnten Getränke wie Whiskey, Schnäpse pur und so weiter, das sehe ich schon kritisch. Da kommt sehr viel Alkohol auf einen Schlag in den Körper, und das bedeutet für die Leber harte Arbeit und auch dem Magen tut es nicht gut. Die Bakterien, die in uns sind, nehmen Schaden. Alkohol desinfiziert. Wir haben zahllose Bakterien in uns, die es gut mit uns meinen, uns bei

der Verdauung helfen und die wir brauchen. Ohne diese Bakterien sind wir nicht lebensfähig. Und die hochprozentige Alkoholbrühe tötet natürlich auch diese hilfreichen Bakterien ab. Sie desinfiziert, mit was immer sie in Berührung kommt. Es ist wie im Wilden Westen, wenn man sich eine Kugel eingefangen hatte, die rausoperiert werden musste. Die halbe Flasche Whiskey wurde getrunken und mit der restlichen Hälfte wurde desinfiziert. Man kippte sie über die Wunde, rieb sie ein. Dann tauchte man das Bowie Knife in Alkohol und schnitt ganz elegant die Kugel heraus. Gott sei Dank gibt es bei uns fast keine Schießereien mehr und wenn, dann kümmern sich Ärzte darum – ganz ohne Whiskey.

Mit Alkohol kann man aber in der Tat auch viele nützliche Dinge machen. Er kann zur Aufbewahrung und Konservierung genutzt werden. Das war eine wichtige Entdeckung, als man beobachtete, dass man Früchte oder verderbliche Dinge in Alkohol einlegen kann, und dann passiert da nichts mehr und sie verderben nicht. Kein Wunder. Ab einem gewissen Alkoholgehalt können sich keine Fäulnisbakterien mehr halten. Sie werden abgetötet. Legt man zum Beispiel Kirschen in Alkohol ein, dann nehmen sie Alkohol in sich auf und sind damit haltbar gemacht. Hinterher können sie höllisch besoffen machen. Bakteriell aber passiert nichts mehr.

Viele Tinkturen, die man in der Medizin verwendet, sind stark alkoholhaltig. Ich weiß nicht genau, wie hochprozentig Alkohol sein muss, damit keine Verwesung mehr stattfinden kann und Fäulnisbakterien nicht mehr lebensfähig sind. Neben der Konservierung lassen sich zudem alkoholische Auszüge herstellen. Alkohol löst Fett. Man kann mit ihm fetthaltige Stoffe aus Pflanzen lösen. Man kann überhaupt die ganzen ätherischen Öle sehr gut mit Alkohol extrahieren. Alkohol hat ganz einfach zwei Seiten.

Wir Imker stellen oft Propolis-Tinkturen her. In Alkohol gelöstes Propolis ist ein Medikament, das für viele Dinge sehr nützlich sein kann. Allerdings dürfen wir es nicht bewerben. Die Tinktur gehört nicht in Laienhände. Es gibt viele Menschen, die gegen Propolis allergisch sind, und es kann starke allergische Reaktionen auslösen. Wegen seiner Allergene ist es daher mit äußerster Vorsicht zu genießen. Behandeln Sie zum Beispiel Ihr Zahnfleisch mit Propolis und sind allergisch dagegen, kann es zum anaphylaktischen Schock kommen, und das ist ganz gewiss kein Kindergartenfest.

Alkohol hat einige positive Wirkungen, aber er hat die negative Wirkung, dass er uns betrunken macht. Er wirkt auf unsere Nerven ein, auf unseren ganzen Körper und was wir als Rausch erleben, ist im Grunde eine Vergiftung. Das Rauschge fühl hat Suchtpotential und erzeugt im Lauf der Zeit eine Sucht. Schon deswegen sollte man Alkohol eher als Medizin sehen und nicht als Genussmittel. Trinkt man jeden Tag, wie die Schwaben sagen, zum Vesper, sprich zum Abendessen, ein Bier und eines Tages ist kein Bier im Haus, dann wird es spannend. „Wo ist mein Bier?“ Was tut man? Geht es auch ohne Bier oder fährt man los und holt sich ein Bier? Tut man das, sagen Fachleute, ist man bereits abhängig, denn man braucht das Bier. Wenn man dagegen sagt: „Okay, es ist kein Bier da, dann trinke ich eben Schnaps!“, dann ist man nicht abhängig. Nur ein Scherz. Entschuldigung! Wenn man es nicht braucht, dann macht es einem nichts aus, auch einmal einen Orangensaft oder ein Glas Wasser zu trinken.

Passen Sie mit Alkohol einfach ein bisschen auf! Trinken Sie nicht zu viel! Legen Sie immer einmal wieder Fastenzeiten ein, was den Alkohol betrifft! Machen Sie häufiger eine alkoholfreie Woche oder besser noch gleich drei Wochen ohne Alkohol! Ich persönlich trinke sehr selten Alkohol. Wenn ich im Sommer manchmal von den Bienen komme und es war heiß und an-

strengend, dann trinke ich gerne ein Weizenbierschorle. Man möge es mir verzeihen! Auf Fränkisch heißt es auch Russenradler. Habe ich es gut zur Hälfte getrunken, dann reicht es mir auch schon wieder und ich mag nicht mehr. So viel zum Alkohol.

Kommen wir zum Nikotin, zum Zigarettenrauchen oder Tabakrauchen an sich. Man weiß schon lange, dass man davon abhängig wird. Böse Zungen sagen, dass die Zigarettenhersteller Stoffe unter den Tabak mischen, die süchtig machen. Ich weiß nicht, ob das stimmt, und es ist mir auch egal. Was zählt, ist, dass man süchtig davon wird. Es gibt Leute, die nachts um 1:30 Uhr, wenn sie keine Zigaretten mehr haben und kein Kleingeld für den Automaten, zu einer Tankstelle 30 km entfernt fahren, um sich eine Schachtel Zigaretten zu holen. Da kann ich mitreden. Ich habe selbst 40 Jahre lang geraucht. Ich habe es von heute auf morgen aufgesteckt und bin froh, dass ich es geschafft habe. Ich bin froh, dass ich nicht mehr rauche und auch kein Verlangen mehr danach habe.

Nikotin ist ein Gift und eine Sache für sich. Es erzeugt Kopfschmerzen und Übelkeit. Nimmt man zu viel davon zu sich, muss man erbrechen. Ein Nikotinrausch ist wirklich übel und etwas ganz Schlimmes. Es wird einem kalt und heiß, Schweißausbrüche, Zittern, Erbrechen. Furchtbar! Das Rauchen von Nikotin mit Tabak richtet im Körper großen Schaden an: Die Schleimhäute werden angegriffen. Der Geschmackssinn lässt nach und man schmeckt nicht mehr richtig. Der Geruchssinn nimmt ab und man riecht nicht mehr richtig. Immer hat man diesen ekelhaften Geschmack auf der Zunge. Ob das alles in allem so besonders toll ist, weiß ich nicht, aber man ist abhängig. Man hat es sich einmal angewöhnt und es ist äußerst schwierig, es sich wieder abzugewöhnen. Es gibt nur sehr wenige Menschen, die sagen können, dass sie ab und zu eine Zi-

garette rauchen. Hut ab vor ihnen! Ich könnte das wahrscheinlich nicht. Rauchen ist schädlich. Rauchen ist eine der schlimmsten Suchtangewohnheiten, die es gibt.

Halten Sie Kinder davon fern, so gut es geht! Wenn man als junger Mensch sein Erwachsensein beweisen möchte, dann geht das auch durch gute Erziehung, durch tolles Benehmen, Zuvorkommenheit, durch positive Ausstrahlung und Lächeln. Dafür braucht man die Glimmstängel nicht. Auf diese Weise wirkt man als Persönlichkeit und nicht als Raucher.

Rauchen erzeugt schwere Krankheiten. Meine Überzeugung ist, dass es die Bildung von Krebs unterstützt. Ich möchte nicht behaupten, dass das Rauchen allein verantwortlich ist für die Bildung von Krebs. Es gibt Ausnahmetypen, die rauchen 60, 70 Jahre und sterben dann einfach so. Es gibt natürlich auch diejenigen, die noch nie eine Zigarette geraucht haben und Lungenkrebs bekommen. Ich möchte nicht behaupten, dass Rauchen unbedingt ursächlich ist bei der Krebsbildung, aber es begünstigt sie auf jeden Fall. Besonders gefährlich ist es meiner Erfahrung nach für junge Frauen, die rauchen und zugleich die Antibabypille nehmen. Pille und Rauchen – das ist meine Überzeugung – ist gleich Brustkrebs. Punkt. Das ist meine Auffassung, nur meine. Es kann sein, dass viele Ärzte genauso denken. Wenn junge Frauen mit Brustkrebs zu mir kommen, dann frage ich immer: „Rauchen Sie?"

„Ja!"

„Haben Sie die Antibabypille genommen und nehmen Sie noch?"

„Ja!"

Bei allen einhellig das Gleiche. Ich hatte kaum mit einer Brustkrebspatientin zu tun, die nicht geraucht hat und nicht die Antibabypille genommen hat. Daher sehe ich einen direkten Zusammenhang und kann nur sagen: Pfoten weg vom Qualm! Und da wir gerade bei der Antibabypille sind: Es gibt

bessere Verhütungsmethoden, natürliche Verhütungsmethoden, für die man ein wenig den Kopf braucht.

Ursprünglich stammt das Rauchen aus dem amerikanischen, südamerikanischen Bereich. Bei den Kulturen dort war es eine heilige Handlung, Tabak zu rauchen. Ich weiß nicht, ob sie so weit gingen, sich damit zu berauschen, aber auf jeden Fall wussten sie um die Wirkung von Nikotin und Tabak. In unserem Kulturkreis hat Rauchen nichts mit einer heiligen Handlung gemein.

Ein Rauschmittel, das bei uns inzwischen weit verbreitet ist und immer normaler wird, ist Marihuana, Hanf, Cannabis. Im indischen und afghanischen Raum wird es seit Jahrtausenden geraucht und genutzt. Dort gehört es zum Alltag. Allerdings sind die alten, traditionellen Hanfsorten nicht hochgezüchtet. Das Zeug, das man heute als Haschisch, Gras oder Cannabis bekommt, hat einen deutlich höheren Anteil an THC, dem Rauschstoff der Hanfpflanze. Der THC-Gehalt ist bei den ursprünglichen Sorten viel niedriger. Von ihnen kann man ein Zigarettchen rauchen, ohne dass es einem gleich die Beine wegzieht.

Das Tolle an Cannabis und Hanf sind die vielen positiven Wirkstoffe, die es beinhaltet. Es hat sich in letzter Zeit viel getan und man weiß zum Beispiel, dass einige dieser Wirkstoffe gegen Neuropathien helfen. CBD – auch ein Wirkstoff der Pflanze – hat sehr positive Auswirkungen auf viele, viele Krankheiten. Spitze Zungen sagen, wenn man Hanf als Arzneimittel zulassen würde, dann könnte die Pharmaindustrie einpacken und mindestens 80 % ihrer Medikamente in den Mülleimer stecken. Es gibt unterschiedlichste Möglichkeiten, Hanf zu sich zu nehmen. Man muss es nicht rauchen, sondern kann es zum Beispiel als Öl einnehmen.

THC, der berauschende Stoff, hat Ähnlichkeit mit einem Stoff, den unser Körper selbst erzeugt. Das bedeutet, der Stoff passt zu unseren körpereigenen Rezeptoren. Sprich, in unseren Zellen befinden sich bereits Andockstellen, die für diese Stoffe passen. Hanfmedikamente oder auch Hanf als Rauschmittel können daher optimal von unserem Körper aufgenommen werden und ihre Wirkung voll entfalten. Hanf steht unserem Körper näher als Nikotin oder Alkohol. Fast niemand streitet heute noch ab, dass es heilende Wirkungen hat außer ein paar ganz Konservative. Die sagen, es sei schlimm: Hölle, Tod und Teufel. Ich möchte es einmal so sagen: Da sitzen sie beim Bier, rauchen eine Zigarette und sagen, Marihuana gehöre verboten. Und das möglichst noch in einer bayrischen Wirtschaft. *Jo mei! Jo Allerweil!*

Ernstzunehmende Mediziner und Forscher bestätigen, dass Cannabis nicht so schädlich ist wie Alkohol, aber Alkohol ist bei uns zugelassen und Cannabis nicht. Es hat auf keinen Fall die schädigende Wirkung von Zigaretten. Natürlich rauchen viele es zusammen mit Tabak, und das finde ich nicht gut – wenn schon, dann pur. Schmeckt nicht so toll, aber dafür hat man die Tabak- und Nikotingeschichte nicht dabei. Das Cannabis-Verbot kann ich nicht nachvollziehen.

Marihuana gehört nicht in die Hände von Kindern oder Jugendlichen. Ab 18 sollte aber jeder selbst entscheiden können. Es ist ganz einfach ein Stoff, den die Inder seit 3000 Jahren qualmen und die kommen auch nicht um. Indien ist eine riesige Nation mit beachtlichem Wirtschaftswachstum und hochgebildeten Informatikern. Es ist Quatsch zu behaupten, ein Volk würde verdummen, wenn es Haschisch raucht oder besser noch Cannabis konsumiert.

Es gehört freigegeben! Es gehört medizinisch besser erforscht und genutzt! Zurzeit laufen Untersuchungen, ob es Krebs ein-

dämmen kann. Das muss sich noch erweisen, aber es kann definitiv Neuropathien eindämmen. Es kann bei Dauerschmerzpatienten hervorragende Wirkungen haben und die Schmerzen deutlich lindern. In Deutschland bekommt man es theoretisch mittlerweile als Dauerschmerzpatient auf Rezept. Allerdings muss man einen Arzt finden, der den Mut hat, es zu verschreiben. Dann kann man es in der Apotheke zu einem Höllenpreis abholen. Normalerweise sollte es jeder in seinem Garten selbst anbauen dürfen, aber das ist meine private Meinung, weil ich sage, dieses Zeug ist harmlos.

Von anderen Rauschmitteln würde ich dagegen die Pfoten lassen! Opium, LSD, Heroin, Ecstasy, das Zeug ist wirklich nicht für den Menschen geeignet. Es bringt nichts außer Verderben. Es ist das absolute Unheil. Heroin, Meskalin – das ist etwas wirklich Schlimmes und Zerstörerisches. Vor kurzem wurden weitere Pilze entdeckt, die auch eine furchtbare Wirkung haben. Ganz Verrückte nehmen Fliegenpilz zu sich, bis ihnen der Blinker ausgeht. Andere versuchen es mit Tollkirschen. Die Rauschmittelexperimentierfreudigkeit steigt und als Folge davon natürlich auch die Zahl der Schwerstkranken, Behinderten und Toten, die dabei herauskommen. Die Hände weg von solchen Dingen!

In Maßen ist ein Bierchen nicht schlecht oder ein Viertele, wie die Schwaben sagen, ein Glas Wein. Nikotin weglassen! In Maßen Cannabis für die, die es möchten oder brauchen aus Krankheitsgründen. Alles andere: Weglassen! Es ist nicht gut für uns Menschen. Und wir wollen doch heil sein.

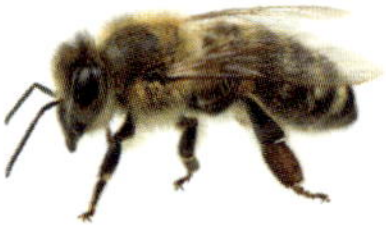

Der Bien – *Ein wichtiger Wegbegleiter*

Bienen tanken Sonne. Was sie nach Hause bringen – Pollen und Nektar – ist alles direkt der Sonne ausgesetzt. Im Grunde genommen ist das, was die Bienen nach Hause in ihren Stock tragen, eingefangener Sonnenschein. Es ist Licht, Sonnenqualität, Frühlingsqualität, vom Geist her das Aufstrebende, das Reiche, das Üppige. Das bringen sie nach Hause.

Der Bien und seine Bienenwesen

In zahllosen Fachbüchern wird Wissen und Nichtwissen über Bienen vermittelt. Die Beziehung zwischen Biene und Mensch ist immer stark individuell geprägt. Es gibt die absolut verliebten Imker, für die eigentlich die Biene das Wichtigste ist und der Honigertrag Nebensache. Viele dieser Imker lassen den größten Teil oder sogar den ganzen Honig den Bienen und halten sie in erster Linie aus Liebe zum Tier.

Der andere Imkerschlag, das andere Extrem, das ist der wirtschaftlich denkende Imker, der seine Bienen wahrscheinlich auch liebt, aber in ihnen eben ein Produktionsmittel sieht. Er denkt vollkommen betriebswirtschaftlich, schon weil er als Berufsimker unter Umständen von seinen Bienen leben muss. Dieser Imker geht auf Ertragsmaximierung aus. Das Wesen der Biene als Lebewesen wird dabei missachtet.

Zu welcher Kategorie von Imkern zähle ich? Ich würde sagen, ich bewege mich irgendwo in der Mitte. Ich liebe Honig, erzeuge Honig und verkaufe ihn auch weiter. Was ich betreibe, ist keine Imkerei im großen Stil, aber im Laufe der Zeit ist eine

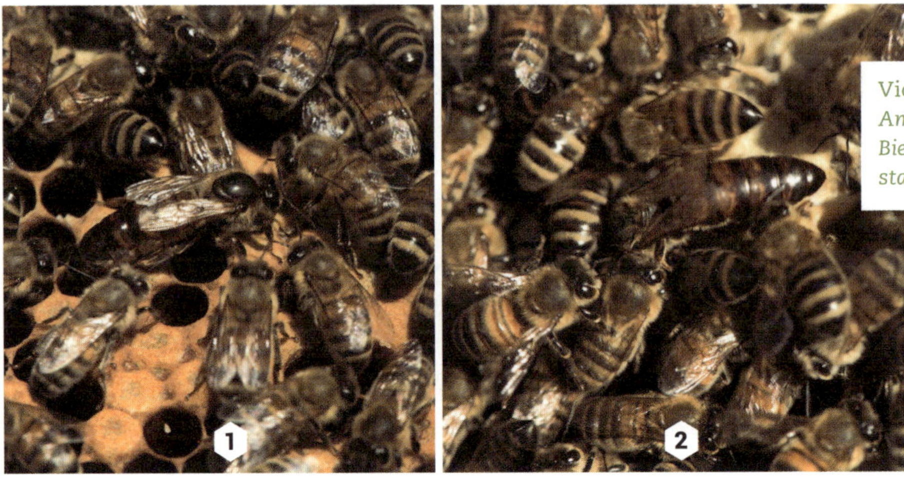

1 Bienenkönigin beim Stiften 2 Königin mit ihrem Hofstaat

Video: Am Bienenstand

schöne Imkerei herangewachsen, und ich versuche, in meiner Betriebsweise einen guten Mittelweg zu finden.

Die Biene ist ein staatenbildendes Insekt wie auch die Ameise. Das Bienenvolk besteht aus drei Bienenwesen. Ein Großteil der Bienen im Bienenstock, im Volk, in der Behausung der Bienen, das sind die Arbeiterinnen – Arbeitsbienen, die fleißigen Bienen. Das zweite Bienenwesen sind die Drohnen, die nicht das ganze Jahr über im Bienenvolk sind, sondern nur in der Fortpflanzungsphase. Drohnen sind die männlichen Bienen. Und das dritte Bienenwesen, das im Bienenvolk im Normalfall nur einmal vorkommt, das ist die Bienenkönigin – der Weisel. Der Weisel, der Anweisende, der Befehlende, der Anweisungen Gebende, das ist das einzige Tier im Bienenvolk, das Eier legen kann.

Im Grunde genommen ist die Königin eine Brutmaschine, die am Tag bis zu 2000 Eier legen kann. Bei den auf Hochleistung gezüchteten Bienen ist das die Regel. Die Bienenkönigin erzeugt eine Unmenge an Bienenbrut. In der Fortpflanzungsphase legt sie auch die Eier für die Drohnen. Wobei die Droh-

nen eine andere Entwicklung hin zur Geschlechtsreife und zur Flugfähigkeit durchlaufen als die Arbeiterinnen.

Aus normaler Arbeiterinnenbrut werden die Arbeiterinnen gebrütet. Die Königin legt in eine Wabe im Stock ein Ei, genauer in eine Zelle in der Wabe, das sind kleine sechseckige Öffnungen. In so eine Zelle wird jeweils ein Ei gestiftet. Das heißt, es wird am Boden dieser Zelle angeheftet und steht dann senkrecht nach oben wie ein Stift. Für uns Imker sind diese Stifte sehr wichtig, denn an ihnen sehen wir, wenn sie senkrecht stehen, dass die Königin heute an diesem Tag noch Eier gelegt hat. Folglich ist sie noch im Stock, ist legefähig und funktionsfähig. Das Bienenvolk ist also nicht weisellos und die Königin ist nicht aus irgendeinem Grund abgegangen oder gestorben oder getötet worden.

Dieses Ei, das angeheftet am Boden der Zelle steht, neigt sich innerhalb von drei Tagen immer mehr zur Seite und steht dann sozusagen schräg. Irgendwann schlüpft aus dem Ei die Made. Es ist eine kleine, sichelförmig gebogene, schneeweiße Made, die am Grund der Zelle liegt. Sobald sie geschlüpft ist, wird sie von den Ammenbienen, das sind Arbeiterbienen, die über die Fähigkeit verfügen, Futtersaft in ihren Futtersaftdrüsen zu erzeugen, mit Futtersaft versorgt. Die Ammenbienen würgen diesen Futtersaft seitlich neben die Made. Die Made hat Mundöffnungen, nimmt ihn auf und beginnt zu wachsen. Sie krümmt sich immer mehr zusammen. Aus einem mondsichelförmigen Würmchen wird sie fast kreisrund und immer dicker. Sie wächst in einer wahnsinnigen Geschwindigkeit, richtet sich dann auf, steht also senkrecht in der Wabe, Kopf nach oben, und dann schließen die Bienen diese Wabenzelle mit einem Wachsdeckel, der luftdurchlässig ist. Das geschieht nach neun Tagen. Es sind drei Tage vom Ei bis zur Made und weitere sechs Tage, bis die Zelle dann nach genau neun Tagen verdeckelt wird.

Die Made verpuppt sich in der verdeckelten Zelle und aus ihr entwickelt sich die Biene, die am einundzwanzigsten Tag nach der Eiablage den Wachsdeckel durchbeißt, und das fertige Insekt schlüpft aus der Zelle. Der Chitinpanzer braucht noch einen Moment, um auszuhärten, aber dann fängt die frisch geschlüpfte Biene umgehend an zu arbeiten. Sie putzt sich erst selbst, dann den Stock und die Zellen. Sie beginnt zu arbeiten. In starken Bienenvölkern sind Arbeiterinnen vierzig- bis fünfzigtausendfach vertreten. Sie sind für das ganze technische Funktionieren im Bienenstock verantwortlich. Die Arbeitsbienen sind für sämtliche Arbeiten, die anfallen, außer Befruchtung und Eiablage zuständig. Sie bilden den großen, fleischlichen Bienenkörper, der das Bienenvolk ausmacht. Am Ende ihrer Karriere wird sie zur Flugbiene, die nach fünfzig- bis sechzig Ausflügen in der Regel außerhalb des Stockes stirbt.

Im Frühjahr beginnen die Bienen dann etwas größer gebaute Wabenzellen zu reinigen, sauber zumachen oder neu aus Wachs zu bauen – die sogenannten Drohnenzellen. Es ist bemerkenswert, dass die Bienen ihren Bienenkörper, die Waben, aus sich selbst heraus selbst bauen. Sie schmelzen das Wachs dafür aus. Drohnenwaben sind größer, aber ansonsten funktionieren Eiablage und Entwicklung ähnlich. Die Königin stiftet pro Drohnenwabe ein Ei auf den Boden. Dieses Ei aber ist etwas Besonderes. Es handelt sich um eine Besonderheit bei verschiedenen Insekten, die sogenannte Parthenogenese oder Jungfernzeugung. Die Königin legt unbefruchtete Eier in diese Drohnenzellen und aus diesen unbefruchteten Eiern entstehen die Drohnen. Ein Lebewesen wächst also aus einer unbefruchteten Eizelle heran.

Ansonsten ist die Entwicklung nahezu die Gleiche wie bei Arbeiterinnen. Innerhalb von drei Tagen neigt sich der Stift zur Seite. Es wird eine dicke, runde Made daraus, die sich dann

aufrichtet und nach neun Tagen wird die Zelle verdeckelt. Doch der Drohn braucht zu seiner Entwicklung etwas länger. Er braucht 24 Tage. Die Drohnenzellen sind größer und werden kugelförmig verdeckelt. Das sieht lustig aus und erinnert an Buckel. Hat ein Volk keine Königin mehr, die befruchtete Eier legt, entwickeln sich nur noch Drohnen aus den unbefruchteten Eiern. Man nennt so ein Volk dann auch buckelbrütig. Sieht man sich die verdeckelten Waben an, sieht man an den Buckeln sofort, da kommt nur noch Drohnenbrut und keine Arbeiterinnenbrut mehr.

Wenn der Drohn nach 24 Tagen schließlich schlüpft, ist er wesentlich größer als die Arbeiterbienen. Er ist gedrungen, kompakt. Er ist stärker. Er ist ein kraftstrotzendes Bienenwesen. Man sieht es den Drohnen so richtig an. Es sind feiste, fette Brummler, die allerdings bis zur vollen Entwicklung ihrer Geschlechtsfähigkeit noch einmal drei bis vier Wochen brauchen. Erst dann ist der Drohn ein fertiges, männliches Bienenwesen, das ausfliegt und versucht, Königinnen zu begatten.

Jetzt kommen wir zur Bienenkönigin. Sie ist nur ein Mal im Volk vertreten. Bienenköniginnen entstehen dadurch, dass die im Stock vorhandene Königin in eine speziell dafür gebaute Zelle ein Ei legt. Wenn ein Bienenvolk sich teilt, wenn es schwärmen will, dann geht die alte Königin mit einem Teil der Bienen ab – wir sprechen hier von immerhin 10.–20.000 Bienen. Die alte Königin fliegt mit diesen Bienen weg und bildet irgendwo in einer geeigneten Behausung ein neues Volk. Im Grunde ist es das alte Volk, das mit der alten Königin den Stock verlässt und dort weitermacht, wo es seine neue Behausung findet. Das neue Volk ist eigentlich das im Stock zurückgebliebene Volk.

Bevor die alte Königin geht, wird sie wahrscheinlich von den Bienen gezwungen, in speziell angelegte Zellen Eier zu legen.

In manchen Bienenvölkern werden drei, in anderen bis zu 30 solcher speziellen Zellen gebaut. Die Königin stiftet in jedes dieser Schüsselchen ein Ei. Die Zellen sehen ein wenig wie Schüsseln aus und man sagt auch Weiselnäpfchen zu ihnen. Ihre besondere Form veranlasst die Ammenbienen, wenn sich die Eier umgelegt haben zur Made, diese Made mit einem speziellen, reinen Futtersaft zu füttern – mit *Gelee Royal.* Die besondere Nahrung hat bei Königinnen-Maden eine völlig andere Entwicklung zur Folge als die Entwicklung von Arbeiterbienen oder Drohnen.

Die Maden wachsen extrem schnell heran. Sie werden mit Gelee Royal geradezu überschüttet von den Ammenbienen und parallel wird weiter an den Weiselnäpfchen gebaut. Die Näpfchen hängen nach unten und ähneln am Ende einem Fingerglied, mit einer ein wenig narbigen und unebenen Struktur. Schon nach fünf Tagen im Madenstadium und nicht erst nach sechs Tagen werden sie verdeckelt. In nur fünf Tagen hat sich die Made in der Weiselzelle, diese werdende Königin, bereits aufgerichtet, und in der Zelle reift dann die Königin heran. Sie schwimmt förmlich in Gelee Royal in dem Näpfchen. Ihre Entwicklung dauert vom Ei bis zur Königin nur 16 Tage.

In 16 Tagen ist dieses Geschlechtstier reif zum Schlüpfen, beißt den luftdurchlässigen Wachsdeckel am unteren Ende der Zelle durch und schlüpft. Ihr Chitinpanzer härtet aus und sie wird sofort von Arbeiterinnen, von Ammenbienen, gefüttert. Fünf Tage nach dem Schlupf wird die junge Königin meist brünstig und zieht aus dem Volk aus. Sie macht ihren Hochzeits- oder auch Begattungsflug und wird von bis zu 20 Drohnen begattet. Es können durchaus auch mehr sein. Die Spermien, die sie von all diesen Drohnen bekommt, bewahrt sie in einer besonderen Spermablase auf. Begattet kehrt sie zurück zum Volk und fängt

ungefähr drei Tage nach der Begattung an, in diesem weisellosen Volk – denn die alte Königin hat den Stock mit dem Schwarm längst verlassen – Eier zu legen. Daraus schlüpft nach 21 Tagen ihre jüngste Brut, und das heißt, das neue Bienenvolk ist fertig.

Diese drei Bienenwesen zusammen bilden den Bien. Der Bien ist das Bienenvolk an sich. Es ist ein aus vielen Einzelwesen bestehendes Ganzes, das dann in seiner Gesamtheit eigentlich das Bienenwesen ausmacht. Eine Biene alleine ist verloren. Eine Bienenkönigin alleine ist verloren. Gut, ein Drohn vagabundiert für eine Weile herum und ist, solange sein Sperma vielleicht noch gebraucht wird, in jedem Bienenstock willkommen. Er kann sich vorübergehend bei anderen Bienenvölkern einnisten, aber im Grunde ist auch er alleine verloren. Der Gesamtorganismus des Bienenvolkes besteht aus ca. 40.000 Arbeitsbienen, bis zu 10.000 Drohnen und einer Königin.

Wobei man sich nicht vorstellen darf, dass die Königin die allein Bestimmende im Bienenvolk ist. Das Bienenvolk hat, wie es auch führende Bienenwissenschaftler sehen, demokratische Grundstrukturen. Die Bienen entscheiden mit, ob geschwärmt wird oder nicht. Die Bienen sind demokratisch involviert. Die Königin ist nicht die, die sagt, was gemacht wird. Eigentlich ist sie dem Gesamtbien sogar etwas untergeordnet. Sie legt Eier für Arbeitsbienen und Drohnen, muss aber auch Weiselnäpfchen bestiften für ihre Nachfolgerin. Man weiß noch nicht, ob sie das freiwillig tut oder ob sie von den Bienen dazu gezwungen wird. Die alte Königin wird zum Schwärmen verleitet und mitgenommen, aber sie geht nicht etwa voraus, sondern die Schwarmbienen stürzen aus dem Stock und nehmen sie mit. Irgendwie ist die Königin keine Königin in unserem monarchischen Sinn, sondern es handelt sich eher um ein demokratisches Gefüge.

Die Bienen teilen sich nicht nur eins zu eins auf in ein neues und ein altes Volk. Wenn der große Schwarm abgegangen ist, sind noch mehrere Königinnenzellen im Volk und auch die Hälfte der Bienen ist noch da. Schlüpft eine dieser jungen Bienenköniginnen, kann ein Nachschwarm abgehen. Zu ihm zählen wesentlich weniger Bienen – vielleicht 5–10.000. Es ist keine begattete, legereife Königin, die mit ihnen auszieht und sich eine Behausung sucht. Die junge Königin muss ihren Begattungsflug erst noch machen und begattet werden. Wabenbau ist noch keiner vorhanden. Bienen eines Nachschwarms sind auf äußerste Produktion angewiesen, wenn sie ihre Behausung gefunden haben.

Nehmen wir einfach einmal an, sie ziehen in einen hohlen Baum ein. Das komplette Wabenwerk muss erst noch eingebaut werden und ausreichend Futter für den Winter eingetragen. Die Königin muss Eier stiften bis zum Teufel komm raus. Es ist ein enormes Risiko, das die Nachschwärme eingehen. Von einem Restvolk, von dem die alte Königin mit dem Vorschwarm abgegangen ist, können bis zu fünf Nachschwärme abgehen. Bis die Bienen irgendwann spüren – ob sie dabei einem Instinkt folgen oder über eine spezielle Sensorik verfügen, die wir noch nicht kennen, sei dahingestellt – dass es genug ist. Dann lassen sie nur noch eine Königin schlüpfen und die anderen, die noch in den Weiselzellen sind und noch nicht geschlüpft sind, werden getötet.

Mit der letzten geschlüpften Königin beginnt dann dieses Restvolk neu. Es hat den riesigen Vorteil, dass bereits ein Wabenbau vorhanden ist und auch einige Futtervorräte zurückgeblieben sind. Für dieses Volk kommt es darauf an, dass die letzte, verbliebene Königin begattet wird und Eier legt. Kehrt sie begattet von ihrem Begattungsflug zurück, kann es weitergehen. Nachdem so viele Schwärme abgegangen sind, bleiben natürlich wenige Bienen für den großen Bienenkasten. Auch

diese Königin muss wahnsinnig loslegen, damit bis zum Herbst oder dem Winter die sogenannte Einwinterungsstärke im Stock erreicht ist. Diese ist erforderlich, damit das Bienenvolk eigenständig die nötige Temperatur im Stock halten kann. Es muss sich wärmen können und genügend Futter eingetragen haben, um über den Winter zu kommen.

Ein Bienenschwarm im Frühsommer

Es war furchtbar. Es gab eine Schlechtwetterperiode im Frühsommer und es war schon Mitte Mai. Der Raps stand voll in Blüte, aber er honigte nicht, was bedeutet, er bildete keinen Nektar, um die Bienen anzulocken. Dafür war es viel zu kalt. Ich musste unbedingt raus und nach meinen Bienen sehen. Also fuhr ich zu meinem Hauptbienenstand. Das Wetter spielte halbwegs mit an diesem Tag. Es hatte etwas aufgeklart, die Sonne schien. „Toll!", dachte ich. „Da kannst du schön arbeiten!"

Ich fing an, die Völker durchzusehen. Einige waren schon im Schwarmtrieb und hatten Königinnenzellen, Weiselzellen, gebaut. Bei einigen Völkern waren diese Spielnäpfchen, wie man sie auch nennt, sogar schon bestiftet. Da ich nicht wollte, dass die Völker schwärmten, brach ich die Weiselzellen aus. Um die Mittagszeit fuhr ich für eine kurze Mittagspause nach Hause und kam dann wieder hinaus. Ruhig arbeitete ich an den Völkern, schaute durch, kontrollierte. Und plötzlich, zwei, drei Beuten entfernt von mir, ging es los. Erst herrschte kaum noch Flugbetrieb, und ich dachte schon: Oh! Oh! Dann kam der Schwarm.

Es ist irre, wenn man miterlebt, wie Tausende von Bienen sich aus dem Flugloch stürzen. Das gibt eine richtige Bienenwolke. Da summt es und brummt und schwirrt – Unmengen an Bienen. Es sind starke Völker, die ich habe. Gott sei Dank haben sich Jäger nicht zu weit weg von meinem Stand einen

Hochsitz gebaut, der nicht sonderlich hoch ist. Das scheint ein guter Platz zu sein, denn dort sammelten sich die Bienen an der Seite unter dem Dächlein, das die Jäger errichtet hatten, um bei Regen und Sturm etwas geschützt zu sein. Ich atmete auf. Wunderbar. Von dort würde ich den Schwarm später gut pflücken können.

Zuerst war es ein kleines Bienenträubchen, das da hing, dann wurde es größer und größer und irgendwann war es eine gewaltige Bienentraube – ein starker Schwarm. Man muss es erlebt haben! Man muss gehört haben, wie es summt, wenn die Bienen herausfliegen und sich zielstrebig in der Nähe vom Bienenkasten aufhängen. Die Bienen ketten sich an einen Ast oder wie in meinem Fall an einen Balken oben unter dem Dächlein des Jägerstandes an und dann hängen sie sich so richtig aneinander und bilden eine immer größer werdende hängende Traube. An so einer Traube hängt schon ein Gewicht. 2,5–3 kg Bienen sind das locker und irgendwo in diesem Schwarm ist auch die alte Königin. Sie hängt mittendrin.

Wie geht es weiter, wenn gerade kein erleichterter Imker in der Nähe steht und den Schwarm pflückt und in eine neue Beute einschlägt, bevor er davonfliegen kann? Spurbienen, das sind erfahrene Flugbienen, gehen dann vom Schwarm aus, um nach einer neuen Behausung zu suchen. Ganz schön verrückt, oder? Erst schwärmen sie aus und wenn sie dann merken: *Hoppla, wir sind im Freien!*, dann suchen sie nach einer neuen Bude. Lustig. Der kluge Mann baut vor. Ich würde vorher nach einer guten Bude schauen und dann schwärmen. Allerdings habe ich die Vermutung, dass sie das in gewisser Weise auch tun. Auf meinem Hof steht öfter einmal eine leere Beute, weil ich zum Beispiel zwei Völker vereinigen musste oder ein Volk abgeräumt habe. Steht die Beute außen im Freien, ist mir aufgefallen, dass da immer Bienenbetrieb herrscht. Einmal ist auch schon ein Schwarm in so eine leere Beute eingezogen.

Hängen die Bienen im Schwarm, fliegen die Spurbienen los und suchen nach der neuen Behausung. Wahrscheinlich wissen sie schon, wo sie hinmüssen. Sie kennen die Gegend gut. Allerdings fliegen sie immer ziemlich weit weg vom alten Bienenvolk. Der Schwarm macht sich zuerst in der Nähe der ehemaligen Behausung fest und fliegt gar nicht weit weg. Dann aber suchen die Bienen sich möglichst weit weg einen hohlen Baumstamm oder einfach ein Behältnis, in dem sie wohnen können. In der Not hängen sie sich manchmal ohne Schutz irgendwo an die Dachtraufe eines Wochenendhäuschens oder Ähnliches und bauen dort ihre Waben. Da kommt schon Wehmut auf, wenn man sehen muss, dass die Bienen heute keine Baumstämme mehr finden, in die sie einziehen könnten. Was wir gemacht haben, ist dramatisch. Die Bienen finden nicht einmal eine neue artgerechte Unterkunft, wenn sie ausziehen.

Mehrere Spurbienen machen sich auf die Suche, wenn der Schwarm sich aufgehängt hat. Nach und nach kommen sie zurück und beginnen auf der Bienentraube ihren Tanz. Dabei wackeln sie mit dem Hintern rauf und runter, tanzen im Kreis herum und sagen: „Ich habe etwas gefunden!" Sie geben durch ihren Schwänzeltanz die Richtung an, in der sie etwas gefunden haben. Durch die Intensität ihres Tanzes wecken sie die Aufmerksamkeit anderer Bienen, die ihnen folgen und auf diese Weise lernen, wo sich die neue Behausung befindet, die genau inspiziert wird. Andere Spurbienen kehren zurück und zeigen ihre Stellen und auch ihnen folgen einige Bienen. Und dann funktioniert es irgendwie ganz eigenartig. Die Spurbiene, die am besten überzeugen kann, gewinnt. Ihr folgen sie. Da gehen sie hin. Die Spurbienen fangen an herumzufliegen und der Schwarm fliegt ihnen hinterher. Sie fliegen immer wieder zurück zum Schwarm, dann überholen sie ihn wieder und reißen ihn regelrecht mit sich. Und so kommen sie bei ihrer neuen Behausung an.

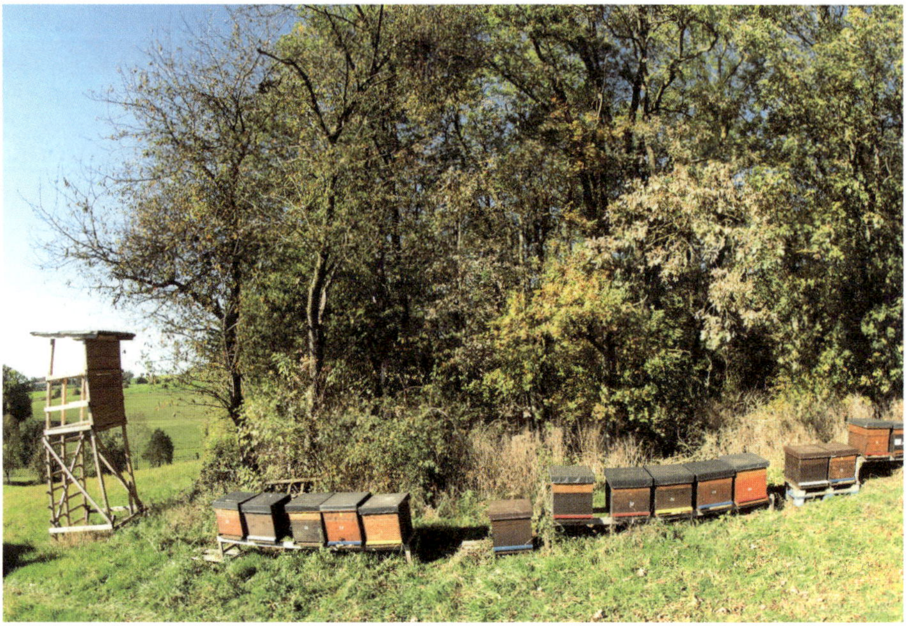

Bienenstand am Jägerhochsitz

Wie gesagt, hatte ich einmal das Glück, dass in eine Beute, die ich nur kurzzeitig auf meinem Hof abgestellt hatte, ein Schwarm einzog. Ich stand im Hof und auf einmal ging es los. Im ganzen Hof brummte und brauste es. Ich möchte nicht sagen, dass die Sonne sich verdunkelte, aber es kam eine gewaltige Wolke Bienen an. „Oh, ein Schwarm! Ist ja schön!", dachte ich und beobachtete den Einzug. Zielstrebig flogen sie zu dem auf dem Boden stehenden Bienenkasten, was ungewöhnlich ist, weil Bienen eigentlich eine Behausung weiter oben bevorzugen. Aber in dem Bienenkasten gab es noch ein paar Leerwaben und Futter. Eigentlich hatte ich ihn ausräumen, sauber machen und das Wachs ausschmelzen wollen. Dafür war es zu spät. Die Bienen kamen angeflogen und dann hätte man denken können, im Inneren der Beute sei ein Staubsauger. Da machte es schrrrrrubs und schon waren alle drin. Es ist unglaublich, wenn man so etwas sieht und hört!

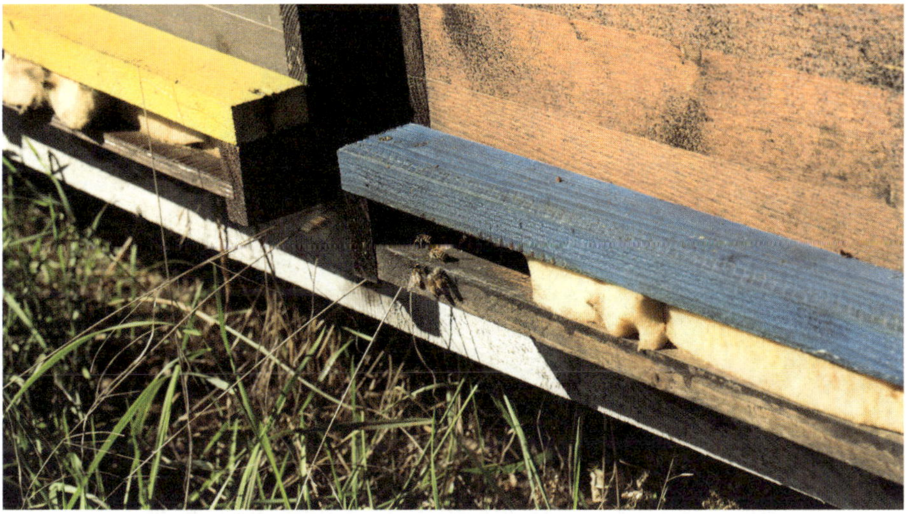

Bienen am Flugloch ihrer Beute

Ist ein Schwarm in seiner neuen Behausung eingezogen, stehen sofort Bienen außen am Flugloch. Bienen können mit ihren Hinterleibsdrüsen Duftstoffe erzeugen, Pheromone. Sie halten sich fest, strecken den Hinterleib in die Luft und dann wedeln sie mit den Flügeln, als ob sie fliegen wollten und fächeln so diese Pheromone in die Luft. Die restlichen Bienen riechen das, kommen an und ziehen in die Beute ein. Kommen Bienen irgendwo an, wo es für sie passt, dann geht das ratzfatz und schon sind sie drin.

Und dann geht es rund. Sie legen sofort los. Sie fangen an, Wabenbau zu errichten. Haben Sie als Imker leere Rähmchen im Kasten mit einem Anfangssteifen, dann bauen die Bienen Ihnen so einen Kasten in zehn, zwölf Tagen komplett mit Wabenmaterial aus. Parallel tragen sie schon Honig und Pollen ein. Die Königin beginnt sofort zu legen. Das bedeutet, in diesem Vermehrungstrieb steckt eine ungeheure Energie. Man kann sich das nicht vorstellen. Sie legen dermaßen los, sind dermaßen agil und fit, dass sie bis zum Winter ihre neue Behausung ausgebaut haben. Der Wabenbau ist das Gerüst, das

Skelett des Bienenvolkes – auf ihm leben sie, laufen sie herum, in ihm brüten sie, sammeln sie ihre Vorräte und heben sie darin auf. Ohne diese Wachswaben wäre ein Bienenvolk kein Bienenvolk und diesen Wabenbau errichten sie in kürzester Zeit. Wenn sie schwärmen, nehmen Bienen ein paar Vorräte mit, aber sie tragen auch gleich Honig und Pollen ein. Das ist eine Agilität, eine Vitalität sondergleichen. Wer es nicht gesehen hat, der kann es sich nicht vorstellen. Die bauen die Bude schnellstmöglich aus.

Im alten Volk reifen in Weiselzellen weitere Jungköniginnen heran. Greift der Imker nicht ein, fallen Nachschwärme, von denen ich oben schon gesprochen habe. Wenn eine Jungkönigin schlüpft, sammeln sich Bienen um sie und fliegen mit ihr aus. Solche Schwärme sind wesentlich kleiner als der Vorschwarm. Sie haben vielleicht ein Pfund Bienen bis zu einem Kilo. Schlüpfen mehrere Jungköniginnen gleichzeitig, kann es passieren, dass sich diese kleinen Schwärme in der Luft vereinen, zusammen fliegen und sich zusammen aufhängen. In so einer Bienentraube können mehrere Königinnen sein, aber die Bienen lassen, haben sie erst einmal eine neue Behausung gefunden, nur eine von ihnen am Leben. Sie wählen diejenige, die ihrer Meinung nach die beste ist, und gründen mit ihr ein neues Volk.

Als Imker lässt man solche Nachschwärme ungern fallen. Es gibt unterschiedliche Möglichkeiten. Man kann zum Beispiel einen vorweggenommenen Schwarm machen. Ich teile die Restvölker mit den Weiselzellen gewöhnlich auf, nehme einfach ein oder auch zwei Waben mit einer schönen Weiselzelle und den aufsitzenden Bienen und gebe sie in eine eigene Beute. Bevor ich die Beuten an einem Jungvolkstand aufstelle, gebe ich noch eine Futterwabe und eine Wasserwabe dazu. Sobald die junge Königin schlüpft, fliegt sie aus und lässt sich begatten, kehrt zurück und bildet ein neues Volk.

Natürlich sind das wesentlich kleinere Völker und sie werden von mir immer ein bisschen gefüttert und gehätschelt. Ich gebe ihnen Hilfestellung, damit sie den Hintern vor dem Winter noch hochbringen, wie man so schön sagt. Sie sollen ihre Beute schön besetzen und Winterfutter eintragen. Ich nutze Dadantbeuten, die relativ groß sind. Mit ihnen kann ich aus einem Volk durchaus vier Jungvölker machen, und die Schwarmköniginnen dieser Völker sind meist hervorragende Königinnen.

So funktioniert es mit den Schwärmen und ich möchte das in meiner Imkerei in Zukunft forcieren. Das sind die schönsten und vitalsten Königinnen, die da beim Schwarm entstehen. Herrlich. Wunderschön. Und die Völker sind aktiv und agil. Man merkt richtig, dass sie wollen. Die wollen nicht nur, die müssen auch, damit sie über den Winter kommen. Das ist die Art der Völkervermehrung, die bei mir von nun an Vorrang hat, weil es die natürliche Art und Weise ist. Nicht der Imker bestimmt, welche Made zur Königin gemacht wird, sondern die Bienen, und die wissen das einfach besser als wir.

Es ist ein völlig anderer Zusammenhalt in einem Bienenvolk, wenn es über einen Schwarm vermehrt wurde. Die neue Volkseinheit bildet sich unter anderem dadurch, dass diese Bienen alle aneinandergekettet in einer Traube hingen. Das schweißt sie zusammen und stärkt ihre Zusammengehörigkeit. Sie wissen ganz genau, aus welchem Volk sie stammen, aber wenn ich diese Bienen in eine neue Beute einschlage, so nennt man das in der Fachsprache, könnte ich diese Beute direkt neben das abgeschwärmte Volk stellen, aus dem sie ausgezogen sind. Sie würden nicht mehr zurückgehen. Sie bilden eine neue Einheit, mit einem neuen Zusammengehörigkeitsgefühl und mit einem neuen Geist, einer neuen Individualität. Es ist schön zu sehen, wie diese vielen Einzelwesen zusammenhängend ein Wesen bilden, ein Gesamtwesen – den Bien. So ein Schwarm ist ein tolles Erlebnis, wirklich toll.

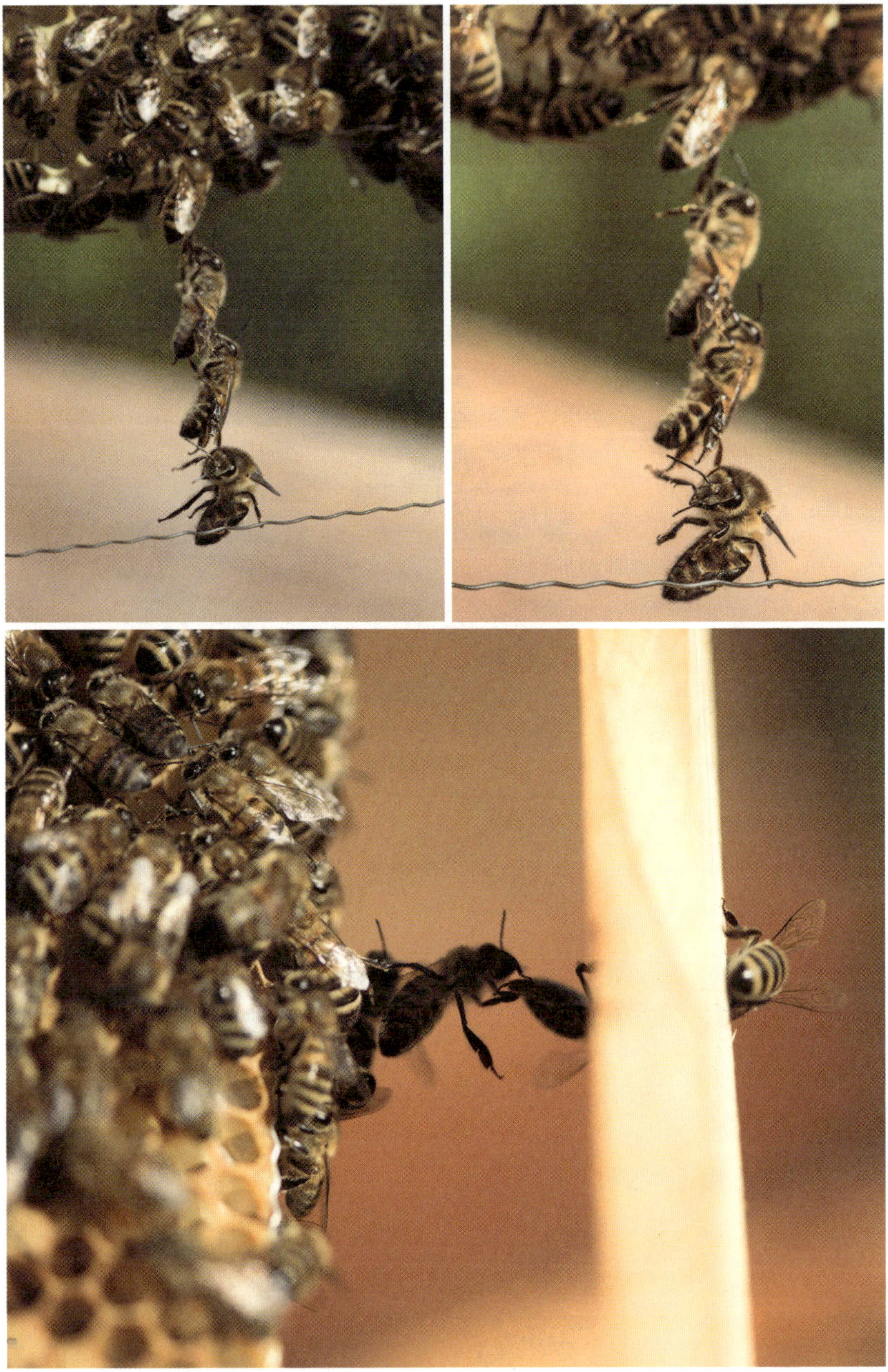

Bienen, beim Bauen aneinandergekettet

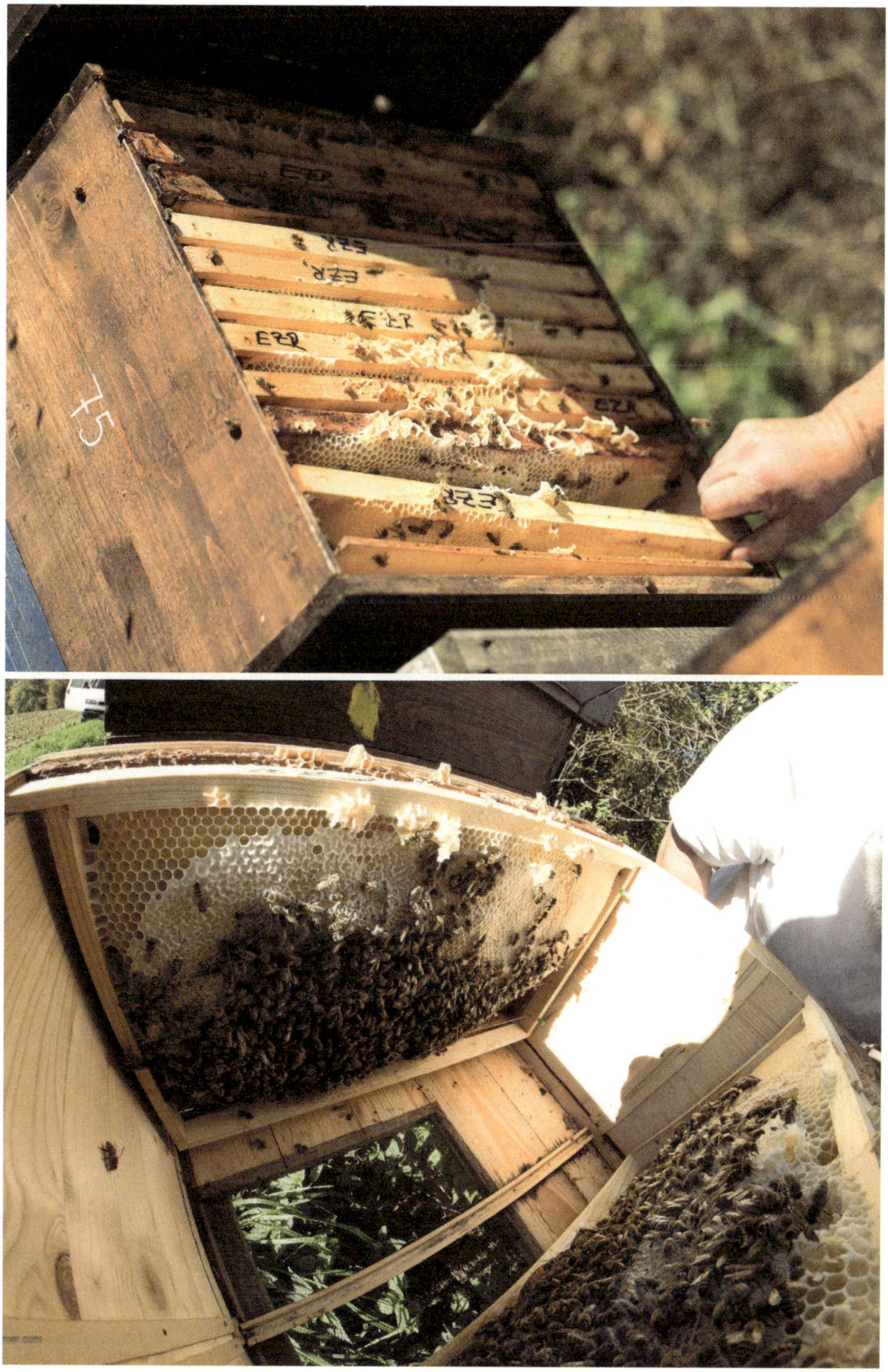

Waben in Dadantbeute

Im Wandel der Zeiten

Es ist noch gar nicht so lange her, da lebten die Bienen noch im Wald. Sie besiedelten hohle Bäume, die sie für geeignet befanden. Meist kamen sie durch ein Astloch in das Innere des Baumes, an dem der Specht zuvor vielleicht schon gute Arbeit geleistet hatte. Der Wabenbau von früheren Bienenvölkern, die irgendwann in dem Baum gelebt haben mochten, ausgezogen oder auch gestorben waren, wurde von den Wachsmotten längst gründlich zerlegt und zerfressen. Die ganze Höhlung war frei für einen Neubeginn.

Die Bienen haben dabei, was sie für den Anfang brauchen. Bevor sie auszogen, haben die Schwarmbienen ihre Futterblasen gefüllt, um Futter für ein paar Tage zu haben. Die Königin ist dabei. Das einzige, was dem Volk fehlt, ist das Skelett des Bienenkörpers – der Wabenbau. Die Bienen ziehen in den Hohlraum ein. Sie ketten sich an der Decke an und fangen – und das ist das Schöne – aus sich selbst heraus an, ihr Skelett, ihren Wabenbau, zu errichten. Sie schwitzen aus ihren Wachsdrüsen am Hinterleib Wachs aus, das sie in ihren Mundwerkzeugen kneten, und irgendwann beginnen sie, Wachskügelchen, Wachsteile, an der Decke ihrer neuen Behausung anzukleben. Vielleicht ist auch ein bisschen Propolis dabei. In Windeseile beginnt die Zentralwabe zu wachsen. Es ist ein herzförmiges, an der Decke hängendes und auf beiden Seiten mit Zellen versehenes Wachsstück, eine herzförmige Wabe, die nach unten wächst. Nach Möglichkeit wird sie von der Königin sofort mit Eiern belegt, bestiftet.

Die Bienen hängen sich an und bauen und bauen. Sie vollbringen in kürzester Zeit wahre Wunderwerke. Es kann sein, dass in 14 Tagen schon drei oder vier Waben fertig sind, je nach Stärke des Schwarms, der ausgezogen ist. Die Bienen fangen an, auf ihrem Skelett, auf ihrem Körper, zu leben, ihre Brut großzuziehen. Die Königin legt ihre Eier, bestiftet die Waben-

zellen. Daraus werden Maden und die Ammenbienen füttern sie und verdeckeln sie nach neun Tagen. Und nach 21 Tagen schlüpfen Arbeitsbienen und legen sofort mit los.

Das Wunder Wabenbau – die Bienen bauen sechseckige Zellen aneinander. Es gibt viele Forschungen und Diskussionen darüber, ob sie zuerst rund bauen und sich dann das Ganze streckt und von selbst sechseckig wird. Ich weiß es nicht. Ich glaube es aber nicht. Wenn man ein Stück sauberen Naturwabenbau anschaut und sieht die Regelmäßigkeit, Gleichmäßigkeit, es ist einfach ein Wunderwerk. Im ganzen Bienenvolk herrscht in vielen Bereichen eine ungeheure Intelligenz. Die Gesamtheit des Bienenvolkes stellt ein hochintelligentes, mit höchster geistiger Potenz versehenes Wesen dar.

Mich faszinieren Wabenbau und Wachs besonders. Wachs ist ein fantastisches Material. Es ist wasserabweisend und ungeheuer stabil auch bei der dünnsten Bauweise. Die Seitenwände so einer Wabenzelle sind dünner als ein Haar, tragen aber ein Vielfaches von ihrem Gewicht. Sie werden von den Bienen begangen. Die Waben werden mit einer dünnen Schicht Propolis oben am Deckel überzogen und wahrscheinlich wissen die Bienen, dass dadurch Infektionen verhindert werden.

Die Bienen bauen und bauen und bauen. Die Flugbienen tragen Nektar ein. Die Bienen schwärmen nur bis zum maximal 22. Juni, bis zur Sommersonnenwende. Nach dieser Sommersonnenwende sind im Normalfall keine Schwärme mehr zu erwarten. Sie schwärmen in der besten Trachtzeit. In der Zeit, in der sie genügend Nahrung finden, um im entstehenden Wabenbau rechtzeitig einen Wintervorrat anzulegen. Diese Insekten sind unglaublich fleißig. Sie sind immer auf der Suche nach Nahrungsquellen und sofort, wenn sie irgendwo neu eingezogen sind, finden sie Trachten, finden Wasser und alles, was sie brau-

chen. Innerhalb kürzester Zeit kennen sie sich in der neuen Umgebung hervorragend aus und kommen gut zurecht.

Hat das Volk Glück, findet es genug Tracht und das Wetter spielt mit, dann reichen die Vorräte an Honig, den es in den Waben verdeckelt hat. Die Vorräte müssen reichen von Mitte, Ende August bis zum anderen Jahr Mitte, Ende April. Die Bienen zehren von ihrem Gesammelten, von ihren Futtervorräten. Erst wenn das große Frühlingsblühen beginnt, haben sie wieder die Chance, Futter einzutragen. In schlechten Jahren kann es durchaus vorkommen, dass Bienenvölker verhungern, weil das Futter nicht reicht. In früheren Zeiten war das so eine Art natürliche Selektion. Die Bienenvölker, die viel Futter eingetragen hatten, die fleißig waren, agil waren, die auch findig waren, das heißt die Trachten gefunden hatten, diese Völker überlebten. Die Schwachen verhungerten im Winter oder gingen ein. Das ist Natur.

Wegen des Nektars wurden die Bienen zu begehrten Objekten für den Menschen. Der Mensch braucht und liebt den Honig. In vergangenen Zeiten war Honig das einzige Süßungsmittel, das es gab. All die Süßspeisen, die wir heute zu uns nehmen, waren so nicht möglich. Es war eine reine Honigbäckerei und Honig war mehr Heilmittel als Nahrungsmittel.

Heutzutage ist alles anders. Heute finden Sie fast nirgendwo mehr Wildbienen, da Bienen durch die Varroamilbe, die eingeschleppt wurde, alleine fast nicht mehr lebensfähig sind. Nach spätestens zwei Jahren zerstört dieser Parasit seinen Wirt. Das Bienenvolk stirbt. Daher findet man so gut wie keine wilden Bienen mehr. Und auch die hohlen Baumstämme sind nicht mehr so zahlreich wie damals. Die Bienenhaltung findet heute weitgehend unter der Aufsicht des Imkers statt, der natürlich nicht auf hohle Bäume klettert. Obwohl das zurzeit tatsächlich ein Modetrend ist – die Zeitlerei. Da bringt man in Bäumen in

ca. fünf Metern Höhe eine Höhlung an, in die man Bienen einsetzt. Und man findet es dann ganz toll, dass die Bienen wieder wie einst fünfzehnhundertzwetschgendreißig im Nürnberger Reichswald gehalten werden. Nach dem Baum, in den ein riesiges Loch gehauen wird, fragt keiner.

Ökologie ist für mich etwas anderes. Das sind längst vergangene Zeiten, und es ist Nostalgie, sie wieder aufleben lassen zu wollen. Wir brauchen das heute nicht mehr und es nutzt auch den Bienen nichts. Wie wollen Sie so ein Volk gut und schonend gegen Varroa behandeln? Das ist Quatsch! Heute hat man Beuten. Das ist der Fachausdruck für die Bienenwohnung, und da gibt es natürlich viele verschiedene Arten von Beuten – Holzbeuten, Styroporbeuten, Strohbeuten, die zum Teil mit Lehm ausgestrichen sind. Der Erfindungsreichtum der Imker ist immens. Es ist der Spieltrieb, der oftmals ausgelebt wird. Die wirklich erfolgreichen, bewährten Systeme der modernen Imkerei sind meist ganz einfach. Glaubenskriege gibt es wie in jeder anderen Berufsgruppe auch. Wo zwei Imker zusammen sind, gibt es drei Meinungen. Jeder kocht sein eigenes Süppchen, zumindest in Deutschland.

Im amerikanischen Bereich hat man sich auf zwei Wabenmaße geeinigt. Das Langstrohtmaß oder -magazin und das Dadantmaß, wobei das Langstrohtmagazin die Bienenbeute der Weltimkerei ist. Das Maß bezeichnet immer die Größe der Rähmchen, die eingesetzt werden. Alles ist inzwischen auf Mobilbau eingestellt und bewegliche Rähmchen werden verwendet. Es gibt verschiedene Maße – das Langstrohtmaß, das Zandermaß, das Dadantmaß. Der Imker entscheidet, was ihm liegt oder was er unter Umständen von einem Kollegen übernimmt, wenn dieser aufhört. Oft entscheidet man sich auch für das, was im örtlichen Imkerverein gerade beliebt ist. Es ist gut, wenn man

ein System hat, das relativ viele haben, damit man tauschen kann. Muss man einmal Bienen zukaufen, weil die eigenen zum Beispiel zu schwach sind, ist es praktisch, wenn man das gleiche Maß hat.

Ich war lange ein Exot und habe mir, nachdem ich mich intensiver mit der Imkerei beschäftigt hatte, das Dadantmaß zugelegt. Dadant US-modifiziert, das auch Bruder Adam, einer der erfolgreichsten Imker, die es jemals gab, benutzt hat. Und dann habe ich mich auch noch mit einer speziellen Bienenrasse angefreundet, der Buckfastbiene, die zu der Zeit noch recht selten war, als ich anfing, mit ihr zu imkern. Es handelt sich um eine künstlich gezüchtete Rasse. Allerdings bin ich nicht militant gegen Carnicabienen oder andere Bienenrassen. Mit der Buckfastbiene komme ich als Imker einfach am besten zurecht. Wie gesagt, das Verhältnis Imker – Biene ist stark individuell.

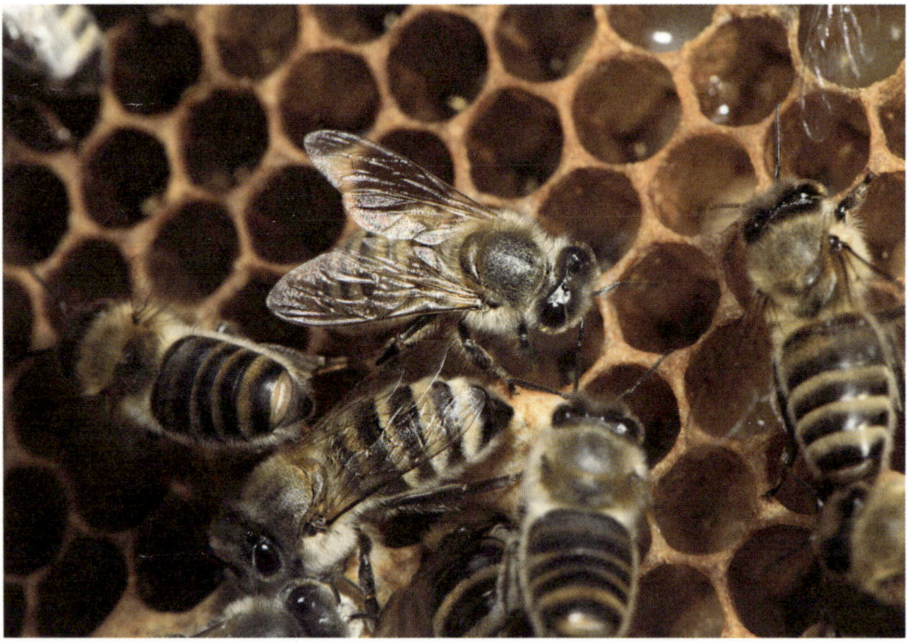

Wabe mit Brut

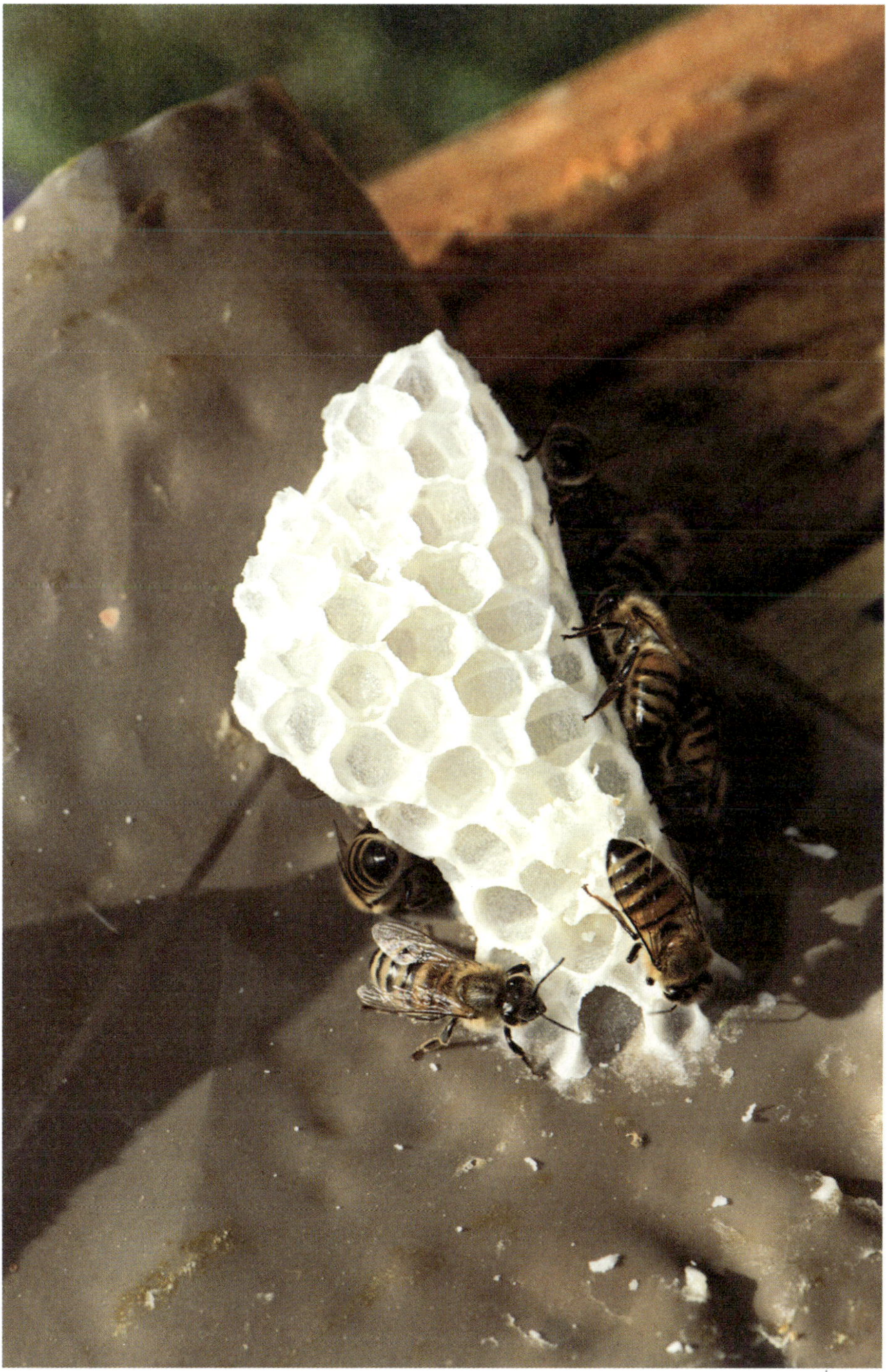

Frisch gebaute, schneeweiße Naturbauwabe

Wachs – das Skelett des Bien

Der Winter ist vorbei. Es ist Ende März, Anfang April. Die Bienen haben schon Reinigungsflüge unternommen. Eine Biene kotet nicht in den Stock, sondern fliegt raus, um draußen abzukoten. Sobald das Wetter es zulässt, fliegen die Bienen aus und entleeren sich. Dann kommen sie zurück. Heute ist schönes Wetter. Es hat schon 22 °C. Die Bienen fliegen. An manchen Fluglöchern ist nichts los und da habe ich starke Bedenken, ob diese Völker – es waren schwache Völker dabei – den Winter überlebt haben. Es beginnt die erste große Durchsicht der Bienenvölker oder auch Nachschau.

Meine Bienenkästen haben, wie gesagt, das Dadantmaß. Sie bestehen aus einem Boden, der großen Brutzarge, in ihr findet das eigentliche Leben des Bienenvolkes statt und zwar auf zwölf großen Dadantwaben, die wenn sie auf beiden Seiten voll bebrütet werden, ca. 10.000 Brutzellen haben. Auf der Brutzarge sitzt ein halbhoher Honigraum, den ich brauche, um das Bienenvolk gegen Varroa zu behandeln oder um es im Herbst einzufüttern.

Zum Einfüttern stelle ich ein Futtergeschirr oben auf die Waben, die mit einer Folie bedeckt sind, die ich dann zum Teil zurückgeschlagen habe. In das Geschirr, eine Plastikwanne, gebe ich Gras oder Stroh, damit die Bienen eine Schwimmhilfe haben und nicht im Zuckersirup ertrinken, der in die Wanne kommt. Über den Winter räume ich das Futtergeschirr ab und das Bienenvolk wird mit einer etwas stärkeren Folie abgedeckt. Darauf folgt der leere Honigraum und erst dann kommt der eigentliche Deckel der Beute, der normalerweise aus Holz besteht. Meine Deckel bespannte ich wetterfest mit einem Skylederbezug. Manche Imker haben auch Metalldeckel und diejenigen, die ihre Beuten für die Ewigkeit bauen, haben diese Deckel sogar aus Edelstahl. Ich brauche das nicht. Ich gehe den einfachen und günstigen Weg.

Öffne ich ein Volk, nehme ich zuerst den Holzdeckel und dann den Honigraum ab. Durch die Folie sehe ich dann, auf welchen Waben das Bienenvolk sitzt und wie groß es ungefähr ist. Im Frühjahr bin ich schon zufrieden, wenn die Bienen auf vier Waben sitzen. Ich schlage dann die Folie zurück. Meine Bienenvölker werden immer von rechts erweitert. Das heißt, ein Bienenvolk sitzt auch meistens rechts in der quadratischen Beute auf den ersten drei bis vier Waben. Manchmal sind es auch schon fünf. In den folgenden Waben ist Futter. Es sind die alten Waben.

Je häufiger eine Bienenwabe bebrütet wird, umso brauner wird sie. Frisch gebaute Naturbauwaben sind schneeweiß. Sie bekommen allmählich einen leicht bräunlichen Stich und gehen dann in das typische Wachsgelb über. Irgendwann werden die Waben hellbraun und bei manchen Imkern werden sie sogar noch dunkelbraun bis hin zu schwarz. So weit kommt es bei mir nicht. Die dunkelbraunen Waben, die von den Bienen nicht besetzt sind und die auch fast kein Futter mehr haben, entnehme ich dem Bienenkasten. Ich enge das Volk ein bisschen ein, dass es nur noch auf den neueren Waben vom letzten Jahr sitzt, in denen es noch Futter hat oder brüten kann. Der Rest der Waben kommt ins Auto.

Einige Völker sind nicht mehr am Leben. Die Bienen sind aus irgendwelchen Gründen eingegangen. Vielleicht hat die Varroamilbe zugeschlagen. Futter ist noch da. Bei anderen Völkern haben die Bienen stark abgenommen und der Totenfall ist hoch. Tote Bienen liegen unten in der Beute. Es ist jedes Mal ein Trauerspiel. Jedes Mal frage ich mich, ob ich schuld bin, dass sie gestorben sind, oder ob sie von einem Virus oder einer Krankheit befallen wurden. Ich frage mich, ob sie im Spätjahr noch irgendwelches Gift von den Landwirten abbekommen haben. Bevor sie das Jahr beschließen, müssen einige Landwirte ihre Äcker unbedingt noch mit Insektiziden besprühen, damit

auch ja kein wie auch immer geartetes Insekt überlebt, das ihren Früchten oder dem Raps schaden könnte. Nein, die müssen alle noch schnell vergiftet werden. So spät im Jahr suchen die Bienen natürlich überall nach Nektar und nach Pollen. Handelt es sich um solche Spritzschäden? Ich weiß es nicht genau.

Bisher hielten sich die Verluste bei mir immer in Grenzen. Es kam schon einmal vor, dass 10–15 % der Völker den Winter nicht überstanden, aber das war selten. Bundesweit liegt der Schnitt der Winterverluste grob bei 20 %. Selbst an den großen Bienenforschungsanstalten, an denen es von Professoren, Doktoranten, Imkermeistern, Praktikanten nur so wimmelt, sind Verluste um die 10 % normal. Es ist noch zu erforschen, welche einzelnen Faktoren dabei mitspielen, dass Bienen sterben. Oft ist die Varroa verantwortlich. Man hat behandelt und behandelt und behandelt und dachte, es sei okay, aber die Varroa war eben leider trotzdem noch im Volk. Die gestorbenen Völker räume ich komplett ab. Die Waben werden mitsamt der Beute mitgenommen.

So wird der Stand durchgearbeitet. Es wird nachgesehen, ob noch ausreichend Futtervorräte in den einzelnen Bienenvölkern vorhanden sind. Bei denen, wo die Futtervorräte knapp bemessen sind, hängt man ein oder zwei Futterwaben von einem Volk zu, das noch gut versorgt ist. Man gleicht das ein wenig aus und freut sich, dass die Bienen am Fliegen sind. Man sieht auch einmal nach dem Brutnest und prüft, wie groß die verdeckelte Brut ist, die sie um diese Zeit haben. Im April können das zwei oder drei Waben mit Brutnestern sein. Die Vorwärtsentwicklung hat bereits begonnen. Das Volk wird demnächst regelrecht explodieren. Die Bienenzahl wird Ende April stark in die Höhe schießen.

Um den 1. Mai herum beginnt bei uns in der Gegend das große Blühen. Um diese Zeit kommt alles gemeinsam – Löwenzahn, Raps, Kirschblüten – alles kommt gleichzeitig. Da schwim-

men die Bienen im Futter und bis dahin müssen sie erstarken. Ich halte Bienen, die eine starke Frühjahrsentwicklung hinlegen, weil in unserer Gegend die Haupttracht mit der Hauptnektarmenge im Frühjahr kommt. Die Frühjahrtracht ist unsere Haupttracht. Ab und zu kommt Ende Juni bis Mitte Juli noch eine Waldtracht hinzu. Manchmal kommt auch noch die Linde, aber das war es, dann ist das Bienenjahr geschlossen, was die Nektartrachten angeht.

So räume ich meine Bienenvölker ab und kontrolliere sie, verstärke, tausche aus, baue auf. Manche Bienenvölker haben ihre Königin über den Winter verloren und sind drohnenbrütig. Jetzt um diese Zeit kann man im besten Fall versuchen, eine überwinterte Königin aus einem kleinen Volk einzuweiseln. Man hängt sie in einem kleinen Käfig ins Bienenvolk und verschließt den Zugang mit Futterteig in der Hoffnung, dass die Bienen die neue Königin annehmen. Nur dann geht der Bestand des Volkes weiter. Klappt das nicht, kann man es mit einem anderen Volk vereinigen. Dafür setzt man ein Volk mit seiner Königin oben auf die Beute auf und legt ein Zeitungspapier dazwischen, in das man ein paar Löcher macht. Die Bienen fressen sich durch. Der Stockgeruch gleicht sich an und meist wandern die Bienen hoch oder man setzt die Waben zusammen und vereinigt so die zwei Völker. Das ist immer noch besser, als wenn das Volk stirbt.

Die alten Waben, die ich in den Kofferraum geladen habe, nehme ich mit nach Hause. Dort habe ich einen Wachsschmelzer, in dem man die Waben ausschmelzen kann. Das ist ein sehr großer Bottich aus Edelstahl, der unten geschlossen ist. Er hat einen Hahn, über den man in den unteren Bereich Wasser einfüllen kann. Über dieser Wasserkammer ist ein dicht verschweißter Deckel, ein zweiter Boden, von dem aus ein Rohr nach oben führt. Wenn man das Wasser unten über einen Gasbrenner zum Kochen bringt, dann steigt der Dampf über das

Rohr nach oben und kommt in den oberen Behälter, in dem sich die auszuschmelzenden Waben befinden. In diesem Behälter gibt es ein Sieb, damit das Wachs durch das Sieb abtropfen und nach außen in einen Kunststoffeimer abfließen kann. In den Eimer hat man unten etwas Wasser gefüllt, damit das Wachs auf dem Wasser schwimmt. Dadurch lässt es sich leicht wieder aus dem Eimer lösen, wenn es ausgehärtet ist. Außerdem setzen sich die Schmutzpartikel im Wachs unten ab, weil sie schwerer sind als Wachs. Man kann später dann am Boden dieser Wachsböden – der Fachausdruck für diese Wachsklötze – die Unreinheiten abkratzen. Damit das Wachs möglichst sauber ist.

Wachs wird von den Bienen aus ihrem eigenen Leib ausgeschmolzen. Bienen sind eigentlich Lichttiere. Wenn sie den Stock verlassen und Flugbienen werden, dann sind sie die Freunde der Sonne. Sie fliegen im Licht und kommen nach Hause in den dunklen Stock und fliegen wieder aus. Sie tanken Sonne. Was sie nach Hause bringen – Pollen und Nektar – ist alles direkt der Sonne ausgesetzt. Im Grunde genommen ist das, was die Bienen nach Hause in ihren Stock tragen, eingefangener Sonnenschein. Es ist Licht, Sonnenqualität, Frühlingsqualität, vom Geist her das Aufstrebende, das Reiche, das Üppige. Das bringen sie nach Hause.

Ab einem bestimmten Alter fangen Bienen an, in den Wachsdrüsen Wachs zu produzieren. Flugbienen sind sie da zwar noch nicht, aber sie ernähren sich ja von dem, was die Bienen von außen bringen – Nektar und Pollen. Die Lichtnahrung, die sie aufnehmen, wandeln sie um in Wachs. Aus dem Wachs baut das Bienenvolk das Gerüst, auf dem es lebt, sein Skelett. Der Wabenbau ist ein Kunstwerk an sich – lotrecht gebaut, manchmal ein bisschen verwunden, aber immer senkrecht. Im Stabilbau, das heißt ohne Rähmchen, sind die Waben manchmal ver-

dreht und gewunden, aber sie hängen immer senkrecht nach unten.

Wachs ist von den Bienen aufgenommener Sonnenschein, verarbeitet zu einer Substanz, die sehr widerstandsfähig ist und die wieder zu Licht wird. Früher hatte man nichts zum Erhellen der Dunkelheit außer Kienspan, das sind Kiefernholzspalten oder -scheite, die man anbrannte, weil sie gut brennen und ein schwaches Licht in den Raum werfen. Und dann entdeckte man, dass sich aus Wachs Kerzen machen ließen. Da wurde das Sonnenlicht wieder zum Licht – meist in den Kirchen. Wachs war im Mittelalter ein äußerst wertvoller Stoff, bis dann irgendwann die Öllampen aufkamen. In den Kirchen nutzte man selbst dann noch hauptsächlich Kerzenlicht. Die Kirchen, die zehentpflichtige Bauern hatten, wollten einen Teil dieser Abgaben in Wachs. Sie hatten ein enormes Wachsbedürfnis, um den großen Kirchenraum wenigstens ein bisschen auszuleuchten mit Kerzen. Das war keine einfache Geschichte.

Und hier schließt sich der geistige Kreis. Sonnenlicht wird zu Nektar. Nektar wird von Bienen aufgenommen – der Sonnenschein, der süße Sonnenschein wird aufgenommen, wird verdaut, wird zu Wachs produziert und hinterher verbrennt er wieder und spendet Licht. Licht wird wieder zu Licht. Es ist ein sehr schönes Bild. Licht wird wieder zu Licht.

Es gibt noch einen weiteren Stoff, den die Bienen produzieren, von dem wahre Wunderwirkungen ausgehen sollen: das Propolis. Angeblich, so behaupten manche Imker, wirke es gegen alle Beschwerden des Menschen, welcher Art auch immer. Bienen benutzen Propolis im Bienenstock zur Verkittung von Rissen, Verklebung von losen Dingen. Dringt zum Beispiel eine Maus in den Bienenstock ein, stirbt dort und kann von den Bienen nicht aus dem Stock entfernt werden, so hüllen sie den

Kadaver komplett in Propolis ein. Propolis desinfiziert. Es hat eine stark antiseptische und vermutlich auch antivirale Wirkung. Die gesamte Innenhülle des Bienenstockes wird mit einer dünnen Propolisschicht verkleidet, auch auf die Zellenränder der Waben wird Propolis aufgebracht, kurzum überall, wo unerwünschte Bakterien übertragen werden könnten, setzen die Bienen Propolis ein.

Was ist Propolis? Propolis heißt wörtlich übersetzt: vor der Stadt. Wahrscheinlich stammt der Name daher, weil die Bienen den Eingang ihrer Stöcke stark mit Propolis beschichten. Die Bienen sammeln Harze von verschiedenen Bäumen, auch Knospenharze von anderen Pflanzen, verarbeiten sie mit ihren Speichelsekreten und tragen sie in den Stock ein. Deshalb hat Propolis oftmals eine sehr unterschiedliche Zusammensetzung, je nachdem welche Harze im Moment verfügbar sind oder in der jeweiligen Landschaft von Pflanzen erzeugt werden können. In relativ frischem Zustand ist Propolis wie ein Harz stark klebrig, nach einiger Zeit wird es fest. Altes Propolis kann sehr hart sein.

Propolis ist alkohollöslich und wird deshalb in möglichst hochprozentigem Alkohol gelöst. Meiner Erfahrung nach genügt es, dass die Propolisstücke für ca. eine Woche im Alkohol belassen werden. Die entstandene Urtinktur wird dann abgefiltert und auf ca. 40 % Alkoholgehalt verdünnt. Die fertige Propolistinktur ist eine braune, noch immer klebrige Flüssigkeit. Da die chemische Zusammensetzung stark variiert, kann Propolis nicht als standardisiertes Arzneimittel in Verkehr gebracht werden. Da es auch ein hochallergenes Mittel sein kann, möchte ich an dieser Stelle keinerlei Verwendungsempfehlungen geben. Es gibt genügend Literatur, die sich intensiv mit Propolis befasst. Sollten Sie das Bedürfnis nach Propolis haben, informieren Sie sich gründlich und prüfen Sie, ob Sie es vertragen!

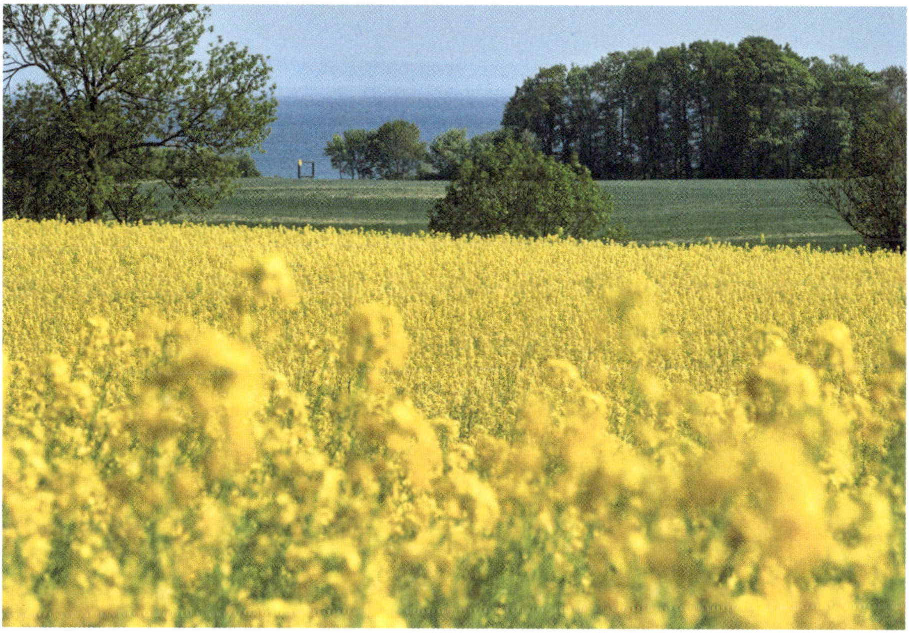

Der Raps – die Haupttracht in Hohenlohe

Honig – Eingefangener Sonnenschein

Der Raps war verblüht. Er hatte lange geblüht. Es war warm gewesen. Raps braucht Wärme, aber er braucht auch Feuchtigkeit, damit er richtig honigt. Er honigt natürlich nicht wirklich, sondern bildet Nektar in seinen Nektarien in jeder Blüte. Die Bienen sammeln den Nektar und tragen ihn in ihren Stock. Die Obstbaumblüte war auch vorüber. Es hatte reichlich geblüht und keine Nachtfröste gegeben. Die Bienen hatten all diesen Nektar eingetragen und der Honig in ihren Waben würde einen Mischhonig geben aus vielleicht ein bisschen Löwenzahn, Obstblüte und Raps.

Es ist an sich schon ein Wunderwerk der Natur, dass blühende Pflanzen Organe ausbilden, die speziell für bestäubende Insekten attraktiv sind. Was für ein Wunderwerk der Natur ist das? Woher weiß eine Pflanze, dass sie etwas anbieten muss, was Insekten anlockt, die beim Befliegen ihrer Blüte, wenn sie

das süße Etwas, diesen Nektar, diesen Pflanzensaft holen, gleichzeitig durch die Berührung der Staubgefäße Pollen auf den Stempel bringt? Die Blüte bildet Nektarien, damit sie befruchtet wird und irgendeine Frucht oder einen Samen ausbilden kann.

Honig ist nicht gleich Honig und Nektar ist auch nicht gleich Nektar. Manche Kunden fragen nach Kirschhonig. Sie denken dabei an das fruchtig süße Eigenaroma der Kirschen. Aber der Honig schmeckt ganz anders. Das Honigaroma hat mit dem Fruchtaroma meist nicht viel zu tun.

Bleiben wir einmal beim Raps. Pollen sind immer da, denn die Pflanze will schließlich befruchtet werden. Ob der Raps Nektarien und Nektar bildet, das hängt allerdings immer von der Temperatur ab. Bei mir in Hohenlohe sagen die alten Imker, der Raps honigt nur, wenn es über 22 °C hat und wenn kein Ostwind herrscht. Das mit den über 22 °C leuchtet unmittelbar ein. Die Rapspflanze braucht die Temperatur vielleicht, um dieses Mehr an Zucker zu bilden, das sie dann in den Nektarien absondert, damit die Bienen es aufnehmen können. Die Sache mit dem Ostwind hört sich dagegen ein bisschen wie Hokuspokus an. Ist es aber nicht. Der Ostwind ist ziemlich trocken und bei Trockenheit honigt der Raps nicht gut.

Honigt der Raps, riecht man es auch. Er riecht und duftet dann sehr intensiv. *Heute stinkt der Raps, dann fliegen die Bienen.* Raps kann eine richtige Massentracht werden, sodass manche Bienenvölker 50–60 kg Rapshonig eintragen, besser gesagt Nektar, den sie dann umwandeln in Honig. Eine große Massentracht ist ein Massenangebot an Nahrung. Von den Bienen wird Nektar eingetragen, der ungefähr 7 oder 8 % Zucker hat. Er wird von den Bienen eingedickt. Sie entziehen ihm Wasser, indem sie ihn aufnehmen und das Wasser absorbieren und einen immer dickeren Sirup erzeugen, bis er irgendwann nur

noch ca. 17–18 % Wasser hat. Dann ist es Honig. Viele Enzyme der Bienen sind im Honig und vieles vom Raps ist in konzentrierter Form im Honig.

Raps ist eine Züchtung, und das wirkt sich auf den Geschmack aus. Man schmeckt, dass er keine besondere Eigenheit hat. Rapshonig ist sehr süß, kristallisiert relativ schnell aus und wird steinhart. Viele Imker umgehen das, indem sie den Rapshonig rühren, während er auskristallisiert, damit die Kristalle, die Zuckerkristalle, gebrochen werden und er cremig wird. Heute wollen viele Kunden einen cremigen Honig, den man zur Not fingerdick aufs Brot streichen kann. Aber Rapshonig ist nur süß und hat kaum Aroma, ein bisschen vielleicht.

Bei Blütenhonig oder bei Löwenzahnhonig ist das ganz anders. Der Löwenzahn ist eine Wildpflanze, die nicht gezüchtet wurde. Manchmal wird sie von den Landwirten, wenn sie überhandnimmt, nicht gerne gesehen. Ihr Honig hat einen eigenen Geschmack. Er ist im Nachklang, so würde man es beim Wein sagen, ein wenig bitter. Das ist kein Wunder. Löwenzahnblätter sind bitter. Probiert man einmal ein wenig von der Milch, die im Stängel fließt, stellt man fest, dass sie gallenbitter ist. Die Löwenzahnwurzel ist unwahrscheinlich bitter. Ich habe mir einmal die Mühe gemacht und für Leber- und Magenkrankheiten Löwenzahnwurzeln ausgegraben, getrocknet und mit Alkohol versetzt. Ich stellte eine richtig gute Tinktur her, und als ich sie probierte, wusste ich nicht, wie ich diesen Geschmack jemals wieder aus meinem Mund loswerden sollte. Gallenbitter. Da überträgt sich etwas von dieser Löwenzahnpflanze, von diesem Löwenzahnwesen, diesem Charakter der Pflanze, auf den Honig. Löwenzahnhonig ist etwas für Liebhaber. Ich mag ihn nicht so sehr. Ich mag aromatische Honige.

Obstblüte ist anders und hat oft ein sehr gutes Aroma. Dieses Aroma hat aber nichts mit Apfel- oder Birnengeschmack

zu tun, sondern es ist etwas Eigenes, was da kommt – süß und schwach aromatisch. Es ist ein zurückhaltender, aber sehr schöner Honig, der grob kristallisiert. Es gibt einige äußerst aromatische Honige. In der Pfalz gibt es die Edelkastanie. Edelkastanienhonig ist etwas für Liebhaber. Manche sagen, wer einmal Edelkastanienhonig gegessen hat und ihn mag, kommt nie wieder von ihm los. Er möchte keinen anderen Honig mehr. Da ist schon etwas dran. Ich mag ihn sehr. Es ist ein sehr aromatischer, ein bisschen herber Honig, der einen am Anfang die Stirn runzeln lässt, aber dann hat er mich in der Tat nie wieder losgelassen.

Dennoch bin ich mit meinen Bienen noch nie in die Pfalz gefahren. Das mache ich auch nicht. Der Edelkastanienhonig gehört meiner Ansicht nach den Pfälzer Imkern, und wenn ich welchen will, dann kaufe ich ihn bei denen. Ich fahre nicht von mir aus mit meinen Bienen 200 km, damit ich dort in diesem Edelkastanienhoniggeschäft mitmischen kann. Ich kaufe auch Schwarzwälder Tannenhonig, weil er meiner Ansicht nach den dort ansässigen Schwarzwälder Imkern gehört. Es muss auch nicht sein, dass Brandenburger Imker mit 800 Bienenvölkern in den Schwarzwald kommen und meinen, sie könnten damit das riesengroße Geschäft machen. Klar machen sie ein gutes Geschäft, ich finde aber nicht, dass das so gerechtfertigt ist. Dieses Geschäft sollen die Schwarzwälder Imker machen.

Hier bei uns ist es der Rapshonig. Raps wird in Hohenlohe häufig angebaut, weil er bei der Fruchtfolge im Ackerbau bei der Schweinehaltung nötig ist. Rapshonig gehört den Hohenlohischen Imkern. Im norddeutschen Raum, in der Hamburger Gegend, wird auch sehr viel Raps angebaut. Dort schätzt man Rapshonig sehr und es wird gut für ihn bezahlt. Bei uns führt er eher ein Schattendasein.

Jede Pflanze gibt einen Teil ihrer Seele als Abbild über die Nektarien an das Bienenvolk weiter. Die Bienen nehmen den

Nektar mit in den Stock, konzentrieren ihn, spalten Zucker auf und führen ihm Enzyme zu. Honig ist eigentlich kein Genussmittel, sondern ein Heilmittel. Welchen Honig ich auch immer esse, jeder hat seinen ganz eigenen Charakter und seine eigene Wirkung. Es ist nicht einfach nur süß. Es ist nicht nur ein Brotaufstrich, sondern es ist Medizin. Beim Apfelblütenhonig ist der Charakter des Apfelbaumes eingefangen – knorrig, widerstandsfähig, fruchtbildend, saftig. Birnenhonig ist manchmal etwas herb. Reiner Honig von Birnen ist etwas für Menschen, deren Süße etwas abgedämpft werden müsste. Die Bienen bringen das Ihrige mit in den Honig hinein.

Es ist schön, wenn man nicht nur Sortenhonige erzeugt, sondern Landschaftshonige. Beim Wein gibt es die Lagenweine. Nehmen wir zum Beispiel den Schwaigerner Heuchelberg – der Wein ist vom Heuchelberg und schmeckt nach Heuchelberg. Das soll keine Werbung für diesen bestimmten Wein sein. Es gibt so viele Berge: Eselsberge und Fichtenberge und Lehberge. Jeder dieser Weine hat seinen besonderen Charakter. Mein Traum ist es, einen Lagenhonig zu machen. Hohenloher Honig aus – nehmen wir irgendwelche Städtchen wie Niederstetten oder Blaufelden oder Crailsheim – Crailsheimer Frühjahrshonig. Das hört sich gut an, und das würde ich gerne machen. Einen Honig, bei dem man etwas vom Charakter der Landschaft mitbekommt. Und es kann sein, dass er jedes Jahr anders schmeckt. Genau wie der Riesling von einem bestimmten Weinberg jedes Jahr anders schmecken kann.

Es ist immer etwas vom Geist der Pflanze und vom Geist der Bienen im Honig. Honig hat nichts mit dem gemein, was immer gleichförmig ist, immer gleich aussieht und immer gleich schmeckt. Junge Menschen können Honig heute häufig nicht mehr viel abgewinnen. Leicht spöttisch nenne ich sie manchmal die Nutella-Generation. Nutella schmeckt immer gleich.

Es ist immer gleich fett, gleich süß, vielleicht sind sogar Haselnüsse drin – keine Ahnung, was in dem Zeug alles ist, aber es fehlt irgendwie der Geist und der ist im Honig.

Honig heilt zum Beispiel Wunden. Geben Sie ein bisschen Honig auf eine Schnittwunde und dann ein Pflaster drauf! Das wirkt manchmal wahre Wunder. Wegen der Bakterien muss man keine Sorge haben, denn Honig ist steril. Ich habe noch nie einen Honig gesehen, der schimmelt. In Gärung geraten kann er, wenn er zu feucht ist. Hat ein Honig mehr als 18 % Feuchtigkeit, kann es passieren, dass er anfängt zu gären. Er schäumt dann. Es schmeckt ein bisschen fruchtig und nicht unbedingt schlecht, aber der Honig ist dann nicht mehr verkehrsfähig. Ich habe ihn ab und zu trotzdem gegessen. Man kann ihn auch zu einer Metkellerei geben oder selbst Met brauen. Das ist auch eine feine Sache. Die alten Germanen wussten, was gut ist.

Es gibt noch so viel über den Honig zu sagen, über seine medizinischen Wirkungen. Bisher sind über 300 verschiedene Stoffe im Honig nachgewiesen, die alle irgendwo ihre Wirkung haben können. Ich bin glücklich, dass ich meinen eigenen Honig habe, und es erfüllt mich manchmal mit einem bei mir ganz seltenen Gefühl. *Irgendwie bin ich stolz darauf, dass ich mit den Bienen klarkomme und dass es ab und zu ein richtig schönes, fettes Butterbrot gibt mit richtig gutem Honig drauf. Mahlzeit!*

Pollen – das Brot des Bien

Wir haben schon über Honig gesprochen und es gibt noch ein Hauptnahrungsmittel der Bienen – Pollen. Es ist Anfang Mai. Das große, herrliche Explodieren der Natur hat begonnen, dieses üppige Blühen an allen Ecken und Enden. Auf Grund der

Rapssorten, die so gezüchtet werden, dass sie immer früher blühen, damit die Ernte nicht so spät im Jahr kommt, blüht eigentlich alles gleichzeitig. Als ich in den 1980er-Jahren anfing zu imkern, kam der Raps noch etwas später. Die Reihenfolge war Löwenzahn, Obstblüte und dann der Raps. Heute kann es sein, dass der Raps vor der Obstblüte kommt, aufblüht und als Massentracht die Bienen magisch anzieht.

Wenn der Raps blüht, sind die Bienen manchmal ein wenig nervös. Sie stechen schneller. Sie sind auf Hochtouren. Die Bienenvölker sind um diese Zeit mitten in ihrer Hochentwicklung. Öffnet man den Kasten eines starken Volkes, hat man es mit zigtausend mehr oder minder kampfbereiten, wehrhaften Flugbienen zu tun. Nicht alle Bienen stechen. Nicht alle Bienen sind Flugbienen, aber der Anteil der wehrhaften Bienen ist um diese Zeit ziemlich hoch.

Es ist einfach schön, wenn man vorne an den Bienenkästen steht und beobachtet, wie die Bienen nach Hause kommen. Was für ein lautes Brummen! Manche Leute sagen dann, die Bienen schwärmen. Sie schwärmen natürlich nicht, aber sie fliegen in Mengen und Massen aus und alles, was Flügel hat und Flugbiene ist und keine Stockbiene, ist unterwegs. Raps hat wie die Farbe seiner Blüten einen schönen hellgelben, beinahe zitronengelben Pollen. Der Pollen ist quasi die männliche Komponente der Fortpflanzung bei der Rapspflanze. Der Stempel in der Blüte hat die weibliche Funktion und nimmt den Pollen auf, wird durch ihn befruchtet und bildet dann die Rapsschote aus, in der sich wieder Samen befindet – kleine, runde, schwarze Körnchen.

Die Bienen sammeln Pollen. Pollen sind mikroskopisch kleine Samenzellen, die von einem öligen Überzug bedeckt sind. Durch den öligen Überzug können die Bienen ihn, wenn sie ihn mit ihren Mandibeln etwas zerkauen und ein Drüsensekret

zugeben, an den Haaren ihrer letzten Hinterbeine festkleben, an den Oberschenkeln. Ich sage immer, die sehen aus wie Herkules mit überdimensionierten Oberschenkeln. Wenn sie angeflogen kommen, sieht man, was sie im Gepäck haben. Es ist ein hellgelbes Päckchen, das sie links und rechts mit sich tragen. Es ist eine enorme Menge an Pollenkörnern, die sie sich aus ihrem Haarkleid – wenn man so sagen will, aus ihrem Fell – auskämmen und an die Schenkel kleben, und damit fliegen sie dann nach Hause.

Sie fliegen damit in den Stock. Die Pollenladung wird in der Nähe des Brutnestes abgelagert. Pollen bildet nämlich die Eiweiß- und die Fettnahrung der Bienen und sind vor allem für die Brut enorm wichtig. Arbeiterinnenbrut wird in den ersten drei Tagen auch mit reinem Futtersaft der Ammenbienen versorgt – auch die Immen haben Ammen. Der Futtersaft ist ein Drüsensekret, das sehr nahrhaft ist und in dem sich alles findet, was die Biene zum Leben braucht. Später wird eine Arbeiterin mit einer Mischung aus diesem Sekret, Honig, Nektar und Pollen, ernährt.

Pollen versorgt die Bienen mit Eiweiß und Fett. Er verfügt über enorm viele Aminosäuren, viele hochwertige Eiweiße. Er beinhaltet alles, was ein Lebewesen an Eiweiß braucht. Im Stock wird der Pollen in Zellen gelagert. Er wird in ihnen ein bisschen festgestampft, eingestampft und leicht verändert. Vermutlich fermentiert er ein wenig. Zum Abschluss wird er mit einer ganz dünnen Honigschicht überzogen – sprich konserviert. So können die Bienen ihn über den Winter bringen. Wenn es mitten im Winter mit dem neuen Brutnest losgeht, ist noch kein Ausfliegen möglich. Dann wird dieser Pollen genommen. Die erste Brut wird mit Pollen versorgt.

Imker nennen diesen von den Bienen konservierten Pollen Bienenbrot. Es gibt Spezialisten, die es den Bienen wegnehmen und ihm eine enorme Heilwirkung zuschreiben. Kann durch-

aus sein. Ich nehme an, dass es in einem Bienenvolk nichts gibt, was für den Menschen nicht irgendwie heilsam wäre. Ich habe es jedenfalls noch nie entnommen und habe es auch nicht versucht, denn ich brauche kein Bienenbrot. Ich esse mein Vollkornbrot oder mein Weizen-Roggenmischbrot, damit bin ich zufrieden.

Gibt es viel Pollen wie in der Rapszeit, wird natürlich entsprechend viel gesammelt und am Brutnest abgelagert. Immer mehr und mehr. Die Königin hat dann fast keine freien Zellen mehr, um ihre Eier abzulegen. Der Platz im Bienenkasten wird eng und das löst den Schwarmtrieb mit aus. Die Bienen kommen in einen Zustand, in dem das Volk sich teilen will. Es ist Nahrung in Hülle und Fülle da und es fehlt an Platz. Weiselzellen werden gebaut und bestiftet. Die alte Königin verlässt mit dem Vorschwarm das Volk und es kann, wie bereits beschrieben, zu mehreren Nachschwärmen kommen. Das Bienenvolk vermehrt sich.

Und wieder ist da ein Kreislauf zu erkennen. Pollen, eigentlich Samen, ein Sexualstoff, wird von den Bienen von Pflanzen eingetragen und erzeugt im Bienenvolk den Impuls zur Teilung. Das kommt nicht von ungefähr. Der Geist des Pollens – Fruchtbarkeit, Frucht zu erzeugen, Samen zu erzeugen – der überträgt sich irgendwie auf die Bienen, denn auch sie teilen und vermehren sich. Es ist zu Beginn eine Teilung ohne Sexualität. Erst die nachfolgenden Königinnen müssen begattet werden. Aber das Volk vermehrt sich, teilt sich in zwei Völker auf. Es mag keine direkte Sexualität im Spiel sein, aber der Impuls dazu kommt von pflanzlicher Sexualität, die sich auf tierische Sexualität überträgt. Das ist ein höchst interessanter Punkt bei der Pollengeschichte.

Ich persönlich habe noch nie Pollen gesammelt. Man sammelt ihn, indem man vor der Haustür der Bienen, dem Flug-

loch, sogenannte Pollenfallen anbringt. Die Bienen müssen sich dann durch eine Öffnung zwängen, bei der ein großer Teil des Pollens von ihren Hinterbeinen abgestreift wird und in eine Auffangschale fällt, die darunter steht. Der Imker muss es täglich holen. Der Pollen wird gereinigt und meist eingefroren oder getrocknet, sonst fängt er an zu schimmeln und wird ungenießbar. Pollen, den man bei uns erhält, kommt meist aus Südeuropa, aus Spanien. Dort werden riesige Mengen an Pollen gesammelt.

Ich sehe für mich im Moment keinerlei Anwendungszwang. Es ist einfach Nahrung für die Bienen. Im Notfall kann man es auch für den Menschen nutzen. Ich mache es nicht. Meine Bienen dürfen ihren Pollen selbst verzehren. Außerdem schmeckt er meist ein bisschen herb und bitter. Ich muss nicht nur Herbes und Bitteres haben. Es gibt auch milde Dinge, die mir munden, oder einmal ein Schlückchen Wein. Das ist auch etwas Feines.

Gelee Royal – königliche Marmelade

Ein weiteres Produkt aus dem Bienenvolk hat einen geradezu legendären Ruf. Es wird fast schon als Zaubermittel gehandelt, sei es in der kosmetischen Industrie oder bei Menschen, die sich gesundheitlich etwas besonders Gutes tun wollen. Und dieses Wundermittel ist unter dem Namen Gelee Royal bekannt – Königliche Marmelade. Was ist das? Es ist der Futtersaft aus den Mandibeldrüsen der Bienen. Das sind Drüsen an ihrem Mund- und Kauwerkzeug. Es ist der Futtersaft für die Königin – deshalb königliches Gelee.

Gelee Royal ist ein ganz spezieller Saft, der alles enthält, was ein Lebewesen braucht: Vitamine, Mineralstoffe, Eiweiße, Kohlenhydrate und Fette. Und er enthält es in einer besonders aufgeschlossenen Form. Wird eine neue Königin vom Bienenvolk

erzeugt, bestiftet die alte Königin ein Weiselnäpfchen, die spezielle Königinnenzelle, die rund ist und ca. 9 mm Durchmesser hat. Sobald die halbmondförmig gebogene Königinnen-Made aus dem Ei schlüpft, wird sie sofort mit diesem klaren Futtersaft aus den Mandibeldrüsen der Ammenbienen gefüttert. Arbeiterinnen werden im Gegensatz dazu mit einem Futtersaft aus der Schlunddrüse der Ammenbienen gefüttert. Dieser hat eine etwas andere Zusammensetzung. Gelee Royal ist der Königin vorbehalten. Arbeiterinnen und Drohnen werden später zusätzlich mit Pollen, Nektar oder Honig gefüttert. Während die Königin ausschließlich Gelee Royal bekommt.

Das ist schon ein tolles Zeug. Die Königin hat als Made ein Fressstadium von ca. fünf Tagen. Fünf Tage lang schwimmt sie regelrecht im Futtersaft. Das ist wirklich so. Die Made schwimmt in einem See von Futtersaft – ein Schlaraffenland. Dann streckt sie sich und am achten Tag nach der Eiablage wird die Zelle verdeckelt. Die Made spinnt sich ein und verpuppt sich. Fünf Tage bleiben ihr davor, um zu fressen, und in diesen Tagen nimmt sie unendlich viel zu. Die genaue Zahl weiß ich nicht, aber das Verhältnis kenne ich. Im Vergleich wäre es, wie wenn ein Neugeborenes am dritten Tag seiner Geburt eine spezielle Nahrung bekäme, die es dann in den folgenden fünf Tagen so weit hochfütterte, dass es anschließend – man halte sich fest – 1600 kg wiegen würde. Es ist eine enorme Wachstumsgeschwindigkeit, die diese Insekten an den Tag legen, während sie in ihrem Futter schwimmen.

Gelee Royal kann man durchaus als Raketentreibstoff unter den Nahrungsmitteln bezeichnen. Fraglich ist allerdings, ob es beim Menschen eine ähnliche Wirkung hat wie bei den Insekten. Natürlich habe ich das Zeug probiert. Wenn ich ab und zu eine Königinnenzelle ausbrechen muss, weil ich auf keinen Fall möchte, dass ein Volk in Schwarmstimmung verfällt, habe ich

die Made schon beiseitegerückt und das Gelee Royal gekostet, das im Weiselnäpfen war. Ich kann Ihnen sagen, es schmeckt scheußlich. Es schmeckt bitter. Es schmeckt sauer. Es schmeckt eigenartig. Es schmeckt herb. Ich sage es einmal so: Als Neugeborener würde ich ein Haferflockenbreichen diesem Zeug immer vorziehen. Deshalb wiege ich auch keine 1600 kg. Das ist etwas für Spezialisten. Meist wird es vermischt mit Honig angeboten. Wer es braucht. Ich brauche es nicht.

Angeblich soll irgendein Papst fünf oder sechs Jahre am Leben erhalten worden sein, obwohl er sehr krank war, weil man ihm größere Mengen dieses Gelee Royals als Arznei oder als Nahrungszusatz gereicht hat. Mag sein. Es ist immer die Frage, wie rein ist dieser Stoff, wenn Sie ihn kaufen. Meist kommt er aus Osteuropa. Die Erzeugung funktioniert so, dass ein Imker künstliche Königinnenzucht betreibt. Er nimmt irgendwelche künstlichen Weiselbecher, belarvt sie und hängt sie in ein zuchtwilliges Volk, das gerade keine Königin hat. Die Bienen nehmen diese Larven an und füttern sie mit Futtersaft. Am dritten oder vierten Tag wird die Larve entnommen und dieser Futtersaft mit einer speziellen Pumpe abgepumpt. Ich bin nicht sicher, ob man ihn konservieren kann. Soviel ich weiß, wird er tiefgekühlt oder unter Honig gemischt. So kann er sich nicht weiter zersetzen. Gelee Royal ist eine hoch eiweißhaltige Substanz, die sehr schnell in Gärung oder Verderben übergeht, wenn man sie nicht umgehend kühlt oder eingefriert.

Ich würde es nicht nehmen. Es gehört nicht mir. Es ist etwas Ureigenes, das den Bienen gehört. Und ich sehe auch keinen Sinn darin, dass man künstlich Königinnen züchtet, damit irgendwelche kranken Menschen ihre Hoffnungen hineinlegen und dieses Zeug zu sich nehmen. Ich sehe auch nicht ein, dass man in der kosmetischen Industrie damit wirbt, es straffe die Haut oder habe weiß Gott was nicht alles zur Folge. Ich würde es den Bienen lassen. Da ist es am besten aufgehoben.

Der Bienenstich – halb so schlimm wie sein Ruf

Aua! Der Stich, der Bienenstich, der gefürchtete, diese Mordwaffe, dieses unendlich Schlimme: *Oh Gott, eine Biene! Sie wird mich jetzt gleich töten.* Die Bienen haben natürlich Stacheln, sogar die Königin. Nur die Drohnen haben keine Stacheln. Dieser Stachel ist im Hinterleib der Biene eine relativ komplizierte Angelegenheit. Es ist eine Giftblase vorhanden und ein Stechapparat, Muskeln, die dieses Gift in das gestochene Lebewesen pumpen, egal ob Mensch, Insekt, Pferd oder Kuh.

Der Stechapparat einer Biene hat Widerhaken. Sticht sie ein anderes Insekt, entsteht ein Loch in dessen Chitinpanzer, das sich nicht schließt. Die Biene kann ihren Stachel wieder zurückziehen und es passiert nichts, außer dass das andere Insekt stirbt, weil das Gift für Insekten hochwirksam ist und auch von der Menge her enorm. Für einen Menschen sind die 0,1 mg, die die Biene da in einen hineinpumpt, natürlich nicht tödlich, absolut nicht. Es gab schon Menschen, die mehrere hundert Bienenstiche hatten. Natürlich hatten sie starke Schwellungen, bekamen Fieber als Abwehrreaktion ihres Körpers, aber daran gestorben sind sie nicht. Ich hatte auch schon einmal über 20 Stiche. Das war nicht angenehm, aber es ging dann wieder.

Gefährlich wird es bei einer Allergie gegen Bienengift und ganz schlimm, wenn es zum anaphylaktischen Schock kommt. Daran kann ein Mensch selbstverständlich sterben und genauso wenn er in die Zunge oder den Rachen gestochen wird. Schwellen Mund- und Rachenraum an, kann man Schwierigkeiten beim Luftholen bekommen. Wenn so etwas passiert: Kühlen! Am besten kühlen Sie mit Eiswürfeln und dann sofort zum Arzt! Es ist höchste Gefahr angesagt. Schwillt es an und bekommt man keine Luft mehr, braucht man schnellstmöglich ärztliche Hilfe. Für jemanden, der nicht allergisch ist und nicht

im Mund-Rachenraum gestochen wird, ist so ein Stich eine harmlose Sache. Natürlich gibt es Stellen, an denen ist es besonders unangenehm, wie zum Beispiel das Augenlid oder die Lippe. Das tut höllisch weh. Selbst der erfahrenste Imker spürt den Schmerz, das lässt nie nach. Weh tut es immer. Hauptbestandteile des Bienengifts sind Melittin und Apamin. Melittin ist nicht sonderlich giftig. Apamin ist ein Nervengift. Zusätzlich sind noch Stoffe darin, die dafür sorgen, dass das Gift im Körper des Gestochenen gut verbreitet wird. Man bekommt meist eine körperliche Abwehrreaktion, weil Melittin ein Allergen ist. Wird man in den Arm gestochen, kann er anschwellen. Es tut weh, ist unangenehm und wenn es heilt, kann es auch fürchterlich jucken, aber ansonsten ist so ein Bienenstich eigentlich eine harmlose Angelegenheit.

Die Menschen bemerkten schnell, dass das Melittin und die anderen Stoffe, die im Gift enthalten sind, auch eine heilende Wirkung haben können. Ich hatte eine Zeitlang häufig Kopfschmerzen. Wenn ich mich von einer Biene in den Nacken stechen ließ, war das kurz sehr schmerzhaft und wurde dann wohlig warm. Alles wurde durch das Gift gut durchblutet und die Kopfschmerzen waren weg. Bienengift soll auch gut gegen Rheuma sein, weil es diese durchblutungssteigernde Wirkung hat.

Man stellte Bienengiftsalben her. Die Salbengrundlage war Fett und darunter mischte man Bienengift. Diese Bienengiftsalben brannten wie die Hölle auf der Haut. Zum Gebrauch dieser Salben gehörte eine enorme Portion an Leidensfähigkeit und Masochismus. Das machte man wirklich nur, wenn es sich gar nicht vermeiden ließ. Es war brutal. Soweit ich weiß, findet Bienengift in der Medizin keine große Anwendung mehr. Früher ließ man die Bienen in ein Vlies stechen, um an das Gift zu gelangen. Die Bienen starben, weil sie ihren Stachel dabei verlo-

ren. Später entdeckte man, dass man Bienen durch schwache Stromfelder dazu veranlassen kann zu stechen. Man fand Trägersubstanzen, in die sie stechen konnten, ohne ihre Stacheln zu verlieren, so dass sie nicht starben.

Ich erzeuge kein Bienengift und lasse es am liebsten ganz bei den Bienen. Ein Nebeneffekt, wenn eine Biene sticht, ist das Ausschütten von Alarmpheromonen. Das sind Geruchsstoffe, die die anderen Bienen vor der Gefahr warnen. *Wir sind angegriffen worden! Eine von uns hat gestochen!* Dann eilen die anderen ihr zu Hilfe, kommen angeflogen und es geht richtig los. Heia Safari, da kommen die und nicht nur eine, sondern dann kommen sie in Massen. Bei den aggressiven Bienen früher ist der Imker dann gerannt. Imker waren manchmal rekordverdächtig – auf 100 Meter 9,89 Sekunden – oder so. Das war damals schon einmal möglich. Heute ist es nicht mehr so. Natürlich werden die Bienen unruhig, wenn eine von ihnen sticht oder ihren Stachel ausfährt und verletzt wird. Sie werden unruhig und es kann sein, dass sie ein wenig aggressiv werden. Aber diese überfallartigen Angriffe gibt es bei den heutigen Bienen nicht mehr. Sie sind auf friedlich gezüchtet worden. Ich sage manchmal sogar, sie sind auf doof gezüchtet worden. Sie machen nichts mehr, wenn man ihre Kiste aufmacht. Aber so ist der Lauf der Dinge.

Ein Ratschlag, wenn Sie von einer Biene gestochen werden oder wenn jemand in Ihrer Gegenwart gestochen wird: den Stachel gleich entfernen und das Gift aussaugen! Falls der Stich zeitlich etwas zurückliegt, ist das Gift im Blut, dann hilft Aussaugen nicht mehr viel. Kühlen Sie den Stich! Man kann auch etwas Zwiebel darauflegen, damit es nicht so stark anschwillt oder damit es schneller abschwillt. Wenn Sie draußen in der Natur sind, dann nehmen Sie etwas Spitzwegerich und zerreiben Sie ihn zwischen Zeigefinger und Daumen. Machen Sie einen rich-

tigen Matsch daraus und den geben Sie dann auf den Stich! Das nimmt den Schmerz, hat heilende Wirkung und tut gut. Ansonsten bewahren Sie Ruhe!

Bei geringsten Anzeichen einer allergischen Reaktion sofort zum Arzt! Sofort den Notdienst anrufen und sagen: Bienenstich! Bienenallergie! Der Notarzt hat dann die nötigen Medikamente dabei, die die körperliche Reaktion dämmen und normalisieren, damit der Patient nicht in einen Schockzustand verfällt. Auch wenn Kinder gestochen werden: Nicht aus den Augen lassen! Beobachten, was passiert! Schwillt es an? Verdreht das Kind die Augen und wird fast ohnmächtig? Dann wird es höchste Zeit, dass man etwas tut. Lieber gehen Sie zum Arzt, ohne dass ein Schock kommt, als dass Sie sagen: Er wird schon kein Schock sein und es ist einer.

Die Bienen sind wehrhaft, und das ist schön, das ist gut so. Ich mag das.

Das Honigschleudern – ein Familieneinsatz

Es war ein wunderschönes Wochenende. Bis auf unseren Ältesten, den Sohn, waren alle Kinder da. Ich hatte vorher schon im Sinn, endlich Honig zu schleudern. Da brauche ich die ganze Familie dazu und sie helfen auch alle mit. Und da gibt es keine Diskussionen, ob man das jetzt macht oder nicht. Sie sagen einfach: „Okay, dann machen wir!"

Die ganze Geschichte ist praktisch in zwei Mannschaften aufgeteilt. Die eine Mannschaft – meine Frau und meine zwei Töchter Sandra und Chantal – ist unten bei uns im Haus und bedient die Schleuder, entdeckelt die Waben und versorgt den Honig. Meist füllen wir erst einmal provisorisch in 25-kg-Eimer ab. Diese Mannschaft macht sauber, putzt die Siebe und kümmert sich einfach um das Schleudern an sich. Die andere Mannschaft, das sind meine Tochter Melissa und ich. Melissa

ist hart im Nehmen. Sie geht mit in Jeans und meist im kurzärmeligen T-Shirt. „Das ist alles, was man zum Imkern braucht!" Ich gehe auch so. Natürlich ist es ein Unterschied, ob man ein Bienenvolk normal durchsieht, behandelt, erweitert, einfach prüft, ob alles in Ordnung ist, oder ob man den Bienen praktisch ihren Wintervorrat klaut. Sie beraubt.

Wir fahren zum Bienenstand, den wir zum Abernten auserkoren haben. Hinten auf der Ladefläche haben wir leere Honigräume, damit wir eventuell Honigräume tauschen können. Wie so eine Beute aufgebaut ist, habe ich oben schon erklärt – Boden, großer Brutraum und darauf die halbhohen Honigräume in Schichten übereinander. Das Honigjahr war nicht besonders gut. Es hat Honig gegeben, aber nicht sehr viel. Der Raps hat nicht richtig mitgespielt, die Blüte war auch ein bisschen schwach. Es war kalt. Es war regnerisch und dann gleich wieder zu warm. Wir waren froh, als wir pro Volk im Schnitt einen gut gefüllten Honigraum ernten konnten. So ein Honigraum ist brutfrei. Ich lege über den Brutraum immer ein Absperrgitter, damit die Königin nicht nach oben in den Honigraum kann, um auch dort Eier zu legen. Brut im Honigraum würde das Schleudern erschweren und den Geschmack des Honigs beeinflussen.

Wie macht man das? Wie klaut man den Bienen ihre Vorräte? Ganz einfach. Man gibt einen ganz kurzen Rauchstoß in die Beute, nur damit die Bienen wissen, da kommt wieder etwas. Dann hebt man den oberen Honigraum ab und stellt ihn auf den Bienenkasten nebenan. Ich stelle dann immer gleich als Ersatz wieder einen leeren Honigraum darauf. Und dann nimmt man Wabe für Wabe aus dem Honigraum und schüttelt die Bienen ins Volk zurück – sprich zurück in den frischen, leeren Honigraum.

Das muss man sich so vorstellen, manchmal sieht man von den Waben nichts, weil alles voll mit Bienen sitzt. Man hat es da mit bis zu 15.000 Bienen zu tun. Mit einem ganz weichen Abkehrbesen befreit man die Waben von den Bienen. Man kehrt sie einfach ab und sie fallen dann ein bisschen schockiert in den leeren Honigraum und kriechen in die Beute. Manchmal gebe ich in den Honigraum ein paar leere Rähmchen, die ich ein wenig nassspritze. Die Bienen kümmern sich dann gleich darum und haben etwas zu tun.

Und dann kehrt man Wabe für Wabe ab. Die Bienen sind in der Regel friedlich und machen nichts, aber Zuschauer sagen immer: „Die sind doch verrückt! Die stehen da im T-Shirt in riesigen Bienenwolken!" Klar, die Bienen sind schockiert und fliegen natürlich auch umher. Es sind viele Jungbienen darunter, die wollen eigentlich nicht stechen. Es sind aber auch ein paar ältere dabei, und da kann es schon passieren, dass man einen Stich abbekommt. Es schwirrt um einen herum. Man steht im Bienennebel.

Hat man alle Waben dieses Honigraumes abgekehrt, sie bienenfrei gemacht und in einen bereitstehenden leeren Honigraum gesetzt, dann verschließt man ihn sofort mit einem Deckel. Er kommt ins Auto, damit keine Bienen mehr hineinkönnen und keine Räuberei entsteht. Man macht den Deckel auf den neuen Honigraum des Volkes, damit es im Brutraum nicht zu voll wird und die Bienen wieder hochkommen können und Platz haben. Und dann öffnet man den nächsten Honigraum auf der Beute nebenan. Gleiche Stelle, gleiche Welle, gleiches Spiel. Deckel runter, Honigraum runter, Waben abkehren.

Einmal gerieten wir an ein aggressives Volk und ich bekam gleich beim Abheben des Honigraums meine drei bis vier Stiche. „Hoppla!", dachte ich. „Die sind aber lustig drauf!"

Melissa hat lange Haare und sie rannte auf einmal los. „Papa, mach etwas! Die hockt mir in den Haaren. Die hat sich da reingewühlt und ich krieg sie nicht mehr raus!"

„Schlag mit der Hand drauf! Du musst dich wehren", rief ich ihr nach.

Aber Melissa ist cool. Wenn sie drei, vier Stiche bekommt, macht ihr das nichts aus. Sie kommt zurück. „Okay, kriege ich später mal kein Rheuma!" Und dann geht es weiter.

Das hört sich alles locker an, aber es ist schwere Arbeit. Erntet man einen Stand mit 20–30 Bienenvölkern ab, dann hat man es eben auch mit 20–30 Völkern voller Bienen zu tun. Sie beruhigen sich hinterher nicht gleich, sondern fliegen unruhig herum. Es treibt sie unten aus ihren Beuten und sie sind ziemlich nervös. Da gehört einiges dazu, sich mit ihnen zu verbinden. „Wir holen uns jetzt euren Honig, aber ihr bekommt dafür ein Futter, mit dem ihr gut über den Winter kommt."

Ich lasse ihnen grundsätzlich den Honig im Brutraum. Das sind manchmal 10 kg, und die gehören den Bienen. Ich glaube das Märchen nicht ganz, dass die Bienen auf reinem Zucker tatsächlich besser überwintern als auf Honig.

Haben wir das Auto voll und den Stand praktisch abgekämmt und geleert, dann fahren wir nach Hause. Wir tragen die vollen Honigräume nach unten in unseren Schleuderraum. Dort geht es sofort los. Solange die Waben noch honigwarm sind, werden sie entdeckelt. Der Honig ist, solange er noch die 35–37 °C des Bienenstockes hat, schön flüssig und lässt sich gut schleudern. Über einer Wanne steht ein Gestell, auf das man die Waben stellt. Mit einer ganz feinen, vielzinkigen Gabel wird die Verdeckelung – die Wachsschicht, die die Bienen über den Honig gezogen haben – ganz vorsichtig abgehoben, abgekratzt. Wir entdeckeln heute meist mit einem Heißluftfön. Das hat sich bei uns bewährt. Wir fahren mit einem 2000-Watt-Fön in

einem bestimmten Abstand, den man rausfinden muss, über die Waben, und die ganzen Deckel sind weg.

Anschließend werden die Waben in die Schleuder gestellt. Eine Schleuder ist ein runder Kessel, innen mit einem drehbaren Gestell, in dem die Waben sind. Wir sind noch ganz primitiv und haben eine handbetriebene Schleuder. Da wird gekurbelt und dadurch dreht sich der Innenkorb und durch die Zentrifugalkraft, die Fliehkraft, die entsteht, wird der Honig aus den Waben ausgeschleudert. Er schlägt außen gegen die Wandung und läuft daran hinunter. Unten ist ein Quetschhahn, von dem aus läuft der Honig aus der Schleuder hinaus in ein zweifaches Sieb. Es ist oben grob und unten fein. Grobe Wachsteilchen oder was sonst so nichts im Honig zu suchen hat, werden dadurch herausgefiltert und gesiebt. Durch das Sieb fließt der Honig in den Eimer. Ist der erste Eimer voll, kommt der nächste darunter.

Einmal hatte ich den Fall, dass ein Volk einen leeren Honigraum mit Wildbau ausbaute und in diesen Wildbauwaben befand sich auch noch Lindenhonig. Das ist ein sehr aromatischer, guter Honig. Ich musste den Wildbau rausschneiden, damit ich überhaupt noch etwas an dem Volk arbeiten konnte. Der Honigraum war komplett mit verdeckelten Wildbauwaben zugekleistert. Melissa und ich fuhren an den Stand und kehrten die Bienen mühselig ab oder bliesen sie raus. Dann schnitt ich die Wildbauwaben mit diesem herrlichen Lindenhonig aus dem Kasten. „Den lassen wir nicht kaputtgehen, den pressen wir aus!“, beschloss ich.

In eine kleine Obstpresse, in die gerade einmal 20 Liter gehen, haben wir ein Seihtuch gelegt und die Wildbauwabe ein bisschen verkleinert, durchgeschnitten, in Streifen geschnitten und hineingelegt. Dann pressten wir sie aus, wie man Obst auspresst. Der Honig war ein Genuss. Da habe ich gemerkt, was es bedeutet, einen Presshonig zu haben und was der Unter-

schied zwischen einem Schleuder- und einem Presshonig ist. Der Presshonig ist besser als der Schleuderhonig, das ist ganz klar. Warum? Der Schleuderhonig wird durch den Luftraum geschleudert gegen die Wandung, läuft daran hinunter und hat bei all dem sehr viel Kontakt zu Luft, zu Sauerstoff. Ich nehme an, dass bei diesem Vorgang viele Stoffe im Honig mit Sauerstoff regieren und oxidieren. Man könnte sagen, sie rosten.

Steht man am Bienenvolk, hat eine Wabe, taucht den Finger in den fertigen Honig und schleckt daran, das ist ein Genuss sondergleichen. Der Geschmack lässt sich mit keinem Honig aus dem Glas vergleichen. Es ist etwas ganz, ganz anderes und der Presshonig kommt dem nahe. Deshalb habe ich mir überlegt, ob ich in Zukunft Presshonig mache. Ich kann natürlich nicht meine ganze Ernte so behandeln. Wenn man etliche Bienenvölker hat, kann man das unmöglich alles auspressen, aber zumindest einen Teil davon, und zwar als Spezialität, als Presshonig. Der hat wesentlich weniger Sauerstoffkontakt als der Schleuderhonig, weil er aus der Presse direkt in ein Gefäß läuft, Deckel drauf und fertig. Es gibt nicht die feinen Tröpfchen mit großer Oberfläche, die ausgeschleudert werden. Vom gleichen Volk Press- und Schleuderhonig – das ist ein Qualitätsunterschied und kein geringer.

Und dann kommt noch die Krone der Schöpfung, wie man es früher in der Korbimkerei machte. Im Norddeutschen oben in der Heide, den Heidenhonig, den verkaufte man als Scheibenhonig. Man verkaufte ihn mitsamt der Wabe, hat den Honig, der im Korb in der Wabe verdeckelt war, so ausgeschnitten und verkauft. An diesen Honig kam kein Sauerstoff heran. Er war genauso, wie die Bienen ihn produziert hatten. So kam der Honig auf den Tisch. Man schnitt sich Scheiben mit dem Messer herunter und nahm den Honig mitsamt Wachs in den Mund. Das Wachs wurde ausgekaut oder sogar mitgegessen. Da gab es unterschiedliche Varianten.

Früher habe ich das manchmal gemacht. Ich habe ein frisches Brötchen mit an den Bienenstand genommen. Irgendein Volk hat immer irgendwo ein frisches Wabenherzchen. Dieser Wildbau ist schneeweiß und wird immer in einer kleinen Herzform irgendwo hingehängt und mit Honig gefüllt. So ein Wabenherzchen mitsamt Wachs auf ein frisches Brötchen und essen – das ist Götterspeise. Das ist Ambrosia. Das ist Mysteriennahrung. Das ist das Nonplusultra. Man kann sich gar nicht vorstellen, wie gut das schmeckt. Also werde ich auf meine alten Tage auch noch anfangen, Scheibenhonig zu produzieren. Ich werde dafür oben spezielle Rähmchen einsetzen, die ich später ausschneide. Diesen verdeckelten Honig werde ich abpacken und als Scheibenhonig verkaufen, weil er einfach am besten von allen Honigen schmeckt.

Jetzt aber zurück zum Schleuderraum. Wenn die Damen den Honig geschleudert haben, fließt er in die 25-kg-Eimer und die Eimer werden verschlossen, sobald sie voll sind. Etwa zwei Tage später wird der Deckel heruntergenommen und alles, was aufgeschäumt ist – das sind feine Wachspartikel oder auch Luftbläschen –, bildet auf der Oberfläche des Honigs eine Art Schaum. Das schäumt man ab. Dafür nimmt man eine Art Spachtel und hebt diese oberste Schaumschicht ab. Man kann sie in einem Gefäß sammeln und im Spätjahr den Bienen wieder verfüttern. Wir machen das so. Ich habe den Schaum aber auch schon aufs Brot gegeben und gegessen. Es sind einfach nur feine Wachsteilchen dabei, schmeckt hervorragend und ist nichts Schlechtes. Wenn sie einmal einen Honig bekommen, der oben vom Abfüllen noch so kleine Schaumbläschen hat, hat das überhaupt nichts mit einer Qualitätsminderung zu tun. Das ist normal.

Im Moment überlege ich, meine Honigproduktion ein bisschen aufzufächern. Ich möchte einen Lagenhonig machen – Honig

aus Hintertupfing, aus Mainhardt, Schwäbisch Hall. Honig von da, wo das Bienenvolk steht. Ich möchte weg vom Sortenhonig, weg vom reinen Rapshonig, vom reinen Blütenhonig oder vom reinen Apfelblütenhonig. Stattdessen möchte ich einen Frühjahrshonig machen bis hin zum Raps aus einer bestimmten Gegend – Frühjahrshonig aus Crailsheim. Natürlich werden wir weiterhin Schleuderhonig machen. Das müssen wir, weil wir ansonsten mit der Masse des Honigs nicht fertigwerden, aber wir machen auch Presshonig, weil er einfach eine hervorragende Qualität hat. Ich möchte gerne einmal probieren, wie es beim Kunden ankommt, wenn man ihn Schleuderhonig und Presshonig aus dem gleichen Volk versuchen lässt. Schon das ist alles mit sehr viel Arbeit verbunden und dann gibt es noch die Krone der Schöpfung. Einen Teil werden wir als Wabenhonig erzeugen und in der Wabenhonigkassette verkaufen. Genuss pur. Ich freue mich schon auf das kommende Honigjahr. Das wird bestimmt sehr schön.

Der Gau

Wie oft hat man in Imkerzeitschriften, im Imkerverein oder im Gespräch mit anderen Imkern davon gehört, dass der eine oder andere furchtbares Pech hatte. Die Bienen kamen nicht über den Winter und die Bienenvölker starben. Das waren manchmal sehr dramatische Geschichten. Bei Großimkern mit 300 Völkern konnte es sein, dass sie plötzlich mit 15–20 Völkern dastanden. Über 90 % ihres Bestandes war über den Winter kaputtgegangen. Hobbyimker mit fünf Völkern beklagten einen Totalverlust. Bei anderen blieb von 30 Völkern eines übrig. Totalverlust. Voller Bedauern hat man das gehört und manchem Imker hat man auch ausgeholfen. „Wenn ich Völker vermehre, bekommst du von mir einen Ableger geschenkt und im nächsten Jahr geht es weiter!“

Und jetzt sind bei mir Anfang Dezember – es waren warme Tage, 12–13 °C – die Bienen geflogen. „Toll!“, dachte ich. „Reinigungsflug. Super! Schön! Freut mich! Dann habt ihr es leichter, wenn es wieder kalt wird.“ Die Bienen flogen aus, entleerten sich, leerten ihre Kotblase und kehrten in den Stock zurück – eine feine Sache. Nach dem Reinigungsflug machte ich die abschließende Behandlung gegen die Varroa. Ich besprühte jede einzelne Wabe mit Oxalsäure. Es war eine Restentmilbung, denn die Bienen waren nicht mehr in der Brut. Sie hatten keine verschlossenen Brutzellen mehr, in denen sich die Varroa hätte noch vermehren können. So ging ich guten Mutes in den Winter.

Im Januar besuchte ich meine Bienenstände und es war erstaunlich still. Schließlich hielt ich es nicht mehr aus, hob die Beutedeckel hoch und sah nach. Nichts! In einigen Völkern war enormer Totenfall. Später ging mir auf, was da passiert war. An den warmen Tagen im Dezember flogen die Bienen. Und da es noch nicht sehr kalt gewesen war in diesem Winter, gab es noch etwas auf den Feldern. Ein Bauer hat es mir gesagt: „Klar, die haben noch mal Insektizide gespritzt! Die haben das gemischt mit anderem Zeugs gegen Unkraut.“

An einem Stand hatte ich nachweislich Vergiftungen. Unter der Lupe kann man das erkennen. Die Rüssel der Bienen waren herausgestreckt, und das ist ein sicheres Zeichen dafür, dass eine Biene vergiftet wurde, an Gift gestorben ist. Aber auch die Varroa hat trotz meiner Behandlungen zugeschlagen und Völker getötet. Es blieben mir großzügig gerechnet 20 % meiner Ursprungsvölker, 80 % sind eingegangen. Für mich ist das eine absolute Katastrophe. Es schmerzt mich, dass ich die Tiere verloren habe, mit denen ich ein gutes Verhältnis hatte. Es schmerzt mich, dass ich so dumm war und keine Kontrollen gezogen habe. Ich habe mich auf meine Varroabehandlungen verlassen

und darauf, dass auch 60 % Ameisensäure gegen die Varroa wirkt, wie offiziell behauptet wurde.

Die Erhebungen eines österreichischen Abiturienten, der eine vorwissenschaftliche Arbeit zu dem Thema gemacht hat – übrigens das Beste, was ich bisher über Varroabehandlung gelesen habe –, zeigen, dass die beste und sicherste Behandlung gegen Varroa immer noch die Verdunstung von 85 % Ameisensäure in einem speziellen Gefäß ist, dem Liebig Dispenser. (Wackernell, 2017)

Die 85 % Ameisensäure wurde in Deutschland aber nicht mehr zugelassen. Vermutlich sind die deutschen Imker einfach zu doof, damit umzugehen. Sie sind zu schusselig, verätzen sich zu Hauf und sterben aus. Die österreichischen und schweizerischen Imker müssen wesentlich klüger sein und können das besser, denn die dürfen es noch. Es ist nicht in Worte zu fassen! Bieneninstitute haben behauptet, die 60 % Ameisensäure habe zu 85 % Ameisensäure keinerlei Nachteile. Es gäbe keinen signifikanten Unterschied. Ein Großimker hat zu mir gesagt: „60 % Ameisensäure wirkt nur, wenn sie 85 % hat."

Das ist der Weisheit letzter Schluss. Ich habe mich auf die 60 % Ameisensäure verlassen. Ich habe mich auf das empfohlene Behandlungskonzept verlassen. Leider habe ich die Ergebnisse nicht überprüft und kontrolliert. Ich habe die Völker verloren und die Verantwortung dafür trage ich. Diese Verantwortung schiebe ich nicht auf andere ab. Natürlich habe ich mich jetzt wieder voll in das Thema Varroatose eingearbeitet – halt, heute heißt das Varrose. Das kann man sich anscheinend viel leichter merken. Am Anfang haben die großen, starken, vitalen Bienenvölker, als die Varrose gerade erst eingeschleppt wurde, 6000–8000 Milben ertragen. Ernstzunehmende Überprüfungen zeigen, dass die Bienenvölker heute schon bei 3000 Milben zusammenbruchgefährdet sind. Die Bienen sind nicht mehr so

widerstandsfähig. Das ist ein entscheidender Punkt. Wir müssen uns viel früher und intensiver um die Varroa kümmern. Wir sind streng genommen keine Imker mehr, sondern Varroamilbenbekämpfer. Wir kämpfen nur noch gegen die Varroa. Die Widerstandskraft der Bienen ist geschrumpft. Ein sehr interessanter Bericht stammt von einem Imker, der sich inzwischen aus dem ganzen Geschehen zurückgezogen hat, weil er kein gelernter Wissenschaftler und Mathematiker ist (Maurer, 2009). Er hat festgestellt, dass durch die vielen Schädigungen zum einen durch die Varroamilbe selbst, die sich nur in der Brut vermehren kann, als auch durch Ameisensäurebehandlungen und sonstige Giftbehandlungen, die Bienen geschwächt sind und die Larven sich nicht mehr so schnell entwickeln. Er vermutet stark, hat es sogar durch mathematische Formeln belegt, ausgerechnet und geprüft, dass unsere Bienen inzwischen eine längere Entwicklungszeit brauchen. Je länger die Bienen brauchen, um die verdeckelte Brut zu öffnen, umso mehr hat die Varroamilbe in der Brut die Chance, vermehrungsfähige Weibchen zu erzeugen. Verlängert sich die Entwicklungszeit der Bienen nur um einen Tag, dann steigert sich die Vermehrungsrate der Varroa von 1,4 % auf 2,3 %. Da kann man sich leicht ausrechnen, dass sich die Varroa exponentiell wesentlich schneller vermehrt als früher. Die Bienen sind geschwächt.

Maurers Überlegungen werden nun durch eine ganz neue Studie gestützt, die an der Universität Austin in Texas durchgeführt wurde (PNAS, 2018). Das Herbizid Glyphosat hat nachweislich Auswirkungen auf die Darmflora von Bienen und schwächt ihre Immunabwehr. Die amerikanischen Forscher sehen in Glyphosat eine der Hauptursache des weltweiten Bienensterbens. Es schwächt die Bienen und es ist nur ein kleiner Gedankenschritt dahin, dass geschwächte Bienen nicht nur anfälliger gegen Krankheitserreger sind, sondern auch der Varroa weniger entgegenzusetzen haben.

Ein weiterer kritischer Punkt ist die künstliche Zucht, über die wir die Bienen heutzutage vermehren. Ich stimme mit der erschreckenden Vorhersage von Rudolf Steiner vollkommen überein. Er sagte, dass die künstliche Befruchtung zwar für die Imker gut sei, aber dass die Bienen dadurch so geschwächt werden würden, dass sie nach 80 Jahren vom Aussterben bedroht seien (Steiner, 1999).

Unsere künstliche Vermehrung ist nicht das Natürliche. Es ist nicht mehr der Schwarm, über den sich die Bienen vermehren. Es ist nicht die Schwarmkönigin, die von den Bienen selbst zur Königin auserwählt und gezogen wurde, von ihnen von Anfang an, vom Ei an, zur Königin bestimmt. Sondern wir wählen den bequemen Weg. Wir nehmen irgendwelche Maden aus dem Volk, setzen sie in Kunststoffbecherlein und lassen sie von einem weisellosen Volk zur Königin erziehen und meinen, das sei genauso gut wie das, was die Bienen von sich aus tun. Der Schwarm ist weg. Wir habe dem Bienenvolk seine natürliche Vermehrung, nämlich den Bienenschwarm, abgewöhnt.

Ganz stolz verkündet man bei Körungen von Bienenvölkern, die auf Prüfhöfen überprüft werden, wie gut eine Königin ist, weil man ihr den natürlichen Schwarmtrieb abgezüchtet hat, wodurch das Schwarmverhalten ihres Volkes fast gegen null geht. Die Bienen wollen nicht mehr schwärmen. Das ist, als ob man der Menschheit die Sexualität abgewöhnen wollte. Es gäbe nur noch künstliche Befruchtung und alles andere, was den Menschen eigentlich Spaß macht, das ließe man lieber, das wäre verboten. Vermehrt würde nur noch künstlich. Arbeitet, zahlt eure Steuern, aber Sex lasst ihr bitte schön bleiben! Das Ganze ist eine Schweinerei und außerdem kann es nicht versteuert werden!

Wir haben die natürliche Vermehrung bei den Bienenvölkern unterdrückt, haben sie ihnen abgewöhnt. Wir wollen kei-

nen Schwarm, wir Imker. Dabei verlieren wir Honig. Aber es ist an der Zeit umzudenken! Na und? Dann verlieren wir eben Honig! Dann kostet der Honig eben mehr, wenn es weniger von ihm gibt. Aber man muss den Völkern wieder die Möglichkeit geben, sich selbst zu vermehren! Da argumentieren solche Superwissenschaftler: „Jeder Bienenschwarm, der abgeht und in die Natur entkommt, kommt um. Die Varrose bringt ihn um." Klar! Das stimmt. Aber dann muss ich eben so imkern wie die Heideimker früher, dass ich, wenn ich weiß, jetzt gehen meine Schwärme ab, in meinem Liegestuhl bei meinen Bienen hocke mit einem kühlen Bierchen oder auch einer Limo und einem guten Buch. Wenn ich weiß, es sind Weiselzellen da und die Schwärme können jederzeit abgehen, dann muss ich mir die Zeit nehmen, in der Nähe bleiben und warten, bis der erste Schwarm an einem Baum hängt. Im Vorfeld suche ich mir einen Bienenstand, an dem ich meine Völker aufstelle, wo keine 30 Meter hohen Eschen stehen, sondern nur ein paar kleine Apfelbäumchen, damit ich die Schwärme problemlos pflücken kann. Und dann lasse ich die Bienen schwärmen.

Wer einmal einen Schwarm erlebt hat, der weiß, was das heißt. Ich habe es oben schon beschrieben. Das ist etwas ganz Besonderes, wenn sich die Bienen aus dem Stock stürzen und sich irgendwo an einen Ast hängen. Ihre Traube wird immer größer und größer. Sie hängen fest zusammen. Sie hängen wirklich fest zusammen. Und dann sieht man, wie die Spurbienen abgehen und sich auf die Suche nach einer neuen Behausung machen. Und die Traube hängt weiterhin fest zusammen und irgendwo in der Mitte ist die Königin, umgeben von den Bienen. Jede Biene klammert sich dabei an die andere. Es entsteht tatsächlich eine Einheit, und das ist wichtig für das Volk.

Und erst dann kommt der Imker und pflückt den Schwarm oder fängt ihn einfach auf, indem er ein Gefäß darunter hält.

Er klopft kurz auf den Ast, an dem der Schwarm hängt, und schon plumpst die Bienentraube in dieses Gefäß – einen Schwarmfangkorb oder eine Schwarmfangkiste. Die Kiste lässt man eine Weile unter dem Platz stehen, an dem die Traube hing, und lässt sie ein wenig offen. Ist die Königin im Kasten drin, dann fliegen die restlichen Bienen, die vielleicht beim Pflücken abgeschüttelt worden sind, dem Volk zu. Nach zwei, drei Stunden kann man den Kasten wegnehmen. Früher setzte man ihn in Kellerhaft, man stellte ihn kühl. Die Bienen schließen sich in ihm dann wieder zu einer Traube zusammen und bilden eine Volkseinheit. Erst nach zwei Tagen schlug man das neue Volk in seine endgültige Beute ein.

Eine Möglichkeit ist es, die Bienen in der Kiste an den Bienenstand zu bringen, wo man eine leere Beute für sie stehen hat. Man macht ein Brett oder ein Leintuch an die Öffnung und darauf schüttet man die Bienen. Parademäßig zieht das Volk dann in seine Beute ein. Sind alle Bienen drin, kann man beobachten, wie sofort vorne Wächter stehen, die sterzeln. Sie recken ihren Hintern mit den Duftdrüsen hoch und blasen den Volksgeruch in die Luft. Bald kommen die ersten Flugbienen herausgeflogen und sammeln Pollen und Nektar. Und schon geht es in Rekordgeschwindigkeit los! Es wird gearbeitet ohne Ende und alles beginnt von Neuem.

Ein weiterer positiver Nebeneffekt des Schwärmens ist es, dass die Varroa sich im Schwarm erst einmal nicht vermehren kann. Es gibt keine offene Brut. Oftmals sind es die gesündesten Bienen, die mit dem Vorschwarm und der alten Königin abgehen. Fast keine der Schwarmbienen ist von der Varroa befallen. Das neue Volk fängt in Bezug auf die Varroa beinahe bei null an. Wenn man den Schwarm auch noch mit Milchsäure oder Oxalsäure im brutfreien Zustand besprüht, geht es in Bezug auf die Varrose bei null los. Und das haben wir den Bienen alles abgewöhnt. Das wollen wir verhindern, wollen wir unter-

drücken. Wir wollen unter keinen Umständen, dass sie schwärmen. Das können wir nicht brauchen.

Natürlich ist es ungeschickt. Geht ein Schwarm spät ab, erntet der Imker wirklich kaum noch Honig. Aber es gibt so viele Möglichkeiten, die Bienen schwärmen zu lassen und das Volk trotzdem wieder zusammenzuführen, zum Beispiel über Flugingsbildung. Das führt hier allerdings zu weit und gehört in die Imkerausbildung. Man hat so viele Möglichkeiten und man macht es nicht.

Ich sah einmal einem alten Imker zu. Er hatte in einer Nachbarortschaft fünf wunderschöne Carnicavölker stehen und eines Tages schwärmten sie. Ich beobachtete, wie er drei, vier Schwärme pflückte, dann ging ich hin und bot ihm meine Hilfe an. „Nein! Nein!“, sagte er. „Ich habe sie schon beieinander.“

„Verkaufen Sie mir so einen Schwarm?“

„Nein! Das kann ich nicht!“ Groß sah er mich an. „Ich habe selber zu wenig. Mir wäre es recht, ich hätte noch ein paar Schwärme mehr. Ich vermehre meine Völker nämlich nur über Schwärme.“ Was hatte dieser Mann für tolle Bienen! Wunderbar.

Nach dem Gau ist in mir einiges zum Entschluss gereift. Ich möchte meinen Bienen das Schwärmen wieder gestatten und werde mir einen Standplatz suchen mit kleinen Apfelbäumchen, meinetwegen mitten in der Prärie. Der Vorschwarm hängt sich immer im Umkreis von höchsten 50 Metern auf. Und dann werde ich die Schwärme pflücken. Die Bienen dürfen wieder so leben, wie sie das wollen. Ich werde sie gegen Varroa behandeln, gerade auch nach dem Schwärmen, wenn sie noch brutfrei sind. Wenn sie gebrütet haben, nach dem Trachtende, werde ich sie, wenn aus dem Schwarm längst ein Volk geworden ist, wieder behandeln. Ich werde mich um sie kümmern, aber sie dürfen

wieder schwärmen. Sie dürfen leben, was die eigentliche Vermehrung des Bienenvolkes ausmacht. Das dürfen sie bei mir wieder. Man mag mich deswegen als Spinner anschauen. Das ist mir egal. Es gibt wieder genug Imker, die das so machen. Es gibt wieder Schwarmbetriebsweisen.

Die Demeter-Imker praktizieren einen Kompromiss, den vorweggenommenen Schwarm. Sehen sie, ein Volk möchte schwärmen, weil es Königinnenzellen zieht, dann entnehmen sie die Königin möglichst kurz, bevor das Volk schwärmen würde, und kehren Flugbienen zu ihr ab. Sie bilden einen Kunstschwarm mit der Königin. Dieser Kompromiss hat einen Schwachpunkt. Man kehrt wahrscheinlich nicht die Bienen zum Schwarm, die tatsächlich mit der Königin abgegangen wären. Ich finde den Kompromiss faul. Wenn in den Demeter-Richtlinien schon die Vermehrung aus dem Schwarmtrieb vorgeschrieben wird, dann gehört bei mir nicht der vorweggenommene Schwarm dazu, dann gehört der Bienenschwarm dazu und sonst nichts. Solche Kompromisse sind der Wirtschaftlichkeit und der sogenannten Machbarkeit geschuldet.

Meine gesamte Betriebsweise wird sich in Zukunft ändern. Ich habe sehr viel mit Buckfastbienen geimkert, dieser Zuchtrasse, die Bruder Adam geschaffen hat, ein englischer Benediktinermönch. Er hat fast die ganze Bienenwelt bereist und überall versucht, Königinnen zu bekommen, die er in seine künstliche Rasse einkreuzen konnte. Es ist eine Rasse und sie ist erbtreu, aber sie lebt vom dauernden Kreuzungseffekt. Das ist der berühmte Effekt, den man zum Beispiel von den Hunderassen kennt. Manche Rassen wie zum Beispiel die Schäferhunde sind total überzüchtet. Das sind nicht mehr die Schäferhunde, die man früher hatte. Aber wenn so eine Schäferhündin einmal von so einem Straßenkreuzer gedeckt wird, die Welpen, die da kommen, sind Spitzenhunde – gesund, vital. Die haben keine Hüftgelenksdysplasie oder sonst etwas.

Der dauernde Heterosiseffekt ist der Grund, warum die Buckfastbiene so erfolgreich ist. Aus Afrika holt man Elgonbienen und kreuzt sie ein. Aus Anatolien holt man Anatolica, Sicula aus Sizilien, Medea aus Griechenland. Von überall werden Bienenköniginnen geholt und eingekreuzt. Ziel ist, dass der Heterosiseffekt sich fortsetzt, damit diese Kunstrasse so vital bleibt. Auch den Buckfastbienen hat man das Schwärmen abgewöhnt. Versuchen Sie einmal, ein Buckfastvolk zum Schwärmen zu bringen! Das ist gar nicht so einfach. Ich glaube, denen muss man Whiskey ins Wasser kippen, damit sie in Dusel kommen und schwärmen. Schwärmt so ein Volk doch einmal, ist es ein Ausreißer und wird von der Zucht sofort ausgemerzt.

Ich werde es nicht mehr so machen. Ich möchte nach und nach zu einer Landbiene zurückkehren, die sich aus meinen vorhandenen Buckfastbienen im Lauf der Zeit durch Standbegattungen zu einer Landbiene entwickelt, die dann wieder einen normalen Schwarmtrieb hat. Eine Biene, die ursprünglich ist und in der vielleicht sogar von der dunklen Biene noch etwas drin ist oder von der Ligustica. Ganz egal. Worauf ich Wert lege, ist, dass die Bienen relativ friedlich sind, wenn sie bei mir auch durchaus wehrhaft sein dürfen. Eine Biene hat keinen Stachel, damit ihr Hinterleib schwerer bestückt ist und sie gleichmäßiger fliegen kann. Sie hat einen Stachel, um sich zu wehren. Der hat auch Gift, und das muss so sein. Ein Bienenvolk darf ruhig einmal stechen, wenn es einen guten Grund dafür gibt. In einer Stadt wie Berlin muss man natürlich friedliche Duselbienen halten. Das ist klar. In Berlin gibt es viele Bienen, weil es viele toll und cool finden, auf dem Balkon ein Bienenvölkchen stehen zu haben. Na ja. Ich möchte Bienen halten, die hier bei uns in die Landschaft passen. Mir kommt es darauf an, dass die Bienen vital sind und gesund. Darauf kommt es an. Das ist das Wichtige.

Und natürlich werde ich von nun an den Varroabefall regelmäßig überprüfen. Es gibt gute Kontrollmethoden. Mittlerweile habe ich mich richtig schlau gemacht. Wenn man zum Beispiel Puderzucker in einen Bienenkasten streut, fallen innerhalb von 15–20 Minuten fast alle auf den Bienen aufsitzenden Varroen ab. Habe ich unten ein Gitter, durch das sie fallen, und eine Fläche, wo Ameisen und Bienen sie nicht holen können, sehe ich die Stärke des Befalls und sie können nicht zurück ins Volk und sind zum Tode verurteilt.

Bei dieser Methode fallen praktisch alle Varroen ab, die nicht in den Brutzellen sind. Immerhin sind es zwischen 10 % und 30 %, die sich auf den Bienen befinden. Die restlichen 70 % bis 90 % der Milbe sind allerdings in der Brut. Auf diese Weise kann man etwas tun, ohne gleich zu den Säuren zu greifen, ohne die es leider nicht gänzlich geht. Hat man einmal eine Nase voll Ameisensäuredämpfe oder Oxalsäuredämpfe abbekommen, weiß man, wie toll das für die Bienen ist.

Ich werde wieder auf eine richtige Schwarmbienenzucht hinausgehen. Ich weiß nicht, wie es klappt und wie viele Bienenvölker ich bewältigen kann, aber ich werde ihnen wieder die Möglichkeit geben, sich natürlich zu vermehren. Ich habe schon mit einem benachbarten, sehr guten Imker gesprochen, der auch eine Zeit lang die Zuchtvolkstation betreut hat. Er hat mir angeboten, dass ich Zuchtstoff von ihm haben kann, um mir herauszuzüchten, was ich brauche. Anfangs werde ich sehen, dass ich verschiedene Rassen oder Bienenarten und Zuchtrichtungen bei mir habe, um herauszufinden, was mir am besten liegt. Ich möchte Bienen, die keinen überkandidelten Schwarmtrieb haben, aber schwärmen – meinetwegen nicht im ersten Jahr, wenn die Jungkönigin noch sehr aktiv ist, aber dann im zweiten Jahr. Wenn sie dann anfangen zu schwärmen, das wäre das Optimale.

Spätestens im nächsten Jahr geht es los und ich lasse sie schwärmen und pflücke die Schwärme. Und dann hoffe ich, dass mir so etwas nie wieder passiert. Ich bin zutiefst erschüttert, dass mir das passiert ist und ich so viele Bienenvölker verloren habe. Das hat mich zum Umdenken gebracht. Irgendwie war es wohl auch wichtig, dass das passiert, denn ohne diesen Gau wäre ich nie daraufgekommen, mich umzuorientieren und einfach etwas anders zu machen – einfach in eine andere Richtung zu gehen.

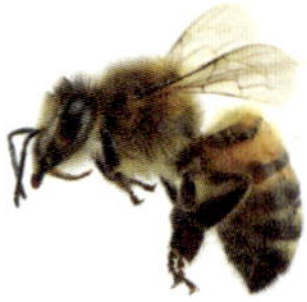

Geomantie – *Wir sollten die Hüter der Erde sein*

Wir können nur mit der Natur leben und nicht gegen sie. In den zyklischen Abläufen der Natur liegen alle Antworten verborgen.

Die Erde lebt

Die Erde ist ein Lebewesen und wir trampeln auf ihr herum. Sie ist natürlich ein etwas anderes Lebewesen als zum Beispiel wir Menschen oder Tiere. Die Erde ist eine Gottheit, mit der wir es zu tun haben. Gottheit in dem Sinne, dass sie ein machtvolles Wesen ist. Ein Wesen, das uns Menschen Gefahren, Verderben und Tod bringen kann. Man denke an Vulkanausbrüche, Tsunamis, Unwetterkatastrophen, Hurrikans und alles, was da so an kleinen Gefälligkeiten der Erde uns gegenüber auf dem Programm steht!

Lassen Sie uns erst einmal im Kleinen bleiben, und zwar direkt um uns herum. Die Erde hat insgesamt als Wesen ihre eigene seelische Komponente, aber generell entwickelt man gerade als Heiler meist einen Blick für die Einteilungen, die da sind, die Untergliederungen. Bei uns Menschen ist der Mensch an sich ein individuelles Wesen. Er hat seine eigene Persönlichkeit, seinen eigenen Seelenkörper, sein eigenes Ich – hat alles, was er braucht. Und doch hängt er insgesamt gesehen mit seinem Familienverband zusammen. Er ist in der Sippe verhaftet. Ob er das nun spürt oder nicht, ob er mit seinen Eltern und Geschwistern ein gutes Verhältnis hat oder sich von ihnen abgewandt hat und alleine lebt, er ist dennoch mit dieser Sippe verhaftet.

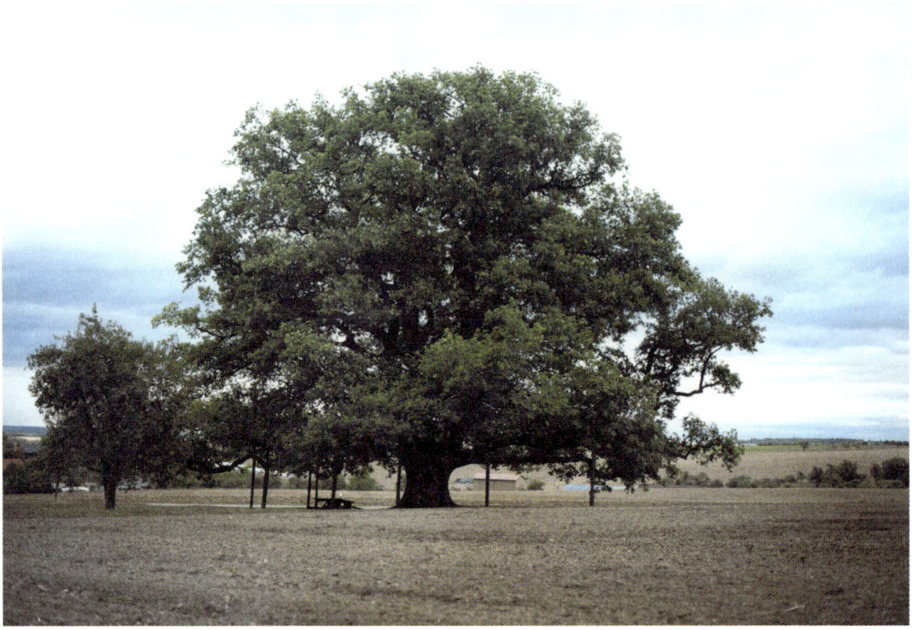

Uralte Eiche in Niederstetten, Sichertshausen

Wer schon einmal eine systemische Familienaufstellung gemacht hat, der weiß, was ich meine. Die Sippe wirkt auf das individuelle Wesen ein. Angesichts der energetischen Felder, die uns alle umgeben, ist das ganz natürlich. Gehen kein Gedanke und keine Handlung jemals verloren, dann wirken heute noch in diesen Feldern die Energien einzelner Vorfahren virulent auf uns ein. Darum geht es mir hier aber gerade nicht.

Sehen wir die Familie als Wesen und betrachten wir sie als nächstgrößere Kategorie beim Menschen, dann ist sein nächstgrößeres Wesen die Ortschaft, in der er wohnt. Er ist ein Stuttgarter, Heilbronner, Freiburger, Münchner, Londoner, New Yorker – was auch immer. So eine Stadt, so ein Stadtgefüge, bildet eine eigenständige Stadtseele. Ein Ortsgefüge bildet eine eigene Ortsseele und ein Dorfgefüge eine eigene Dorfseele.

Kommt man ein wenig herum, lässt sich das leicht feststellen. Jedes Dorf hat seinen eigenen Charakter. Bestimmte Men-

talitäten sind an einem Ort oft vorherrschend – Freundlichkeit, Aufgeschlossenheit oder auch Ablehnung, Skepsis, Zurückhaltung. Manche Dörfer leben relativ harmonisch miteinander, andere sind in sich zerstritten und verkracht. Auch auf diese Dorf- oder Stadtseelen wirken noch oft alte Dinge aus der Vergangenheit mit ein.

Das nächste Wesen ist das Bundesland. Ich lebe zum Beispiel in Baden-Württemberg, wobei Baden-Württemberg eigentlich schon wieder ein Konglomerat von Schwaben, Alemannen und Franken ist. Und dennoch hat dieses Baden-Württembergische an sich so seine eigene Seele. Man sieht von außen immer diese kleinen, bürgerlichen, geizigen, tüchtigen Schwäblein, sparsam, bieder – Krähwinkel Schwäblein.

Als nächste Kategorie kommt bei uns Menschen das Land, sprich Deutschland, dann Europa, dann die Kontinente und irgendwann schließlich die gesamte Welt der Menschheit. Bei der Erde ist es ein wenig anders. Sie ist auf andere Weise gegliedert und bildet einzelne Bereiche als Landschaftswesen aus. Landschaftswesen sind Wesen, die ihre besondere Prägung zum Beispiel durch einen Fluss, einen See oder eine besondere Gesteinsformation erhalten. Das Obere Jagsttal erhält seine Prägung durch die Jagst, das Taubertal durch die Tauber. Oder nehmen wir die Schwäbische Alb. Sie hat einen Charakter, ist ein Lebewesen.

In der Geomantie möchte man diese Landschaftswesen ergründen. Man durchwandert sie oder fährt sie mit dem Fahrrad ab. Da ich dafür manchmal ein wenig zu faul bin, mache ich es über Landkarten. Es ist höchst interessant, wenn Sie sich so eine Landkarte einmal genau anschauen. Bleiben wir doch einfach bei einem Fluss und wählen die Tauber für unsere kleine Exkursion.

Rothenburg ob der Tauber ist in ganz Deutschland ein Begriff, und dort in der Nähe liegt der Ursprung der Tauber bei Rot am See. Folgen wir dem Verlauf des Flusses anhand der Ortschaften, durch die er fließt! Weikersheim, mit seinem riesigen Schloss, Bad Mergentheim, eine alte Deutschordensstadt, weiter unten kommen dann Tauberbischofsheim und schließlich Wertheim, wo die Tauber in den Main mündet und sich mit ihm vereint.

Sieht man sich das an und versucht, eine Parallele zu einem menschlichen Wesen zu ziehen, dann stellt sich die Frage, wo ist der Kopf dieses Tauberwesens? Wo liegt sein Herz? Die ganzen Organe mit ihren geistigen Funktionen lassen sich ausmachen, wenn man beginnt zu suchen. Wo liegen besondere Zentren? Bei der Tauber denkt man dabei erst einmal an Rothenburg, diese alte, freie Reichsstadt. Dort stand die Rothenburg, die es leider heute nicht mehr gibt, an einem Sporn über der Tauber – der Fluss tief unten eingeschnitten zu ihren Füßen. Im Grunde genommen ist die Tauber nur ein Flüsslein, aber wehe, wenn es Hochwasser gibt! Dann geht es richtig zur Sache in diesem Tal. Ich sage nicht, dass Rothenburg der Kopf ist, aber so ergründet man solch ein Wesen und teilt es sich auf. Vieles lässt sich kinesiologisch prüfen mit dem Pendel. Wo ist der Kopf? Wo ist das Herz? Wo liegt der Magen? Wo liegt das verdauende Organ der Tauber? Was ist das Besondere, das Charakteristische an so einem Wesen?

Im Taubertal gibt es noch Hänge, an denen Orchideen wachsen. Es gibt noch unberührte Natur. Es gibt viele Reben, Wein. Das sagt doch auch etwas aus, wenn in einem Flusstal die steilen Abhänge zum Weinbau genutzt werden. Wo sind Mühlen? Wo liegen kulturelle Zentren? Als ein kulturelles Zentrum könnte ich bei der Tauber Weikersheim nehmen, das eine internationale Musikakademie hat und vieles mehr. Da ist schon

Geist in Weikersheim – was nicht bedeuten muss, dass es dort besonders um den Verstand geht. Aber es sagt etwas aus.

Bad Mergentheim, diese Kurstadt mit ihrem tollen Flair. Der Kurpark mit dem Heilwasser – es schmeckt unwahrscheinlich scheußlich, aber soll gesund sein. Alkoholiker bin ich nicht, aber da ist mir ein gutes Bier doch lieber oder zumindest normales Wasser. Was ist Bad Mergentheim? Es war einmal das religiöse Zentrum des Deutschen Ordens. Die Deutschordensritter hatten überall Einfluss und Besitzungen – in Ostpreußen, einfach überall. Es ist eine herrliche Stadt mit sehr schönen Kirchen, mit einem ganz tollen Altstadtflair und dann doch auch wieder modern, betrachtet man die Kurkliniken und vieles mehr.

Gehen wir weiter nach Tauberbischofsheim. Es gibt einem Landkreis den Namen – TBB auf den Autoschildern. Böse Zungen sagen, das stehe als Abkürzung für *Tausend blöde Bauern*. Auch das ist ein verträumtes Städtchen. Weiter unten liegt Kloster Brombach. Es ist Weltkulturerbe, soweit ich weiß. Ein fast unberührt gebliebenes, wunderschönes Kloster mit einer Klosteranlage. Dann noch weiter unten kommt Wertheim mit seiner riesigen Burgruine. Dort fließt die Tauber in den Main. Schauen Sie es sich an! Erforschen Sie es kinesiologisch! Wo ist der Kopf? Wo sind die Glieder? Die Arme? Wo ist der Geist? Wo das Gefühl? Das Herz?

Wie man beim menschlichen Körper Energiezentren, sprich Chakren, feststellen kann, kann man das auch bei einem Fluss – bei dieser Fluss-Gottheit. Nehmen wir einmal an, die Tauber fließt seit 100.000 Jahren in diesem Tal. Falls es nur 100 000 Jahre sind. Ich weiß es nicht, müsste es geologisch einmal erfragen. Wie lange dauert dagegen ein Menschenleben? Und wenn es 100 Jahre dauerte, wäre die Tauber tausend Mal älter. Was sind wir Menschen im Vergleich zu diesen alten Gotthei-

ten? Daraus lässt sich leicht erschließen, wie wir Menschen durch den Einfluss solcher uralten Wesen geprägt werden. Es gibt diese typischen Tauber-Täler, Kocher-Täler etc. Das sind Dinge, über die es sich nachzudenken lohnt.

Wenn Sie unterwegs sind und Sie sehen etwas, was Sie fasziniert und anzieht, dann halten Sie an! Anhalten! Hingehen! Anschauen! Fragen, was ist das? Was lebt dort? Was geht in mir vor, wenn ich in einer Stadt weile, an der ich oft vorbeigefahren bin auf der Autobahn und immer zog es mich irgendwie hin. Was geht in mir vor? Manchmal ist das ziemlich überraschend, denn alles kommt einem irgendwie so bekannt vor. Tja, dann kennt man es wahrscheinlich auch …

Man kann so vieles entdecken, wenn man seine Sinne für diese Dinge öffnet. Schaut man sich nur einmal die Stadt, die Gemeinde oder das Dorf an, in denen man wohnt und die ein Lebewesen bilden. Wo ist der Geist? Wo ist das Herz? Wo verdaut es? Die Gaststätte vielleicht? Ich weiß es nicht. Einfach versuchen, dieses Wesen von Hintertupfing zu ergründen. Es ist ein Wesen, selbst wenn keine 30 Menschen dort wohnen, ist es ein in sich abgeschlossenes Wesen. Man kann auch prüfen, wo die Grenzen liegen. Wo fängt etwas anderes an? Wo ist unser Hintertupfing? Was macht es aus? Was ist der Geist von Hintertupfing? Fröhlichkeit? Einigkeit? Oder sind alle miteinander zerstritten? Kommen die Katholischen mit den Evangelischen nicht aus oder umgekehrt. Alles bildet Zusammenhänge, einfach alles! Wir Menschen in der Gemeinschaft bilden ein Dorf.

Genauso bilden sich auf der Erdoberfläche Zusammenhänge. Das sind zum Teil gewaltige Wesen, die mit den sogenannten Leylinien, das sind Kraftlinien, miteinander verbunden sind. Dann werden sie sichtbar und man erkennt die Zusammenhänge. *Aha, hier läuft es so ab!* Wenn ich mit der Rute an der

Tauber entlanggehe oder mit dem Pendel über die Landkarte, ist das jedes Mal ein tolles Erleben. Da gibt es Dinge, die umwerfend sind. Man kann das Pendel fragen, wo das Herz dieser Region liegt. Man wundert sich manchmal. Es muss nicht wie beim Menschen in der Höhe des Brustbeins sein. Es können ganz andere Wesen zur Darstellung kommen.

Es gibt sogenannte Drachenformen bei der Geomantie. Das sind Punkte, an denen man spürt, dass noch etwas ganz Urtümliches und Gewaltiges da ist. Ich kann manchmal spüren, wenn ich unterwegs bin, dass gerade ganz gewaltige Kräfte auf mich zukommen! Was ist das? Was lebt hier noch? Was war hier? War hier irgendwann eine Schlacht im Krieg? Fand hier ein Mord oder ein Raub statt? Was war hier? Mit Pendel und Rute lassen sich auf all diese Fragen Antworten finden.

Bitte, gehen Sie mit der Erde sorgsam um! Wir gehen auf einem Lebewesen spazieren. Wirklich! Es gibt nichts, was uns dazu berechtigt, unbedacht etwas zu tun. Es werden riesige Straßen und Autobahnen gebaut, ohne dass wir fragen, was wir als Ersatz für dieses Lebewesen Erde tun können. Wir bewegen Millionen Kubikmeter Erde, sprengen, bohren Tunnel und fragen nie, was wir tun können, um Entlastung zu bringen. Wir fügen diesem Lebewesen Verletzungen zu und uns interessiert es einen Dreck, ob es verheilt, vernarbt oder ob irgendwelche uralten Zusammenhänge durch unser Tun zerstört werden.

Über das Lebewesen Tauber führt bei Tauberbischofsheim eine Autobahn. Es ist die Autobahn nach Würzburg. Wahrscheinlich hat es niemanden interessiert, ob ihr Bau für die Erde in Ordnung war oder nicht. Wahrscheinlich weiß auch keiner, welche Folgen es haben wird, dass sie gebaut wurde. Folgen zeigen sich manchmal erst in ein paar Jahrzehnten, können aber auch ganz schnell eintreten.

Ich bekam einmal einen Fall mit, da wurde der Marktplatz einer Gemeinde komplett umgestaltet und es wurde dafür sehr tief hinuntergegraben. Der Marktplatz, wie er seit Jahrhunderten gewesen war, war nicht mehr gut genug. Er wurde modernisiert und man hat einen Brunnen gebaut, für den man vier oder fünf Meter nach unten buddeln musste, damit die Kanalisation funktionierte. Vier Wochen danach hatte eine Wand im Flügel des Schlosses, das unterhalb des Marktplatzes liegt, einen faustbreiten Riss.

„Woher kommt das denn jetzt auf einmal?“, fragten alle fassungslos.

Woher wohl? Die Erde hat reagiert. 200 Meter vom Marktplatz entfernt hat sich etwas gesenkt.

„Ich habe gehört, Sie machen da so Zeugs. Können Sie nicht kommen? Wir zahlen das!“, bat mich der Bürgermeister um Hilfe.

„Das ist ganz einfach, Herr Bürgermeister, hätten Sie mich vorher gebeten, etwas zu tun, würde es den Riss nicht geben. Jetzt haben Sie ihn“, antwortete ich.

Soweit ich weiß, hat es Zigtausende gekostet, den Riss zu schließen. Hätten Sie mir im Vorfeld 50 € gegeben, hätte ich mir einen flotten Lenz machen können.

Immer, wenn Sie so etwas tun und an Ihrem Haus oder in Ihrem Garten etwas verändern, dann überlegen Sie vorher gründlich und pendeln Sie aus, ob es in Ordnung ist! Fragen Sie, was Sie als Gegengabe bringen können. Das muss manchmal nicht viel sein. Da ist nicht viel gefordert. Aber es ist etwas gefordert. Verändern Sie mit Respekt vor der Erde, dann hat die Veränderung auch Bestand.

Schustert man einfach los, bekommt man irgendwann und irgendwo die Quittung. Wir bekommen auch in dieser Beziehung karmisch die Quittung für das, was wir unserer Erde antun. Wir bekommen Sie! Siehe den Tsunami in Thailand oder

den Tsunami in Japan! Wir haben davon nur mitbekommen, dass Atomkraftwerke bedroht waren, aber sehen Sie sich die Bilder im Internet an! Der Tsunami verfrachtete Schiffe zwei Kilometer ins Landesinnere. So zeigt uns die Erde, was Sache ist. *Mutter Erde,* so heißt es. *Mutter Erde.* Gehen wir mit ihr um wie Kinder, die Achtung vor ihrer Mutter haben!

Eine Quelle im Badischen

Es war im Nordbadischen. Hilde kam zu mir. Ich war zu jener Zeit freiberuflich tätig und manchmal tagsüber zuhause.

„Kannst du kommen? Ich muss Heu holen hinten an der Waldlichtung. Und ich sag dir, wie es ist, ich habe Angst, alleine da rauszufahren. Willst du mitgehen?“

„Klar, ich komm mit und helfe dir, Hilde! Ist doch kein Problem!“, sagte ich und ließ meine Büroarbeit nur zu gerne liegen.

Sie kam mit ihrem alten McCormick, einem kleinen roten Traktor, hinten ein kleiner Ladewagen, zwei Gabeln, zwei Rechen, und dann tuckerten wir los. Sie fuhr, ich saß auf der Seite. Zum Ort hinaus, bevor es steil den Berg hochging, bogen wir links ab ins Tal. Irgendwann kam Wald, dann die Lichtung. Das Gras war gemäht und sie hatte es wahrscheinlich auch schon einmal gewendet. Es war Heu geworden. Die Wiesenblumen hatten geblüht, waren zum größten Teil verblüht und die trockenen Blüten waren wie bunte Tupfen. Es duftete herrlich.

„An die Ränder komme ich mit dem Ladewagen schlecht hin. Da kannst du es mit dem Rechen ein bisschen hereinziehen!“, sagte sie. „Mach einen Mahden!“

Ich sage es mal so. Am Ende sah mein Werk aus wie eine Wurst aus Heu.

„Klinke mal da den Hebel aus, dann geht das Ladegerät am Ladewagen runter, und ich brauche nur noch drüberfahren und es lädt von alleine auf!“

Sie fuhr los und lud das Heu vollautomatisch auf den Ladewagen und ich war an den Rändern mit dem Rechen beschäftigt. So verging einige Zeit und es war heiß und auch ein wenig schwül. Die Arbeit brachte mich zum Schwitzen und die Sonne tat das Ihrige dazu. Schließlich war die kleine Wiese aufgeladen und wir fuhren los.

„Du, ich habe noch Platz! Ich fahr noch runter ins Tal. Da haben wir auch gemäht“, sagte sie. „Da können wir noch Heu holen. Wir machen den Wagen richtig voll.“

Wir fuhren ins Tal. Da fließt ein kleines Bächlein, das später einmal zur Kessach wird – Cessaha heißt dieser Bach, Sumpfige Aue, das ist keltisch.

„Du kannst vom Bach weg wieder so einen Mahden machen, dann muss ich nicht so nah an den Bach heranfahren und ich lade schon auf“, sagte sie und wir legten wieder los.

Es war heiß. Im Tal brannte die Sonne noch erbarmungsloser. Ich war nicht mehr im Schatten und bekam höllischen Durst.

„Ist was?“, fragte Hilde, als sie mit dem Ladewagen in die Nähe kam und ich ihr winkte, kurz zu halten.

„Ich habe Durst. Hast du vielleicht etwas zum Trinken dabei?“

„Nein, aber da unten im Bach ist eine Stelle, da muss eine Quelle sein, an der du trinken kannst!“

Wer von Ihnen war schon einmal an einer Quelle in einem Bach und hat davon getrunken? Wer hat das schon einmal gemacht? Ich wette, heute fast niemand mehr. Es ist ein Erlebnis, an einen Ort zu kommen, an dem Wasser aus dem Boden sprudelt. Ich meine keine Austrittsstellen von Oberflächenwasser, an denen es leicht sickert oder tröpfelt, sondern eine richtige Quelle. Vermutlich heißt sie Quelle, weil das Wasser aus dem Boden quillt. Es bildet sich erst eine Kuppel aus Wasser und

dann fließt es davon. Es ist viel Wasser, keine Kleinigkeit, und steht man davor, ist das ein ganz eigenes Erlebnis. Und wenn man ein wenig feinfühlig ist, spürt man die Kräfte, die um eine Quelle wirksam sind.

Ich ging zum Bach, wie Hilde es mir gezeigt hatte. Da waren Brennnesseln und Gestrüpp und ich suchte. Hilde hatte gesagt, die Quelle sei am Bach. Dann sah ich sie. Sie war nicht am Bach, sondern im Bach. Im Bach war eine Erhebung aus Wasser. Vorsichtig ging ich hin, um keinen Schmutz aufzuwirbeln. Der Bach war nur fünf oder zehn Zentimeter tief und ich ging einfach mit den Schuhen hinein.

Es war wie eine Spalte im Boden, aus der das Wasser hervorquoll. Richtig viel. Ich wusch mir zuerst im Quellwasser die Hände und zuckte zurück. Es war eiskalt. Es war wirklich eiskalt. Das Gefühl von Erfrischung, das von diesem Wasser ausging, ist unbeschreiblich. Eine wahnsinnige Frische! Ich bildete mit meinen Händen einen Trichter, schöpfte das Wasser und trank.

Ich musste langsam trinken wegen seiner eisigen Kälte. Es war erfrischend und wohltuend. Ich machte meine Stirn, meinen Kopf und meinen von der Sonne mittlerweile verbrannten Nacken nass. Ich erfrischte mich und fühlte mich wie neugeboren. Ich spürte die wahnsinnige Kraft, die von diesem Wasser ausging. Es war das erste Mal, dass ich in meinem Leben an einer echten Quelle stand und aus ihr trank. Das Wasser war glasklar und rein. Herrlich!

Ich habe diesen Platz später öfter einmal aufgesucht. Ich ging hin, sah es mir manchmal nur an, manchmal trank ich aus der Quelle und habe mich erfreut und erfrischt und diese unglaubliche Energie in mich aufgenommen. Quellwasser ist etwas völlig anderes als die Flüssigkeit, die bei uns aus dem Wasserhahn kommt. Es schmeckt anders, es dreht sich anders, hat andere

Inhaltsstoffe und ist energetisiert. Es lebt und ist nicht tot. In diesem Wasser ist Energie.

Wenn Sie wissen, wo eine Quelle sein könnte, dann suchen Sie sie einmal auf! Betrachten Sie sie ehrfürchtig! Mutter Erde gibt da etwas frei zum Heil für alle. Es ist eine dieser Absonderungen aus der Erde, die heilbringend sein können. Nicht umsonst gibt es Heilquellen. Finden Sie Ihre Quelle! Schöpfen Sie Wasser! Füllen Sie es in Flaschen – in Glasflaschen – ab! Nehmen Sie es mit nach Hause! Ist da ein Gefahrenschild mit Salmonellen oder Ähnlichem angebracht, müssen Sie es abkochen. Durch das Abkochen ist allerdings das meiste von der besonderen Energie weg, die in diesem Wasser steckt. Wenn Sie es nicht trinken wollen, waschen Sie Ihre Hände, benetzen Sie Ihr Gesicht mit diesem Wasser. Das ist so etwas Tolles, Wohltuendes und voller Heilenergie. Die meisten echten Quellen sind heilsam.

Die Suche nach dem Allerheiligsten

Das frühe Christentum errichtete viele seiner Kirchen an Orten, die bereits Heiligtümer anderer Gottheiten und Götter gewesen waren. Wie aber fanden jene alten Kulturen diese heiligen Orte, an denen sie ihre Heiligtümer errichteten? Woher wussten sie, wo sie ein Heiligtum für ihre Götter platzieren mussten?

In jener Zeit war das natürlich einfacher. Da brauchte man keine Genehmigung und kein Gutachten vom Wasserwirtschaftsamt, von der Umweltbehörde, der Baubehörde, vom Finanzamt, von der Kreisverwaltung und was es sonst noch geben mag. Da musste man nicht in der Stuhlgangbehörde hinten ganz mittig, dem Friedhofsamt, dem Baumkatasteramt und bei den Forstämtern nachfragen. Will man heute irgendwo etwas bauen, selbst wenn es so klein ist wie ein Plumpsklo, eine Steh-

toilette, müssen alle ihren Senf dazu abgeben und zustimmen. Alles muss genehmigt werden. Okay, ist verstehe es irgendwie. Jeder würde sonst etwas bauen, wo es ihm gerade passt.

Damals war es anders. Da fühlte man und wusste, wo spezielle Plätze sind. Da gab es Leute, die feinfühlig waren und feststellen konnten, wo eine besondere Ausstrahlung von der Erde ausging oder eine Quelle mit besonderem Wasser entsprang. Später errichtete man auch im Christentum Quellkapellen, wo sich eine besondere Quelle fand. Die Christen lernten schnell. Zwischen Werbach und Werbachhausen im Tauberkreis baute man eine Kapelle bei einer sehr heilsamen Quelle. Es ist eine der wenigen links- oder rechtsdrehenden Quellen, was weiß ich. Mit diesem Rumdrehen habe ich mich nie so recht befasst. Ich habe das Wasser schon getrunken. Es ist nicht schlecht. Heute wird es leider mit einer elektrischen Pumpe hochgepumpt, und das heißt, es ist vom Ursprünglichen nicht mehr viel da. So eine Pumpe macht viele Strukturen im Wasser kaputt.

Die Menschen früherer Zeiten haben es gespürt. Die haben es gesehen. Die haben es gewusst. Sie wussten, dass die Erde und die Landschaft um sie her wie ein großer Tempel ist. Ein Tempel, der Außenmauern hat, ein Vorfeld, vielleicht einen Vorhof oder sonstige Areale, Bezirke. Und irgendwo war eben das, was man in der Kirche heute das Allerheiligste nennt, der Altar oder das Sakramentshäuschen, in dem sich die geweihten Hostien befinden. Und die Kelten- und Germanenvölker wussten noch, wo solche Plätze sind. Sie konnten sie erkennen.

Man darf auch nicht glauben, dass sie irgendwo beliebig einen Grabhügel aufgeschüttet haben, wenn jemand starb, ob es eine hochstehende oder eine niederstehende Person war. Das spielte keine Rolle. Es wurde alles an ganz bestimmten Plätzen gemacht, an Plätzen, die dafür passen. An Plätzen, an denen die Mutter Erde auch bereit ist, den toten Körper eines Men-

schen aufzunehmen. Und nicht wie heute einfach so auf dem Friedhof – Reihengrab Nummer 25 in der sechsten Reihe hinten links Abschnitt B. Nein, das war damals anders. Da wurde genau ausgesucht. Später gab es auch Gräberfelder, aber auch diese Gräberfelder lagen an ganz bestimmten Orten. Da wurde nicht gesagt, so hier machen wir jetzt einmal ein bisschen Friedhof. Das wurde alles ganz bewusst und vor allem nach geistigen Regeln und Prinzipien ausgewählt.

Es ist manchmal erstaunlich, spürt man so einen Landschaftstempel auf, erfühlt ihn, findet ihn und überprüft ihn geomantisch, dann stößt man oft genau an der Stelle plötzlich auf eine Kirche. Da steht sie und nicht selten genau im Zentrum dieses Tempels, im Allerheiligsten. Das ist bemerkenswert. Die Erde braucht diese geweihten Orte. Es ist doch nicht so, dass einfach irgendwo eine Quelle entspringt mit besonderen Fähigkeiten. Das ist nicht von ungefähr. Die Erde ist ein Lebewesen. Sie atmet aus. Sie atmet ein. Und sie schenkt uns alles, was wir brauchen.

Es ist nicht an den Haaren herbeigezogen, dass es Quellen gibt, die gut sind für die Augen, die Gelenke oder dieses oder jenes. Die Wirkung auf uns Menschen hat nicht einmal so sehr mit der Zusammensetzung des Wassers zu tun. Sie hat mit den Informationen zu tun, die dem Wasser aufgelagert oder aufstrukturiert sind. Das Wasser fließt durch Gesteinsschichten der Erde und sammelt und speichert Informationen. Das sind hochinteressante Zusammenhänge, über die man mehrere Bücher schreiben könnte.

Fand man früher so eine Quelle, wurde ein heiliger Bezirk daraus gemacht, der geweiht war. Es war ein besonderer Ort, an den man nicht einfach ging und herum grölte oder an einen Baum pinkelte. Man wusste, das ist eine Stelle, an der die Erde etwas ganz Besonderes für uns gibt, etwas ganz Besonderes für uns hat. Und damit ging man mit Ehrfurcht um.

Ohnehin ging man mit jedem Baum ehrfürchtiger um, als wir es heute tun. Es gibt einen guten Spruch. *Wenn du einen Baum fällst, dann denke ein Jahr und einen Tag darüber nach!* Heutzutage wird der Wald abgeerntet. Da werden Bäume, die da seit 100, 150, 200 Jahren stehen, abgesägt, weil gerade der Holzpreis für Eichen gut ist. Schlimm! Lebewesen, die weiß Gott schon wie lange dort standen, die weiß Gott schon was für Dinge kommen und gehen sahen, die macht man bedenkenlos um. Man muss doch wirtschaftlich sein. Das muss alles funktionieren. Damals war das nicht so. Damals sprach man mit einem Baum, bevor man ihn fällte. Darüber kann man lachen, aber es wäre schön, man würde es heute auch noch tun. Bitten und Danken hat man in der Beziehung leider verlernt.

Man kann natürlich darüber streiten, ob nun so eine Quelle am Kopf, am Herzen oder wo auch immer in so einem Landschaftswesen liegt, aber ihre Wirkung sagt einiges darüber aus. Es hat mit dem zu tun, was ich zuvor sagte. Dem Quellwasser wird etwas aufstrukturiert. Und wenn die Quelle am Kopf des Landschaftstempels oder Landschaftswesens liegt bei den Augen, dann wirkt sie auf die Augen. Liegt sie, wo im Landschaftswesen die Leber liegt, dann wirkt sie auf die Leber. Liegt sie beim Herzen, ist sie für Herzleiden gut oder auch bei Gemütsleiden – immer auch die geistige Komponente im Blick haben! Würde man sich die Zeit nehmen und sich richtig professionell auf die Suche begeben, könnte man mit Sicherheit viele solcher heilenden Stellen finden, die vermutlich mehr zuwege brächten als die Heiler, die Heilpraktiker oder die Ärzte.

Geomantie ist eine tolle Wissenschaft, die leider vollkommen vergessen wurde und bei uns nie richtig praktiziert werden konnte, weil sich die Kirchen im Mittelalter dagegenstellten. Es war Teufelswerk, im Mittelalter mit einer Rute über ein Feld zu

gehen. Fragte man zuvor einen Pfarrer und sagte ihm, man suche eine Quelle, dann segnete er es unter Umständen ab und weihte das Unterfangen. Dann war es gut und sicher. Aber einfach einmal losmarschieren und schauen, wo liegt hier der Kopf des Landschaftswesens, da wäre der Kopf dessen schnell ab gewesen, der den Kopf suchte.

Aber das sind Dinge, die für unser Heil und für das Lebewesen Erde, auf dem wir leben, so wichtig sind. Ich kann nur dazu raten, sich dafür zu öffnen. Gehen Sie einmal raus aus dem LCD-Fernsehzimmer! Gehen Sie raus aus der Lallerkneipe, wo jeder am Stammtisch immer denselben Käse erzählt! Gehen Sie stattdessen hinaus in die Natur! Die Augen aufgemacht und schauen! Sich fragen: Wo ist etwas? Wo könnte etwas sein? Suchen!

Oder einfach einmal das Handy zuhause lassen und die Natur genießen. Rausfahren an einen See oder an einen Bach und spazieren gehen. Oder! Oder! Allein was man an einem Bach alles entdecken kann! Das ist irre, wenn man die Augen offen hat. Es gab kein Handy, als die Kelten ihre Heiligtümer gesucht und gebaut haben. Sie waren nicht so abgestumpft wie wir. Sie waren wesentlich sensibler und noch mit einem Fuß in der Geistigen Welt – zumindest die Druiden. Die waren von Berufswegen sehr sensibel und auf geistige Dinge getrimmt. Das war ihr Leben.

Warum nicht einmal die Natur beobachten, damit man dann sagen kann: „Allen Anzeichen nach könnte es sein, dass es in zwei Stunden regnet, glaube ich."

„Und warum?"

„Weil die Bienen nicht mehr fliegen. Weil die Vögel auf einmal nicht mehr zwitschern. Weil auf einmal Ruhe einkehrt und alles irgendwie in Deckung geht."

Und rumms kommen schon hinten die dunklen Wolken und dann regnet es und es kommt ein Gewitter. Und dann verzieht

es sich. Auf einmal kommt die Sonne wieder heraus und auf einmal summt und brummt und zwitschert es wieder. Die Tiere wissen das noch, aber wir wissen es nicht mehr. Schade! Müssen wir üben!

Auch mit den Kindern rausgehen ist wichtig! Ihnen zeigen, was an einem Bach alles sein kann. Dass es Fische gibt. Vielleicht sieht man sogar Forellen. Das war früher so toll, als ich noch ein Kind war. Wo ich aufwuchs, gab es einen Bach und von der Brücke aus konnte man die Forellen sehen. Manchmal konnte man beobachten, wie die Aale flussaufwärts wanderten. Das war sagenhaft. Welches Kind bekommt heute noch leuchtende Augen, wenn irgendwo in einem Bach Forellen sind? Welches Kind bemerkt das überhaupt noch und findet es nicht langweilig oder lächerlich?

Besuchen Sie diese heiligen Stätten und schauen Sie, spüren Sie nach! Wenn Sie irgendetwas von irgendwelchen Brunnen hören, die heilige Namen haben wie St. Bernhards Brunnen, Hildegards Quelle, St. Ulrichs Brunnen – fahren Sie hin und sehen Sie es sich an! Mit offenen Augen durch die Gegend gehen! Vielleicht erspüren Sie es. Vielleicht sind Sie derjenige, der das Gefühl dafür entwickeln kann, dass da einmal irgendetwas Besonderes war. Dass da noch immer etwas ist. *Ich spüre da etwas.* Das ist so wichtig für unser Heil. Es ist gut, dass wir nicht alles serviert bekommen, sondern die Augen aufmachen müssen, unsere Sinne schärfen und es einfach geschehen lassen, etwas zu spüren.

Ein Vegetarier mit sehr vielen Kühen

Ich weiß nicht mehr, wie ich Manfred kennengelernt habe, vielleicht über Lisa, seine Mutter, die Orgel spielt. Manfred hat einen ziemlich großen Bauernhof. Er hat Milchkühe. 120, 150,

vielleicht auch 180 – ich will ihm nicht Unrecht tun – er hat sehr viele Kühe. Er beschäftigt einen Angestellten, der Landmaschinenmechaniker ist, aber jede Arbeit macht, die in der Landwirtschaft anfällt. Meist sitzt er auf dem Schlepper und fährt durch die Gegend mit Jauchefässern oder holt Futter und … Manfred und er sind sehr umtriebig, echte Schaffer. Manfreds Mutter ist inzwischen 77. Sie arbeitet noch kräftig mit. Es ist ein winziger Weiler, in dem sie wohnen, mit vielleicht fünf oder sechs Familien. Sie arbeiten Tag und Nacht – kümmern sich um ihre Kühe und ihre Ländereien.

Lisa war in ihrer Jugend in Stuttgart in Stellung, wie das damals hieß. Sie arbeitete als Dienstmädchen bei einem Arzt. Dort lernte sie Klavier spielen und bekam Kontakt zur Anthroposophie, die bis heute ihr Denken prägt. Nicht weit weg von ihrem Weiler gab es in der Gegend bis vor Kurzem eine Bauernschule. Da wurden Landwirte über biodynamische Landwirtschaft unterrichtet. Es wurden hochinteressante Kurse angeboten und ich war auch einmal dort, als es um die Demeter-Betriebsweise ging.

Manfred war häufig dort und hat es sich angehört. Er ist ein konventioneller Bauer, aber in seinem Herzen arbeitet er nahezu wie ein Demeter-Bauer. Seine Einstellung ist toll. Und dann ist er auch noch Vegetarier – ein Landwirt, der Vieh hält, ist Vegetarier?! Bei ihm habe ich die beste Sauermilch getrunken, die es auf der ganzen Welt gibt. Ich kam einmal zu ihm in die Küche.

„Magst du Sauermilch?“, fragte er. „Ich trinke gerade welche.“

„Sei mir nicht böse, aber ich mochte Sauermilch noch nie und will keine!“, lehnte ich dankend ab.

„Doch! Probiere einmal!“, gab er nicht nach und schenkte mir eine schneeweiße Milch aus einem Topf ein. Das sah mehr

wie Sahne aus. Ich probierte und die Milch hatte einen ganz leicht säuerlichen Geschmack, aber es war mehr, als ob ich Schlagsahne trinken würde.

„Super!“, sagte ich.

„Wir machen sie auf eine spezielle Art.“ Es war sein Nachtisch nach dem Mittagessen.

Manfred erzählte mir bei einer unserer ersten Begegnungen von seinen Problemen im Stall. Seine Kühe hatten eine Hufkrankheit. Wir arbeiteten zusammen und bekamen es gut hin. Ich unterstütze ihn als Geistheiler bei seinen Kühen und habe ihm auch seine Oberflächenwasserquellen gesucht, die er brauchte. Wir haben viel zusammen gemacht und tun es noch. „Manfred, du bist Landwirt, hast viele Wiesen für deine Kühe, hast du für mich vielleicht irgendwo ein Stückchen, wo ich einige meiner Bienen hinstellen kann? Ich brauche noch einen Platz für meine Jungvölker“, bat ich ihn.

„Komm wir fahren schnell raus! Ich zeige dir einen Platz!“, sagte er sofort.

Wir fuhren am Waldrand entlang, in ein ziemlich tief eingeschnittenes Tälchen.

„Sieht nicht schlecht aus!“, dachte ich.

„Da links!“, sagte er. Es war eine Stelle, an der er ein paar alte Balken liegen hatte. Bei ihm hat es einmal gebrannt und ein Großteil vom Wirtschaftsstall ist abgebrannt, aber das Wohnhaus konnte gerettet werden. Die Balken stammten noch von daher.

„Das ist super!“, freute ich mich.

Der Platz liegt an einem Fichtenwald. Am Wegrand stehen ein paar Büsche, Buchen, Eichen, aber es ist eine Fichtenschonung. Vor dem Wald ist etwas Gestrüpp – Holunder, Haselnuss. Da schuf ich mir meinen Platz. Hinter der ersten Buschreihe nach dem Weg baute ich einen Jungvolkstand und stellte meine Völker auf. Zwischenzeitlich habe ich bei ihm zum Teil etwa

30 Völker, auch Wirtschaftsvölker, stehen. Es ist ein besonderer Platz. Der Borkenkäfer hat mich unterstützt. Er hat ein paar der Bäume angefallen und als ich bei den Bienen war, kam plötzlich ein kleiner Suzuki Jeep angedonnert und wer stieg aus? Eine Frau mittleren Alters.

„Ach, hier haben Sie auch Bienen!“, sagte sie und kam auf mich zu.

Erst da erkannte ich sie. Es war unsere Försterin. Eine sehr fähige Frau, die auch beim Albverein für den Naturschutz zuständig ist. Sie hatte eine Sprühdose dabei.

„Ich kennzeichne nur ein paar Bäume. Da ist der Borkenkäfer drin“, erklärte sie und zeigte mir ein hellbraunes, ganz feines Sägemehl unten an einem der Bäume, den der Borkenkäfer befallen hatte.

„Wie haben Sie das denn aus der Entfernung erkennen können?“, fragte ich erstaunt.

„Da bekommt man einen Blick dafür“, meinte sie nur. „Das sind fünf oder sechs Bäume, die muss Manfred ganz schnell rausmachen.“

In dem Waldstreifen daneben, der einem Nachbarn von Manfred gehört, waren auch einige Bäume befallen. Die Bauern rückten natürlich sofort aus und machten die Bäume um und plötzlich hatte ich eine herrliche, wunderschöne Lichtung mit viel Platz für meine Völker. An dem Ort herrschen Ruhe und ein wunderbares Klima. Es gibt nur ein paar kleine Wasseradern, aber das macht den Bienen nichts. Bienen mögen das sogar und suchen Wasseradern. Holunder wächst dort besonders gerne und gut. Es ist eine sehr schöne Lichtung geworden, auf der Ruhe und Frieden herrschen.

Jetzt kommt etwas, bei dem ich mir lange nicht sicher war, ob ich es erwähnen soll. An der Stelle sind noch einige vom kleinen Volk unterwegs. Manche nennen sie Naturgeister, manche nennen sie Trolle, Elfen, Alben. Was man auch für Worte

für sie findet. Ich habe sie dort gesehen. Sie sind dort unterwegs, und das macht riesig Freude. Ich habe ihnen etwas mitgebracht, ein kleines Opfer, und habe von vorneherein mit ihnen Frieden geschlossen.

„Ich will euch nichts Böses. Ich bringe Bienen, eure Freunde. Das was ihr braucht, das bringe ich hierher!"

Die Bienen gedeihen prächtig an diesem Platz. Toll, aber die Auswahl folgt ganz strengen Kriterien. Dort überlebt kein Bienenvolk, das es nicht wert ist zu überleben. Es ist eigenartig, aber an dieser Stelle überleben nur gute Völker, die ich dann auch zur Zucht nehmen kann, ohne dass ich etwas dafür tun muss. Ich komme hin und fühle und sehe, welches der Völker mit einem anderen vereinigt werden muss, weil es allein nicht über den Winter kommt. Es ist eine strenge Selektion, aber ein herrliches Klima für die Bienen. Sie stehen gut. Die Fluglöcher liegen gegen Süden und sie bekommen Sonne. Es ist recht windgeschützt – ein herrlicher, ruhiger Platz. Kaum jemand kommt vorbei. Manfred gebe ich zum Dank manchmal ein Glas Honig.

„Das ist mein Tribut, den ich zu entrichten habe!", sage ich dann immer.

Er lacht und freut sich riesig darüber. Er ist ein feiner Kerl mit einer tollen Einstellung, wirklich klasse. Ich mag ihn und manchmal muss ich ihm auch seine Knochen einrenken, wenn er sich wieder überarbeitet oder überhoben hat. Dann kommt er zu mir und wir fachsimpeln ein wenig über Landwirtschaft. Ich fühle mich bei Manfred wohl. Ich werde dort akzeptiert und für voll genommen.

„Es ist einfach schön, wenn man weiß, dass man von anderen Menschen geschätzt wird", hat Lisa, seine Mutter, neulich zu mir gesagt.

Das beruht auf Gegenseitigkeit. Ich schätze Manfred und Lisa auch.

Ein Hofrekord ganz ohne Gift

Kennengelernt haben wir uns eigentlich in der Kirche. Klaus war derjenige, der nach dem Orgelspiel zu mir kam und sagte: „Gell, du bist ein Heiler?"

Ich habe durch ihn dann so einige Interna mitbekommen. Er ist im Stadtrat der kleinen Stadt, zu der unsere Gemeinde gehört – ein Teilort, wie man so schön sagt. Wie Heinz ist er Landwirtschaftsingenieur und besitzt einen großen Bauernhof, den er gut im Griff hat. Sein Hof ist wesentlich größer als der von Heinz und er hat in der Schweinehaltung ein geschlossenes System. Das bedeutet, er erzeugt mit Muttersauen Ferkel, die er dann aufzieht, mästet und als Mastschweine verkauft. Wir haben immer sehr intensiv zusammengearbeitet und tun es heute noch in Bezug auf die geistige Gesundheit, die auf seinem Hof herrscht. Er weiß, dass ich Bienen habe, und kam eines Tages zu mir.

„Wir könnten doch einen Versuch machen. Du stellst deine Bienen an meinen Raps und ich spritze dafür nicht mehr gegen Insekten. Da könnte sich doch etwas daraus ergeben, oder?", schlug er vor.

„Ja natürlich!", antwortete ich. „Stehen die Bienen am Raps, bekommst du bis zu 40 % mehr Ertrag, weil die Bienen einfach besser bestäuben als andere Insekten. Außerdem sparst du dir die Spritzungen, die schließlich auch Geld kosten. Wenn du drei Mal spritzt und der Hektar kostet 60 €, dann hast du pro Hektar 180 € gespart."

„Das ist mir einen Versuch wert!", meinte er.

Er zeigte mir seine Rapsfelder und ich versprach ihm, an eines der Felder versuchsweise meine Bienen zu stellen. Es ist ein abschüssiges Gelände mit einer sanften Welle, zu dem ein breiter Grasweg führt. Oben gibt es einen Platz am Weg, an dem der Raps in jenem Jahr, warum auch immer, nicht richtig aufge-

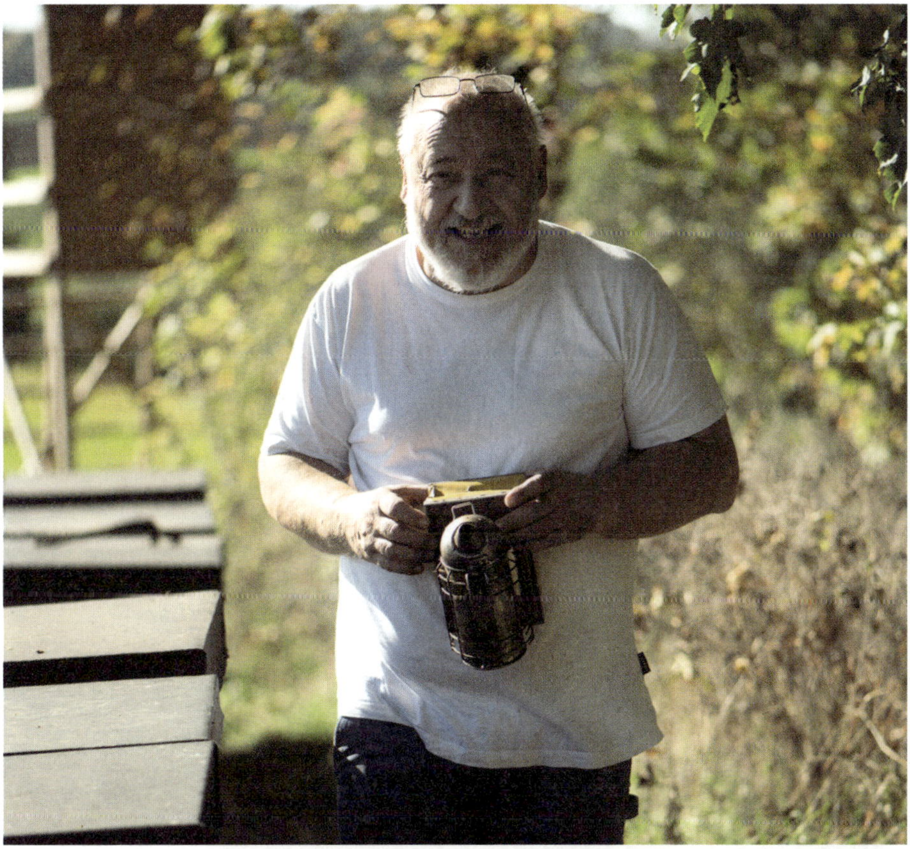

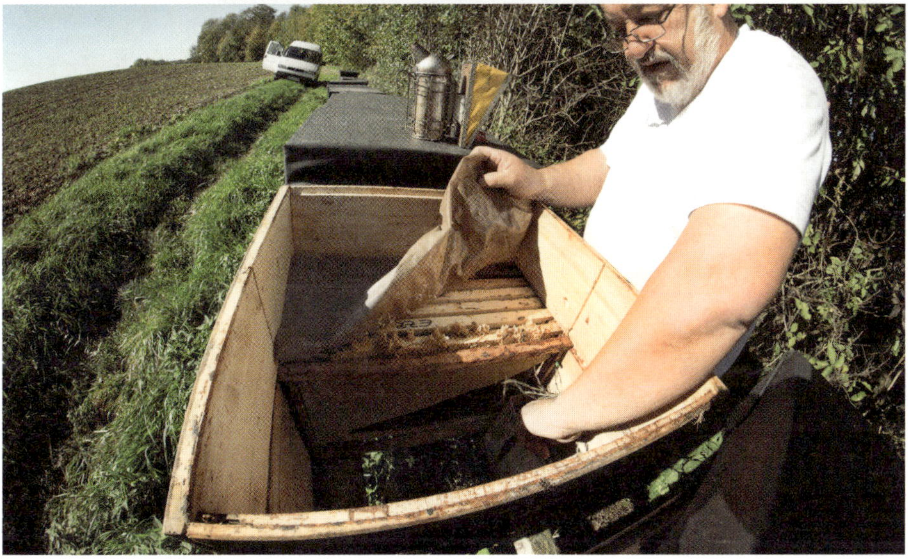

Beim Arbeiten an den Bienen

gangen war. Da gab es eine kleine, freie Fläche, eine kleine Lichtung im Raps. Dort stellte ich so 20, 30 Völker auf. Ich konnte da oben schön wursteln. Der Platz war von der Straße her nicht einsehbar. Ich machte dort meine Nachzuchten und bildete meine Ableger. Die Bienen standen am Raps.

Das Honigjahr war nicht toll. Es gab nicht so viel Honig. Diese berühmten 20–30 kg am Raps hatte ich nicht, denn der Raps honigte nicht richtig. Das Wetter war etwas zu kühl und regnerisch. Ich fuhr trotzdem eine Ernte ein, die ich relativ spät schleuderte. So mache ich es immer, damit die Bienen auch etwas von ihrem Honig haben. Klaus drosch das Rapsfeld, als ich die Bienen weggestellt hatte. Irgendwann kam ich wieder einmal bei ihm vorbei.

„Du glaubst es nicht! Wir haben mit dem Raps Hofrekord", sagte er mit strahlenden Augen. „So viel Raps hatten wir auf diesem Acker noch nie."

„Okay, dann hat es sich wenigstens für dich rentiert. Die Bestäubung durch die Bienen ist spitze. Das zeigt dir doch, wie viel du dabei sparen kannst – mehr Ertrag, keine Spritzkosten. Was will der Mensch mehr? Das ist doch wunderbar!", meinte ich.

„Du, ich habe wieder Raps. Kannst du deine Bienen wieder hinstellen?", fragte er im kommenden Jahr.

„Klar! Wenn der Deal noch gilt und du nicht spritzt, dann stelle ich sie hin."

Wir praktizierten es wieder auf diese Weise. Diesmal baute er den Raps wegen der Fruchtfolge auf einem anderen Acker an. Um die Böden nicht zu sehr auszulaugen, müssen Bauern jedes Jahr etwas anderes auf ihren Äckern anbauen. An dem Rapsfeld führte ein Feldweg entlang und nach dem Weg war es abschüssig. Dort lag eine kleine Obstwiese, auf die ich meine Bienen stellte. Mir fiel gleich ein Grasweg auf, der noch weiterführte.

„Wenn ich da weiterfahre, komme ich mit meinem Auto durch?“, fragte ich Klaus, als ich ihn einmal wiedersah.

„Normalerweise schon“, meinte er. „Es ist ziemlich eben, aber holprig, weil es nicht eingeschottert ist. Ein richtiger Feldweg eben, aber wenn du ihm folgst, kommst du vor das Wäldchen und kannst hinten hinausfahren.“

Ich setzte mich in meinen Rasenmäher und probierte es aus. Abschüssig am Hang lag eine Waldwiese, die in ein Häldenwäldchen überging. Oben, an der ebenen Fläche, hörte dieses Wäldchen auf und es kam ein schöner, breiter Grasstreifen.

„Der gehört der Gemeinde“, meinte Klaus. „Da kannst du deine Bienen hinstellen und kein Mensch will etwas von dir.“

Dort habe ich mir einen Bienenstand für meine Völker gebaut, die während der Tracht an unterschiedlichen Feldern stehen. Mit Balkenstützen und Europaletten, die ich dafür aufschneide, errichtete ich einen Unterbau, damit die Bienenvölker, wenn sie dann aufgestellt sind, so stehen, dass ich mich nicht bücken muss, wenn ich mit ihnen arbeite. Sie sind so platziert, dass ich den Brutraum schön eben vor mir habe.

Da das Gelände abschüssig ist, war das etwas aufwendig. Ich musste an der einen Stelle unterbauen und das ins Wasser legen, also lotrecht ausrichten mit der Wasserwaage. Ich hatte gut zu tun, aber es war herrliches Wetter, Eichhörnchen waren unterwegs und ich sah Rehe. Die Welt ist dort noch relativ in Ordnung. Als ich meinen Stand fertig hatte, fuhr ich an ein Rapsfeld, das abgeblüht war, holte meine Bienenvölker und stellte sie an ihrem neuen Zuhause auf. Den Wald Richtung Westen im Rücken, wo das Wetter herkommt. Da sind sie relativ windgeschützt. Und nach Südosten ausgerichtet, der Weg macht einen leichten Bogen – so stehen meine Völker an dem Platz.

Es ist eine Pracht. Es ist ruhig. Es kommt niemand vorbei. Durch den Grasweg fahren keine Autos und nicht einmal Spa-

ziergänger verirren sich an diesen abgelegenen Ort. Junge Jäger aus Stuttgart haben sich dort einen Hochsitz gebaut. Es sind nette Leute. Ich bin mit ihnen ins Gespräch gekommen über die Bienen und die Jagd.

„Stört es Sie, wenn wir hier jagen?", wollten sie wissen.

„Nein, wenn euch die Bienen nicht stören, mich stört es nicht."

Der Hochsitz hat sich schon als sehr vorteilhaft für mich erwiesen. Als mir dort, wie ich schon erzählt habe, einmal ein Schwarm zum Teufel ging, hing sich die Bienentraube ebenda auf. Ich musste nicht mit einer Leiter am Baum hoch, sondern konnte bequem die Sprossen am Hochsitz hochsteigen und ihn abkehren.

Der Platz ist wirklich wunderschön. Sonnenbeschienen, von hinten durch die Bäume windgeschützt. Kommt natürlich Ostwind, dann bläst er gegen die Bienenkästen. Das ist normal. Bis zu Klaus' Acker bleiben mir ca. 3–4 m. Auf diesem Acker baut Klaus etwa alle drei Jahre Raps an, dann muss ich die Bienen gar nicht verstellen. Und sie haben die Massentracht direkt vor der Haustür. Weiter unten liegen Obstbaumwiesen. Wald ist in der Nähe. Die Bienen finden an diesem Platz das ganze Jahr über immer ein bisschen etwas. Wenn sonst nichts mehr geht, dann blühen im Wald die Himbeeren oder die Brombeeren. Und die Bienen können sich an ihnen gütlich tun.

Im Rücken der Bienen, quasi hinter dem kleinen Wald, führt ein Rinnsal entlang. Dort können sie Wasser holen, was sie auch tun. Richtung Westen seitlich vom Wald gibt es viele Felder und etliche mit Raps und zum Teil mit blühenden Ackerbohnen. Ab und zu kommt noch ein kleines Obstbaumeckchen. Es ist ein Flecken, an dem noch relativ heile Welt ist. Und dort fühlen sich die Bienen wohl. Sie sind richtig gut drauf.

Neulich bin ich hingefahren. Das war Ende November und wir hatten ein paar warme Tage. Es hatte 9–14 °C. Da sind die Bienen geflogen wie im Sommer. Die Sonne schien auf die Bienenkästen und die Bienen flogen aus und machten ihre Reinigungsflüge. Es ist ein Segen, wenn es spät im Jahr noch einmal etwas wärmer wird. Dann können sie sich entleeren und haben wieder Platz in ihren Kotblasen. Müssen sie anschließend einen Monat oder zwei im Stock bleiben, können sie das, ohne sich zu quälen. Manchmal koten Bienen allerdings auch in den Stock. Der Kot sieht aus wie dunkelbraune Streifen und stinkt. Meist sind sie krank, wenn sie das tun und leiden an Nosematose, eine Art Ruhr, die sie bekommen können. Daran gehen manche Völker zugrunde.

Es war schön, wie sie Ende November alle flogen. Ein richtiger Bienenflug Ende November! Herrlich! Und zu dem Zeitpunkt haben noch alle Völker gelebt. Das ist natürlich auch Freude, wenn es da aus allen Völkern fliegt. Das ist immer ein befriedigendes Gefühl, wenn ich es sehe. Der Bienenstand an diesem Platz hat nur einen Fehler. Hat es stark geregnet, komme ich mit dem Auto nicht hin. Dann bin ich dazu verdonnert, so lange zu warten, bis es trocken genug ist, damit ich mit Rasenmäher hinfahren kann, ohne dass ich in die Bredouille komme.

Der Platz gefällt mir so gut, dass ich ca. 150 m weiter noch einmal 15 Völker aufgestellt habe. Weil es ein super Platz ist, weil genug Tracht da ist, weil es sonnig und warm ist, weil es geschützt ist. Er ist zu meinem Hauptplatz geworden, meinem Jungvolk- und Zuchtplatz. Von dort aus wandere ich mit den Bienen, wenn eine besondere Tracht kommt, zum Beispiel zu einem Rapsfeld. Dadurch bekomme ich am Bienenstand Platz und kann an den freigewordenen Stellplätzen meine Ableger großziehen. Das ist eine tolle Geschichte. Geschützt. Direkt an der Grenze zum benachbarten Kreis und ein herrlich unberührtes Gebiet, auch der Wald und die Wiesen.

Die Singvögel sind weg

So wie die Erde ein Lebewesen ist, so stehen alle anderen Lebewesen in Bezug zu dieser Muttergottheit Erde – wir Menschen, die Tiere, die Pflanzen. Es ist jetzt Mitte November 2017 und es ist etwas Erschütterndes passiert, etwas, was mir unwahrscheinlich zu denken gibt. Dass in diesem schönen Hohenlohe einige Wildbienenarten nicht mehr gesichtet werden und zumindest flächenweise ausgerottet sind, das berührt mich schon lange.

Auch mir sind schon vor dem Gau immer wieder Bienenvölker umgekommen – wahrscheinlich durch Spritzschäden, wie man es so verharmlosend nennt. Irgendein Bauer hat sich nicht an die Gesetze gehalten und hat in den blühenden Raps oder auf andere blühende Felder Insektizide gespritzt, und ich hatte dann händeweise tote Bienen im Bienenstock. Normalerweise stirbt eine Biene nicht im Stock. Sie fliegt zum Sterben hinaus. Und wenn im Stock tote Bienen sind, ist das immer ein Anzeichen, dass etwas nicht stimmt.

Das Erschütternde, was jetzt passiert ist, betrifft die Vögel. Letztes Jahr waren um diese Zeit noch Meisen da und als es so kalt war – wir haben gerade nachts um die 0 °C und tagsüber um die 7–8 °C – da waren noch Meisen da. Es waren auch noch die Spatzen da, diese Fresser, wie manche sie nennen, die den Hühnern das Futter wegfressen. Lausbuben haben diese armen Vögel früher öfter mit Luftdruckgewehren abgeschossen. An unserem Futterhäuschen war immer ein reges, buntes Treiben – Kohlmeisen, Blaumeisen und vor allem die Spatzen. Hier im Hohenlohischen habe ich schon lange keine Amsel mehr gesehen. Finken – Mangelware, noch nie gesehen. Dieses Jahr aber ist nichts da! Nichts! Nicht einmal Spatzen sind da! Es waren sehr wenige Schwalben da, die dann abgezogen sind. Es war eine Handvoll Stare da, die auch abgezogen sind. Die Singvögel sind weg. Es ist ein Drama. Es ist so furchtbar.

Wie kommt das? Durch den enormen Einsatz von Insektiziden und Pestiziden sterben natürlich alle Insekten. Sie werden systematisch getötet – alles, was kriecht, alles, was fleucht, alles, was kreucht. Die Singvögel sind von Insekten abhängig. Sie sind ihre Nahrung. Wenn eine Ökologie funktioniert, dann halten die Singvögel die Insekten, diese angeblichen Schadinsekten, in Schach. Die Bauern haben in ihrer – Ich muss es jetzt einfach loswerden! – grenzenlosen, stumpfsinnigen Gier alles getötet.

Sie haben den Vögeln die Nahrungsgrundlage entzogen – keine Insekten, dann verhungern die Vögel oder sie ziehen dorthin, wo es noch etwas gibt. Vielleicht finden sie noch etwas in den Tälern – Niederstetten, Taubertal, Vorbachtal, Kochertal. Aber bei uns auf der Hohenloher Ebene, da hat man ihnen den Garaus gemacht. Man hat sie ausgerottet. Diese stumpfsinnigen Ausrotter! Diese Giftspritzer! Die, wenn die Pharmaindustrie ihnen etwas vorgaukelt, alles bedenkenlos glauben, ihre Spritzen füllen mit Gift und rausfahren. *Gib ihnen Saures!* Im Jahre 2015 wurden in Deutschland insgesamt 121.646 Tonnen Pflanzenschutzmittel – reines Gift – auf den Feldern ausgebracht (BVL, 2015). Schmecken Ihnen auf Grund dieser Tatsache die Kartoffeln und das Brot noch?

Es könnte ja sein, dass irgendwo ein Stängelrüssler, ein sogenanntes Schadinsekt, irgendwo in einer Rapspflanze sich heimisch fühlt. Die Bauern sind gierig, gierig, gierig und Gier frisst Hirn. Die Handvoll, die bei uns hier auf Bio macht, die stehen auf verlorenem Posten. Die werden ausgelacht, weil sie ihre Äcker nicht sauber haben. Sauber? Was heißt denn schon sauber? Kein Beikraut, keine Kornblume, kein Mohn, kein gar nichts! Nein! Pure Weizenäcker, pure Gerstenäcker und der Mais sowieso, den hat man bis vor Kurzem mit Neonicotinoiden gebeizt. Wissenschaftler der Europäischen Lebensmittelbehöre (EFSA) haben herausgefunden, dass diese Nervengifte

auch auf das Nervensystem des Menschen einwirken und zum Beispiel Lern- und Gedächtnisfunktionen beeinträchtigen können (Agrarheute, 2013). Um eine Biene zu töten, reicht eine Menge von vier Milliardstel Gramm dieses Giftes (Balser, 2018). Super! Das ist klasse!

Und das kommt auf die Felder. Damit vergiftet man die Böden. Wessen Boden ist das denn überhaupt? Der Bauer meint, er besitzt den Boden. Aber nein, das ist nicht so. Der Boden besitzt den Bauern und der Bauer ist für die Pflege und die Bewirtschaftung da. Wenn er einmal stirbt, dann bleibt der Boden hier und der Nächste kommt, um ihn zu bewirtschaften. Es ist ein Unsinn zu glauben, dass Grund und Boden eine dauerhafte Geldanlage sind. Wenn man stirbt, ist überhaupt nichts angelegt. Da nimmt man nichts mit, kein Körnchen Erde nimmt man mit. Es bleibt alles hier.

Sinn- und geistlos behandeln sie die Erde mit Gift. Die Landschaften, die Äcker, rigoros und rücksichtlos. Wie oft kommt in den Fachzeitschriften für Imkerei vor, dass es irgendwo wieder einen Bienenschaden gegeben hat, weil einer dieser Bauernlümmel sich einfach über bestehende Gesetze hinwegsetzte und dachte, das merkt doch keiner. Und wieder gingen Bienenvölker elendiglich zugrunde. Die Bauern halten sich an nichts. Sie glauben, sie haben das Recht gepachtet und auf ihrer Seite.

Ich sage, ganz langsam wachen die normalen Menschen auf und sehen, dass es so nicht weitergehen kann. Jeder Bauer ärgert sich, wenn im Internet wieder über irgendeinen Schweine- oder Viehbetrieb Filmchen verbreitet werden, die nachts von Aktivisten heimlich gedreht wurden von toten Schweinen, misshandelten Tieren, kranken Tieren, von katastrophalen Überbelegungen in den Ställen. Ein führender Funktionär der Bauernschaft hat irgendwann einmal getönt, man müsse die Menschen mit in die Ställe nehmen. Der hat nicht mehr alle

Tassen im Schrank, ich meine im Stall! Einmal geht jemand in so einen Stall und da liegen dann drei tote, blau angelaufene Schweine im Stallgang oder zehn oder zwölf tote Ferkel in der Ferkelabteilung. Garantiert, diejenigen, die das sehen, werden Vegetarier. Eine derartige Aussage beweist, dass die Gier, die das Hirn auffrisst, bei manchen das Hirn bereits aufgefressen hat.

Dann diese ewig gleichen, dummen Sprüche: Es geht immer nur auf die Bauern! Es geht immer nur auf die Bauern! *Nein! Die Bauern vergiften unser Land!* Sie spritzen gegen Unkräuter, gegen Insekten, Pilze und alles geht ins Essen, wenn auch nur in homöopathischen Dosen. Was mittlerweile immer mehr Menschen entsetzt. Die Bundeskanzlerin legte den Eid ab, Schaden vom deutschen Volk abzuhalten. Na, da hätte sie ein breites Feld in der Landwirtschaft. Da könnte sie anfangen. Da könnte sie zeigen, wie sie vom deutschen Volk Schaden abhält.

Und die Partei der Grünen? Seit die Grünen zum Teil in Deutschland mit in der Regierungsverantwortung der Bundesländer stehen, hat sich da etwas gebessert? Nein! Die machen schön mit den anderen so weiter, wie es immer war. Sie tragen Nadelstreifenanzüge, sind faul und fett und phlegmatisch geworden. Sie sitzen bequem in Arbeitsessen, bei Arbeitskreisen und das, was sie einmal als Partei ausgemacht hat, das haben sie irgendwo auf dem Friedhof des Parlamentarismus geopfert.

Die Singvögel sind weg. Das ist ein Drama. Es ist ein Drama, dass man es so weit kommen lässt. Dass man nicht rechtzeitig sagt: *Es ist genug! Jetzt ist Schluss!*

Man muss sich einmal klarmachen, die gesamte Bevölkerung zahlt für die Bauern Steuern mit. Jeder Bauer bekommt pro Hektar ca. 300 Euro, einfach so. Das ist eine Ausgleichszahlung. Was man damit genau ausgleichen will, weiß ich zwar nicht, aber ohne das geht es nicht! Es gibt Landwirtschaftsbe-

triebe, die 60.000, 70.000 oder 100.000 Euro Zuschuss vom Staat bekommen. Das zahlen wir. Da könnte doch die Bevölkerung im Gegenzug sagen, dafür wollen wir keine vergifteten Nahrungsmittel.

Vor 70, 80 Jahren musste man noch Bauer sein, um Erträge zu erwirtschaften und kein landwirtschaftlicher Diplom-Giftchemiker und Toxikologe. Die Vögel sind weg. Die Insekten sind weg. Alte Bäume am Wegesrand – bald sind sie auch alle weg. Irgendwann haben diese Hirnis die Landschaft so planiert, dass einfach nichts mehr da ist.

Und manche finden das auch noch toll. Sehen sie irgendwo einen Brennnesselbusch, dann steigen sie vom Traktor und schneiden ihn weg. Sie nennen es Landschaftspflege. Denen gehört ein Pfleger gesetzt von Amts wegen. Ich weiß, dass ich mich damit sehr tief in die Nesseln setze, aber es muss gesagt werden. Ich muss es einfach sagen. Wir haben keine Singvögel mehr hier. Die Landwirte haben sie ausgerottet. Sie sind weg.

Es sind die Bauern, diese Umweltsünder. Keine andere Berufsgruppe, vielleicht mit Ausnahme der Kammerjäger, hat das Recht, irgendwo einfach Gift auszubringen und irgendwelche Tiere zu töten. Es muss Einhalt geboten werden, und zwar sofort! Sie müssen verpflichtet werden, mindestens 10 % von den Feldern wieder dauerhaft – dauerhaft – als Hecken, Begrünungen und Blühwiesen, die auch blühen dürfen, anzulegen. Man muss ihnen das Handwerk legen. Es ist eine Pest. Sie bringen Biogassubstrat aus, von dem einige Wissenschaftler sagen, es sei eine optimale Brutstätte für Clostridien. Wer nicht weiß, was das ist, Clostridium tetani ist der Erreger des Wundstarrkrampfes und Clostridium botulinum ist nicht einfach nur etwas, was die Lippen aufplustert, wenn man es in homöopathischen Dosen spritzt. Das Zeug ist so giftig, das von diesen Bakterien erzeugt wird, mit einem Gramm davon können Sie wer weiß wie viele Menschen töten.

Das geht alles! Das wird auf die Felder ausgebracht. Das bleibt manchmal liegen und fault nicht einmal, denn es ist nichts mehr drin, was es für Bakterien interessant machen könnte. Der ganze Kohlenstoff ist zu Methangas verbrannt und verstromt, und es ist nichts mehr übrig, was zersetzt werden kann und faulen könnte. Was für ein Verbrechertum! Keiner weiß, was da gezüchtet wird. Ohne nachzudenken, nur zu ihrem eigenen Vorteil sind die Bauern dabei, die Landschaft massiv, dauerhaft zu schädigen. Wie sollen Menschen heil und gesund sein und bleiben, angesichts dieser enormen Giftmengen? Die Insekten sind weg. Die Singvögel sind weg. Wie lange sind wir noch da?

Ein summender Bienengarten

Wichtig für jeden von uns ist Zufriedenheit mit sich selbst und sich in der Natur zu bewegen. Ich spreche jetzt einmal die Menschen an, die einen Garten ihr Eigen nennen. Sei es der schöne gepflegte Vorgarten mit Englischem Rasen, Buchsbaum, Rhododendren und … – sonst eigentlich nichts. Oder sei es der Gemüsegarten hinter dem Haus mit ein bisschen Rasen, wo die Kinder Fußball spielen, die Gartenstühle stehen und man es sich gut gehen lässt. Ganz egal, wenn Sie eine Gartenfläche haben, dann ist es heute unbedingt von Nöten, sie bienen- und insektenfreundlich zu gestalten.

Fräsen Sie Teile Ihres wohlgepflegten Rasens um! Holen Sie sich eine Mischung für Bienenweidepflanzen und säen Sie sie ein – auch wenn es nur fünf oder sechs Quadratmeter sind! Machen Sie hinten an Ihrem Rasen einen Streifen, den sie umgraben, umfräsen, urbar machen und hinein mit Bienenweidenpflanzen! Da gibt es herrliche Blühmischungen, die sehen ein wenig verwildert aus, aber sie blühen mit Phacelia, also Bienenfreund, und das ist eine sehr gute Bienenweide. Machen Sie

nicht zu viel Borretsch rein, das ist nicht gut für die Bienen, obwohl sie es lieben und darauf gehen wie verrückt!

Es gibt unwahrscheinlich viele Pflanzen, die man so säen kann und die aufgehen und herrlich blühen. Es gibt japanische Ziermischungen mit wunderschönen Blumen, von denen man sich auch einmal ein paar abschneiden und in eine Vase stellen kann, um sich im Haus daran zu freuen. Mir gefallen sie persönlich mehr draußen im Freien. Ich setze mich lieber draußen hin und schaue zu, wie da auf einmal Bienen auftauchen, Hummeln, Erdwespen und weiß Gott nicht alles. Auf einmal sind Insekten da, und es lebt und brummt und zischt. Da wird geflogen, gearbeitet und gemacht. Das ist eine wahre Pracht. Sie haben plötzlich einen richtigen kleinen Privatzoo in Ihrem Garten.

„Ach, Ihr Rasen war so schön und jetzt ... Das sieht ja schon ein bisschen durcheinander aus."

Kommt jemand und sagt das zu Ihnen, dann machen Sie ein Schild hin: *Rasen war tot. Bienen haben Hunger. Insekten sterben aus.*

Das Wirken fängt im Kleinen an. Missionieren Sie ruhig ein wenig und reden Sie mit Ihren Nachbarn! Gehen Sie auf Ihre Gemeinde.

„Hallo! Wir haben ein riesiges Problem. Wir haben keine Insekten mehr und deshalb auch keine Singvögel. Können wir nicht überall, wo es nur geht, in der Gemeinde bienen-, das heißt insektenfreundliche Bepflanzungen machen?"

Nicht mehr die 23,4 Tulpen in den Wappenfarben der Gemeinde in Gelb und in Rot. Nein! Phacelia – früh blühende Blumen, spät blühende Blumen und Sträucher. Reden Sie mit dem Bürgermeister!

„Wenn Ihr irgendwo einen Baum pflanzt, dann pflanzt eine Linde!"

Eine Linde ist ein Sommertrachtbaum. Gehen Sie mal im Sommer auf den Friedhof, wenn dort eine Linde steht und blüht! Da brummt es und summt es. Da meinen Sie, irgendwo läuft ein Elektromotor, ein starker Elektromotor. Und wenn Sie hinschauen, da fliegt es und macht es und tut es. Missionieren Sie so!

„Wir brauchen Haselbüsche!"

Der Haselnussbusch ist einer der ersten Blüher im Jahr. Seine Schwänzchen sind voll mit Pollen. Von diesen Pollen können sich die Bienen im Frühjahr holen und ihre erste Brut damit füttern. Gehen Sie so durch die Welt und ändern Sie etwas! Wir brauchen Blühpflanzen! Englischer Rasen ist out. Den sollen die Engländer haben, und die wollen das auch nicht mehr und fangen stattdessen an, Blühpflanzen auszusäen und Blühstreifen anzulegen. Sorgen Sie dafür, dass in der Gemeinde die Straßenränder nicht mehr gemulcht, rasiert werden! Da soll etwas wachsen dürfen! Da sollen auch ein paar Büsche wachsen! In denen vielleicht einmal wieder ein Vogel nisten kann.

Missionieren Sie auf diese Art und Weise! Tun Sie etwas für diese geschundenen Insekten! Das ist fruchtbar, was wir mit denen gemacht haben. Sie wurden vergiftet. Überall wird gegen sie gespritzt und gesprüht. Man sagt, die Kleingärtner sind besonders schlimm. Die spritzen genauso Insektizide und, und, und ... Nur damit ihre drei Blumenköpfe über die Runden kommen. Schlimm!

Sorgen Sie dafür, dass diese Tiere Unterschlupfmöglichkeiten bekommen! Für Bastler gibt es gute Anleitungen für Insektenhotels. Die es nicht selber machen können, finden in den Baumärkten solche Insektenhotels öfter für ein paar Euro. Was sind schon 15 €? Das ist gar nichts! Hängen Sie so ein Hotel auf und beobachten Sie, was da losgeht. Plötzlich sind diese Schilfröhrchen, die da eingebaut sind, und die Löcher, die da rein-

gebohrt wurden, irgendwie zu und es ist etwas drin. Insekten haben ihre Eier hineingelegt und Junge kommen heraus.

Es ist höchste Zeit, dass wir von unserem komischen Sauberkeitsfimmel wegkommen und der Natur ihr Recht geben. Haben Sie etwas Platz im Garten, dann lassen Sie ein paar Brennnesseln wachsen! Oh Gott, die schlimmen Brennnesseln! Erst einmal ist das eine hervorragende Heilpflanze. Wenn Sie ein paar von den Brennnesseln jung ernten und trocknen, gibt das einen Tee, der ein hervorragendes Blutreinigungsmittel ist und zudem auch noch ausgezeichnet schmeckt. Er schmeckt nicht bitter und ist die Brennnessel getrocknet, sticht sie nicht mehr. Für Schmetterlinge sind Brennnesseln unbedingt erforderlich. Sie leben darauf, fressen darauf, vermehren sich darauf. Das wäre natürlich ganz toll, wenn jemand den Mut hat, Brennnesseln wachsen zu lassen und zu seinen Nachbarn zu sagen: „Das ist meine Schmetterlingszuchtanstalt."

Das wäre super! Wir brauchen solche Dinge. Und es ist auch für uns wichtig – das Gefühl etwas Gutes getan zu haben für die Natur mit ganz wenig Aufwand. Wir schädigen sie doch auch, wann immer wir uns ins Auto setzen, und das Stinkding produziert CO_2: Dann können wir zuhause in unserem Garten ein bisschen etwas für die Natur und die Erde tun. Es gibt unwahrscheinlich viele Möglichkeiten, etwas zu tun. Hängen Sie Nistkästen auf! Informieren Sie sich! Es gibt Leute, die sich da gut auskennen. Gehen Sie zum Förster oder gehen Sie zum Nabu oder zum Vogelschutzbund! Was kann man da machen? Was wird gerade besonders gebraucht? Lassen Sie irgendwo im Garten ein bisschen von dem Abfallholz auf einem Haufen liegen. Die Igel werden es Ihnen danken.

Wir müssen weg von diesem klinisch reinen englischen Rasen und der totgepflegten Natur! Natur zulassen, das ist super! Und

wenn Sie wollen, dann pflanzen Sie ein paar Erdbeeren dazwischen. Dann können Sie ab und zu etwas naschen. Schmeckt lecker – eigene Erdbeeren, ungespritzt, von denen man keinen Ausschlag am Mund bekommt und aussieht, als ob einer mit einer Schrotflinte auf einen geschossen hätte. *Umdenken! Nachdenken! Ändern!*

Rübezahls Wehmut

Ein unglaubliches Grün, ein Wald wie eine Mauer. Hohe Bäume mit einem dichten Unterwuchs von jungen Fichten. Für nichts ein Durchkommen möglich. Die Äste der jung aufwachsenden Bäumchen, kaum mannshoch, umkrallen die Beine. Kein Vorwärts, mit Mühe nur immer wieder ein Zurück möglich. Abschüssig, unten rauscht ein Fluss, eingeschnitten in ein tiefes Tal, Granitfelsen im Flussbett – fast so groß wie ein Haus, mehrere nebeneinander. Das Wasser bahnt sich rauschend und gurgelnd seinen Weg. Ein leichter Wind weht, klare Luft, wie nach einem Frühlingsregen. Ansonsten blauer Himmel. Sonne scheint, beinahe unbarmherzig, aber schön. Vögel überall. Zwitschern. Jubilieren. Ruhe ansonsten.

Tiefe, kleine, eingeschnittene Täler, kleine Schluchten, in denen Rinnsale und Bäche ihrem Fluss zueilen. Auf dem Grund glitzern manchmal zart lila gefärbte Bruchstücke von Amethysten und winzig kleinen Achaten. Der Berg hat seine Geheimnisse zum Teil preisgegeben. Felsen, grobkörniger Granit mit richtig großen Kristallen, farblich nicht so attraktiv, beige, braun mit schwarz, manchmal grünlichem Schimmer – aber ein zusammengeballtes Energiebündel jeder Stein. Es knistert förmlich. Und man sieht es an der Vegetation. Es bäumt sich auf, es sprießt, es quillt aus allen Fugen. Ursprünglich. Undurchdringlich. Ein Wald – so könnte es gewesen sein, als Varus mit seinen Römern durch den germanischen Wald musste.

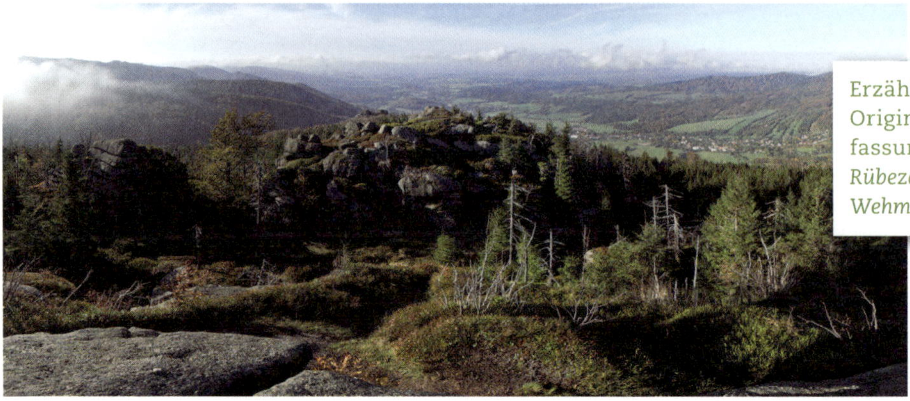

Erzählte Originalfassung: *Rübezahls Wehmut*

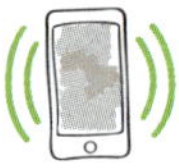

Das Isergebirge – meine zweite Kraftquelle

Hier sind natürlich keine Römer. Weit und breit ist eigentlich außer mir niemand. Doch, Irene ist auch dabei. Sie ist ein bisschen ungeduldiger als ich.

„Der Granit gibt Energie ohne Ende ab. Versuch dich doch einfach einmal reinzuspüren! Es lädt einen auf wie einen Akku. Herrlich, dieses Knisternde!“, sage ich zu ihr und sie lässt sich darauf ein und wird ruhiger.

Und dann diese Bergwiesen mit Blumen, richtigen, schönen, großen Löwenzahndolden kurz vor dem Abblühen. Herrlich! Neben einem Rinnsal Beinwell, unerschöpfliche Mengen Beinwell. Haarige Blätter. Wie Plüsch sieht es aus von Weitem.

Irene hat sich zurückgelehnt, träumt vor sich hin. Vielleicht ist sie auch eingeschlafen. Es ist herrlich hier. Und dann höre ich sie singen, deutsche Lieder mit einem etwas seltsamen Akzent, so ins Bayrische gehend. Fröhlich. Ich sehe sie plötzlich, wie sie die Wiesen abmähen. Sie mühen sich, aber sie sind fröhlich dabei. Weiter hinten ein Gehöft. Ein bisschen seltsam anmutend. Grob behauene Balken, wie bei einem Blockhaus aufeinandergeschichtet und die Fugen zwischen den Balken, die grauschwarz sind vom Alter, weiß gekalkt. Das gibt diesen Häuschen beinahe einen Hauch von Moderne.

Ich bin mitten im Sudetenland. Ich bin mitten unter den alten Sudetendeutschen. Mein Geist schweift ab. Es ist wohltuend, aber auch sehr melancholisch. Die, die ich singen hörte, die, die ich sah mit Sensen und Rechen, das Gras mähend und wendend, die sind längst nicht mehr. Unsäglicher Krieg, Hass und Streit haben sie aus dem Land getrieben, irgendwohin. Mit ihnen ist ein großer Teil des Geistes und der Seele des Gebirges vertrieben worden.

Die Natur ist beständig. Die Bäume wachsen wieder im Isergebirge. Es ist wieder so, wie es war. Üppiges Grün. Herrliche Natur. Immerhin 700–800 Meter hoch, ein Gebirge mit einem ganz eigenen Charakter. Mit Felsenstädten, aus dem Berg aufsteigende riesige Säulen aus Granitstein, seltsam aufeinandergeschichtet, zerklüftet. Von Weitem sieht es wirklich aus, als wäre es eine große Stadt mit vielen Hochhäusern – scalní mêsto, Steinerne Stadt. Es ist herrlich hier im Isergebirge.

Der Berggeist vom Riesengebirge ist nicht weit – Rübezahl. Der, der die Wanderer, wenn sie in Not waren, mit Kartoffelsuppe verköstigt hat. Der, der die Überheblichen, vor allem die, die seine Schätze, seine Edelsteine suchten, böse genarrt hat. Irgendwie ist er real, dieser Berggeist, der hier überall zu spüren ist, der Geist der Berge. Es tut so unsäglich gut, diese Granitenergie abzubekommen, loslassen zu können, sich lösen zu können und die Bilder zu sehen, wie sie in einem aufsteigen und dann wieder verschwinden. Als Mahnung, was hier war und was hier nie wieder sein wird. Der deutsche Geist ist ausgezogen. Es bleibt einem nur eines, diese Worte: *Kde domov můi? Kde domov mui? Voda hučí po lučinách, bory šuní po skalinách … Die Fluten brausen über die Fluren, die Wälder rauschen über den Felsen. In einem Garten prangen die Frühlingsblumen. Ein Paradies auf Erden zeigt sich dem Blick.*

Das ist ein Teil der tschechischen Nationalhymne, der wirklich, wirklich treffend dieses Land beschreibt. Herrlich, wehmütig, einstmals Zentrum des Heiligen Römischen Reiches Deutscher Nation – Prag, Kaiser Karl IV. Herrlich! Irene ist hier aus der Gegend aus Gablonz, heute heißt es Jablonec. Eine Stadt, die lange Zeit während des Kommunismus vor sich hingeträumt hat. Davon geträumt hat, einmal wieder richtig schön zu sein, prächtig und schön. Man hat sie herausgeputzt, zumindest in der Innenstadt, die Jugendstilhäuser, die klassizistischen Häuser der ehemals reichen deutschen Bevölkerung. Wie im Original. Herrlich! Aber eben nur die Fassade. Die Seele fehlt. Es wohnen heute Tschechen in diesen Häusern. Es haben heute Tschechen ihre Geschäfte in diesen Häusern. Sie sind freundlich. Sie sind arbeitsam, zielstrebig, aber irgendwie passt es nicht zu dem, was einmal war. Schade! Ich gönne es der tschechischen Bevölkerung, aber dennoch fehlt etwas.

Von der Stadt ist es nicht weit mit der Trambahn oder auch mit dem eigenen Auto nach Liberec, früher Reichenberg, die einstige Hauptstadt des Sudentenlandes. Wir fahren hin. Es ist ein Traum. Wie im Mittelalter. Der Marktplatz mit dem riesigen Rathaus, irgendwie in einem klassizistischen Zuckerbäckerstil, aber einfach schön. Riesige Häuser mit Stuckfassaden. Jedes ist anders. Jedes ist auch in der Farbe anders. Jeder wollte den anderen künstlerisch übertreffen. Wunderbar!

Ein herrliches Buchgeschäft, Bücherei kann man nicht sagen, aber ein großer Buchladen. Außen steht auf Tschechisch knihkupectví – Buchladen. Darunter steht auf Deutsch: Deutsche Bücher. Antiquariat. Ich gehe in den Laden. Es ist eine moderne Buchhandlung. Ich brauche eine Weile, bis ich die Treppe finde, die nach unten ins Untergeschoss führt. Da riecht es so richtig nach altdeutscher Kanzlei. Riesige Regale voll mit Goethes gesammelten Werken, dem Brockhaus von 1920, Li-

teratur, geologischem Fachwissen in 12 Bänden in Leder gebunden mit Goldprägung. Wunderschön! Anthroposophische Bücher von Rudolf Steiner – alles, was das Herz begehrt, und alles auf Deutsch.

Hinter mir räuspert sich jemand. Ich schaue von dem Buch hoch. Es ist der Bibliothekar, der tschechische Mitarbeiter der Buchhandlung. Er sagt in fließendem Deutsch: „Entschuldigen Sie bitte, aber wir machen jetzt dann zu. Wenn Sie wollen, können Sie ja morgen wiederkommen."

Ich schaue erstaunt auf meine Uhr. Tatsächlich. Ich war dreieinhalb Stunden in dieser Bücherei, versunken in uralte deutsche Bücher mit Widmungen, mit Wissen, das heute längst schon überholt ist. Kunstbände, Bände über Jugendstil, Architektur.

„Entschuldigen Sie bitte!", sage ich. „Ich werde selbstverständlich gehen."

„Nur keine Eile!" Er lächelt. „Die Bücher sind schon lange hier. Wenn Sie an etwas Besonderem Interesse haben, können Sie mir das sagen. Wir haben noch mehr."

Ein Traum. Ich treffe mich wieder mit Irene und den Kindern. Wir gehen noch in eines dieser Schnellrestaurants essen. Ein Schnellrestaurant in Tschechien, das nur Hähnchenprodukte vertreibt. Einfach, billig, aber gut, richtig gut, wie von Oma selbst gemacht. Toll!

Das ist beinahe meine zweite Heimat – dieses Tschechien, das so deutsch war. Nicht wegen der Deutschtümelei, sondern wegen der Kultur und wegen der Traurigkeit, dass es nie wieder so sein wird. Schon wieder ein Stück Heimat.

Honigtorte

„Honigtorte – *medový dort*, das hört sich gut an. Komm, da gehen wir einmal hinein!"

Eine kleine Zuckerbäckerei mit einem kleinen Café, vielleicht sechs Tische, maximal 25 bis 30 Personen haben Platz darin. Es gibt einen passablen Kaffee, Latte macchiato, Cappuccino und das ganze moderne Zeug, das aber teuflisch gut schmeckt. „Ein Stückchen von dieser *medový dort*, bitte!"

Irene lächelt. Sie isst etwas mit einem unaussprechlichen Namen, den ich vergessen habe. Es besteht aus zwei Knusperplatten mit einer fast giftig süßen, cremigen Fülle, gaumenumschmeichelnd – ich habe es probiert – es ist tödlich gut. Und dann kam sie. Freundliche Bedienung, Pferdeschwanz, den sieht man in Jablonec sehr oft bei den Frauen, ein freundliches Mädchen oder junge Frau, vielleicht 20 Jahre alt, Cappuccino und dann die *medový dort* … Ein kapitales Stück Kuchen mit einer cremigen Füllung. Der Boden ist honigbraun, wahrscheinlich sind auch Nüsse drin. Und er schmeckt tatsächlich ein bisschen nach Honig, Waldhonig, Lebkuchen, Pfefferkuchen, wie früher. Es schmeckt hervorragend.

Wir sind in Irenes Heimatstadt, in Jablonec. Und dann sind da wieder diese Bauten – Klassizismus, gut restauriert, herrlich und ab und zu Jugendstil, der dort sehr früh begonnen hat. Das Rathaus ist topmodern, auch heute noch. Bauhausstil würde ich sagen. Viereckig, aber wohlproportioniert, ein tolles Gebäude mit einem schönen Marktplatz davor, auf dem immer etwas stattfindet. Weinfest, Bierfest, was weiß ich, was alles für Feste, Markt, mit wunderschönen Töpfereien, lehmbraun glasiert. Könner haben das gemacht. Wir haben da eine Kuchenform und eine Gugelhupfform gekauft. Toll, einfach klasse. Handgemacht, aber super.

Dann schlendern wir weiter, an den letzten Laden, der noch Bijuterie hat, diesen einstmals auf der ganzen Welt berühmten

Gablonzer Glasschmuck. Modeschmuck. Böse Stimmen sagten auch Indianerschmuck. Toll. Aus Glas wurden fantastische Dinge gemacht – Knöpfe, Medaillons, Broschen, beinahe wie gotische Fibeln oder wie keltische Fibeln. Wunderschön. Handarbeit. Von manchen Dingen kennt kein Mensch mehr die Produktions- und Verfahrensschritte, wie sie hergestellt wurden. Dieses Wissen ist wahrscheinlich für immer verloren gegangen. Dann gehen wir noch ein wenig weiter und kommen zu einem kleinen Platz. Inmitten dieser riesigen Patrizier- und Geschäftshäuser steht eine Kirche. Die Hussitenkirche, sagt mir Irene. Das sind die Protestanten. Eigentlich ist Gablonz oder Jablonec katholisch, aber da sind die Hussiten. Wir schlendern darauf zu. Ich komme ja immer, egal wo ich bin, irgendwo bei einer Kirche heraus. Und dann steht die Türe offen. Normalerweise ist sie verschlossen. Wir gehen rein. Typisch protestantisch, ein karger Kirchenraum, Bänke, mit Kissen aus Plüsch belegt. Heimelig, irgendwie warm und doch eher wie Kino als wie Kirche. Ein Mann steht vorne. Irene spricht mit ihm und erzählt ihm, dass ich ein Organist bin – ein **varhaník**. Es stehen ein paar Orgelpfeifen herum auf der obersten Empore. Er geht sofort in die Sakristei.

„Moment! Bitte!", sagt er, holt den Schlüssel und schließt auf. Wir gehen hoch auf die Empore. Von wegen ein paar Pfeifen! Da steht eine dreimanualige, große Orgel mit über 40 Registern.

„Bitteschön!", sagt er.

Noten hatte ich keine dabei, aber einiges habe ich auch auswendig drauf. Und so fange ich mit Bachs *Dorischer Toccata* an, spiele ein bisschen Bach, spiele auswendig Buxtehude.

„Du kannst ruhig weiterspielen!", sagt Irene nach einer Weile. „Er ist in die Stadt gegangen. Ich gehe jetzt auch in die Stadt und hole dich wieder ab."

„Ist in Ordnung!", sage ich und bin verliebt in diese Orgel. Ich spiele versonnen weiter, schweife ab in Improvisationen,

endlos. Wunderschöne Zungenregister – Oboe, Trompete, Schalmei. Herrlich! Ich spiele und spiele und spiele und höre unten plötzlich eine gewisse Unruhe. Ich höre auf zu spielen, beuge mich über die Brüstung, und die ganze Kirche ist voll mit Menschen. Sie sind süchtig nach dieser Orgelmusik. Sie sind wie verrückt danach. Es sind zwar keine Kirchgänger, aber sie lieben Orgelmusik.

Ich setze mich wieder hin und spiele noch 30 oder 40 Minuten weiter. Es ist ein Kommen und ein Gehen in der Kirche, aber sie ist immer voll. Als ich dann aufhöre und hinuntergehe, bekomme ich Applaus. Ich werde angesprochen. Ich antworte auf Englisch. Einer ist dabei, der den anderen übersetzt, wo ich herkomme, was ich tue und was ich mache. Freundliche Gespräche, freundliches Handschütteln. Irene kommt und der Mesner kommt. Er freut sich und sagt, dass ich jederzeit wiederkommen kann. Wir verabschieden uns.

Hussitenkirche – Jan Hus. Den haben sie mal ziemlich grausam um die Ecke gebracht in Konstanz, soweit ich weiß. Es ist wieder diese Wehmut, die mich überkommt. Ich spüre mehrere starke Wasseradern unter Jablonec. Ich sehe auch große Brunnen. Es ist eine Stadt mit zwei Gesichtern. Eine Seherin sagte einmal, Männern gehe es in Jablonec nicht gut. Es stimmt. Es sind starke Wasseradern unter dem Boden, manche liegen sehr tief, aber alle sind ziemlich stark. Nun ja.

Wir gehen weiter. Nach unserem kurzen Stadtbummel fahren wir zum Elternhaus von Irene. Jablonec erinnert ein wenig an Stuttgart. Es liegt auch in einem Kessel. Unten die Stadt und dann die Hügel außen herum und auf einem dieser Hügel liegt das Elternhaus direkt am Rande der Stadt. 100 Meter hinter dem Elternhaus beginnt der Wald. Es ist herrlich hier oben. Wir kommen an und Irenes Mutter sagt, dass die Nachbarin ein Problem habe. Wir gehen rüber.

Sie sind freundlich. Irene muss übersetzen. Sie sprechen kein Deutsch und kein Englisch. Es sind ältere Leute zwischen 60 und 70. Mit Tränen in den Augen schildern sie, dass ihre Enkelin, ein aufgewecktes Mädchen, in der Psychiatrie gelandet ist und mit Psychopharmaka vollgepumpt wird bis oben hin. Sie fragten mich, ob ich etwas machen könne.

„Ihr müsst machen!", sagte ich. „Ich bin nicht immer hier."

Ich bitte zuerst den Mann, sich vor die Wand zu stellen. Ich berühre ihn mit beiden Händen. Ich sage kein Wort, verbinde mich mit seinem Feld und übertrage ihm die Liebe, die er seiner Enkelin geben soll. Ich bitte um Auflösung der Schwierigkeiten, die er mit seiner Tochter hat, um Übertragung. Er schwankt und kann sich beinahe nicht auf den Beinen halten. Nach ca. drei Minuten sind wir fertig. Er ist gereinigt und das Verhältnis zu seiner Tochter, der Mutter der Enkelin, ist in gute Wege geleitet. Dann bitte ich die Frau, sich an die Wand zu stellen, gleiches Spiel. Auch sie kann sich nur mit Mühe auf den Beinen halten und sieht mich hinterher an.

„Wir wissen nicht, was gerade passiert ist, aber es ist etwas passiert", übersetzt Irene.

„Habt Geduld!", sagte ich zu ihr. „Wir hören voneinander. Gebt mir ein Foto mit von eurer Enkelin. Vielleicht kann ich von Zuhause noch etwas für sie tun."

Traumhaft, was passierte. Die Tochter, mit der sie Schwierigkeiten hatten, meldete sich telefonisch und bat um ein Treffen mit ihren Eltern. Sie kam, da waren Irene und ich schon längst wieder in Deutschland. Sie besprachen ihre Probleme und haben jetzt wieder ein normales Verhältnis. Nicht die große Liebe, aber man spricht wieder miteinander und besucht sich und achtet sich. Bei der Enkelin wurden die Psychopharmaka reduziert und es wurde in Aussicht gestellt, dass sie in einem halben Jahr in eine offene Gruppe kommen kann, in der sie

unter Aufsicht wohnt, aber Kontakt zur Außenwelt hat und nicht mehr abgeschirmt wird. Sie ist auf dem Weg der Besserung und die Freude ist groß. Als wir das nächste Mal zu Irenes Mutter kommen, erwartet uns da ein großes Paket mit allem möglichen Guten, was es so in Tschechien gibt, Dauerwurst, Wein. Ich freue mich darüber.

Der Aufenthalt in Jablonec hat immer zwei Seiten. Die Wasseradern, gegen die ich bei vielen Menschen Erdakupunktur betreibe, um die Schadstrahlung abzuhalten und von den Häusern abzulenken. In Tschechien, in Jablonec, werde ich von einem Haus zum anderen gereicht. Die Tschechen sind viel offener als die Deutschen. Für sie ist ein léčitel, ein Heiler, einer, der ganz normal ist und der helfen kann. Einer, der einem auch einmal das Kreuz einrenkt beim Hexenschuss. Sie sehen das nicht als seltsam an, sondern als etwas ganz Normales.

Tschechen sind überhaupt irgendwie pragmatische Menschen zu einem großen Teil. Sie gehen eher reserviert durch die Welt. Selten wird man angelächelt. Sie reden höflich, sind sehr fleißig, sehr strebsam, arbeiten und sind immer gut gekleidet, sauber angezogen. Die Frauen immer frisiert. Sie legen Wert auf ein gepflegtes Äußeres. Sie pflegen ihre Gärten und ihre Häuser. Gut, manchmal sehen die Häuser außen aus, als wollten sie zusammenfallen, aber innen sind sie meistens sauber und schön eingerichtet. Sie sind zurückhaltend. Es ist nicht so einfach selbst in einer Gaststätte beim Bier eine Kumpanei zu beginnen. Nein, sie sind reserviert, sehr bestimmt und wissen, was sie wollen. Ich habe Achtung vor ihnen, richtig Achtung. Und sie vor mir.

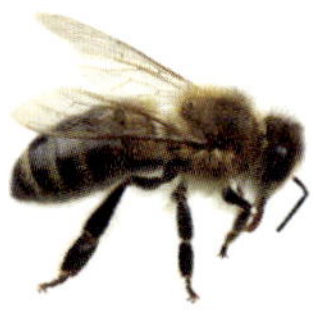

Heil und heilig – *Nahrung für unsere Seele*

Unser Denken bestimmt uns und unsere Zukunft. Mit unserem Denken schaffen wir uns unsere Welt. Was wir erkennen, ist schon lange gedacht. Geist ist die Grundvoraussetzung fürs Leben. Bevor Materie sich formt, ist sie gedacht.

Wanderer zwischen den Welten – Die Entwicklungsschritte der Seele

Was ist der Mensch? Was sind wir? Was macht uns aus? Schwierige Fragen, die sich nicht so leicht beantworten lassen. Zuerst ist da der Körper. Er entsteht durch einen Akt der Zeugung, hat genetisch etwas vom Vater und etwas von der Mutter. Fleisch kommt zu Fleisch. Aber ist das alles? Sind wir die Summe unserer Gliedmaßen, Organe, Knochen, Blut, Haut? Nein, das greift viel zu kurz. Was uns eigentlich ausmacht, geht darüber hinaus. Dieser Körper ist beseelt und erst dadurch werden wir zu dem besonderen, einmaligen Wesen, das wir sind.

Was aber bedeutet es, beseelt zu sein? Was ist die Seele? Man hat vergeblich versucht, sie zu extrahieren, zu wiegen und zu vermessen. Materialisten leugnen sie komplett. Religionen bedienen sich dieser Seele und schaffen Gebote oder vielmehr Verbote für ihr vermeintliches Heil und ihre vermeintliche Erlösung. In der modernen Psychologie verschmilzt sie mehr oder weniger mit unserem Unterbewusstsein.

Was ich hier weitergebe, ist ein Wissen, das ich über viele Wiedergeburten für mich erlangt habe. Etwas in mir erinnert sich an eine endlose Treppe, die einen Berg hinaufführt zu einem

Kloster. Ich muss sie oft, sehr oft gegangen sein. Da sind Ahnungen und Erinnerungen an Gebetstücher, die im Wind flattern, und an heftige Debatten mit Lehrern und Schülern im Kloster. Gedanken sind Energie und bleiben erhalten. Was war, ist – nichts, das je gedacht wurde, geht jemals verloren.

Die Seele ist unser eigenes, eigentliches, wahres Ich. Sie ist ein geistiges, feinstoffliches Wesen, das schon viele, viele Wiederverkörperungen hinter sich hat. Es besteht aus verschiedenen Schichten – der Gefühlsseele, der Verstandesseele, der Bewusstseinsseele, Erkenntnisseele und vielleicht ist sogar schon ein bisschen vom bewussten, individuellen Ich da, über das jeder Mensch verfügt oder verfügen sollte.

Diese Seele ist im Normalfall unsterblich. Sie tritt bei der Zeugung in das entstehende Lebewesen ein. Stark vereinfacht gesagt, ist sie es, die dafür sorgt, dass zwei bestimmte, von ihr gewählte Menschen aus karmischen Gesetzen heraus, sich lieben und vereinigen, damit neues Leben entsteht und Platz für sie vorhanden ist. Ein interessanter Aspekt, über den es sich nachzudenken lohnt. Die Seele wählt sich auf der materiellen Ebene ihre Eltern aus.

Durch das Eintreten in die materielle Welt verliert die Seele ihr gesamtes Wissen über die Geistige Welt – im Normalfall. Die kleinen Kinder leben ungefähr bis zu ihrem siebten Lebensjahr im Geistkörper ihrer Mutter. Ihre Seele hält sich noch zurück, obwohl sie schon Persönlichkeiten sind. Jede Mutter kann von sich sagen: *Mein Kind kam als Persönlichkeit zur Welt.* Selbst bei sogenannten eineiigen Zwillingen sind Unterschiede vorhanden.

Die Seele hat einen Grund, sich zu verkörpern. Sie hat Aufgaben zu erfüllen. Die Hauptaufgabe ist zu lernen. Jedes Mal lernt sie alles von vorne. Bei jeder Wiederverkörperung ist es das-

selbe Einmaleins, das man lernt. Man weiß es nicht mehr aus den Vorleben. Normalerweise.

Man lernt seine Muttersprache, vielleicht auch fremde Sprachen und ist immerzu am Lernen. Die ersten sieben Jahre beschäftigt sich die Seele des Menschen mit wichtigen Dingen. Sie lernt ihre Umgebung kennen, ihre Familie – Eltern, Geschwister und Verwandtschaft. Sie lernt scheinbar ganz einfache Dinge wie Stehen, Gehen, Reiten, Springen, Hüpfen, Tanzen, Singen. Und so bildet sie sich weiter fort.

Als Jugendlicher kommen neue Aufgaben dazu und je mehr man lernt, umso besser ist es für die Seele. Der Seelenkörper ist dafür da, um hier zu lernen. Ab dem 14. Lebensjahr reift man zum Erwachsenen hin. Man löst sich immer mehr auch von der Mutter und vom Vater. Man möchte seinen eigenen Weg gehen. Die Seele braucht es für ihre Entwicklung, sich aus dem engsten Familienverband zu lösen. Es ist ihre Aufgabe zu merken, dass sie da ist, um ihr eigenes Leben zu führen und sich nach und nach von den Unterweisungen und Zurechtweisungen der Eltern und Lehrer zu lösen.

Ab dem 21. Lebensjahr beginnt die Zeit der Reife. Ab da steht man eigentlich selbstständig im Leben. Unter Umständen ist die Seele so weit, sich einer Person des anderen Geschlechtes zugeneigt zu fühlen. Man heiratet. Man lebt zusammen, zeugt Kinder. Man versucht, seine Ziele zu verwirklichen – ein Haus, ein größeres Stück Land, die große Karriere, was immer man auch begehrt. Man legt sich ins Zeug und schuftet – oder auch nicht.

Ab dem 35. Lebensjahr beginnt die eigentliche Reife des Menschen und ab dem 42. Lebensjahr ist er fähig, geistig richtig aktiv zu werden. Ab dem 56. bis 63. Lebensjahr beginnt die Altersreife, die Weisheit eines Menschen, zu wirken. Falls er die Möglichkeit durch sein Wissen und seine Bildung geschaffen hat, weise zu werden. Geht nicht immer …

Dann kommt der Zeitpunkt, an dem der Körper schwach und verbraucht ist. Das Leben wird hart und schwer. Vielleicht setzt auch die eine oder andere Krankheit ein. Die Seele schickt sich an, sich auf die Reise in die Geistige Welt zu machen. Sie weiß, dass der Körper nicht mehr tauglich ist, um weiterzukommen, um zu lernen oder vernünftig zu leben. Sie schickt sich an, den Körper zu verlassen. Der Körper stirbt. Die Seele stirbt nicht.

Zum Zeitpunkt des Todes verlässt sie die fleischliche Hülle und ist drei Tage lang in einer Art Zwischenreich zwischen Körperlicher und Geistiger Welt. Nach dem dritten Tag kehrt sie wieder völlig ein in die Geistige Welt und die letzte Schicht des Leibes, der Ätherleib und mit ihm auch der Urbauplan, verlässt die menschliche Hülle. Damit ist die Seele komplett und geht in die Geistige Welt ein.

Dort erlebt sie eine Zeit der Klärung. Diese Klärung ist praktisch das Zurückspulen des Lebens. Die Seele erlebt rückwärts ihr gelebtes Leben in einem bestimmten Körper, den sie jetzt verlassen hat. Es spiegeln sich ihr sämtliche Geschehnisse wider – sympathische Dinge und schlechte Dinge, Sympathien und Antipathien. Es spiegelt sich wider, wo sie gefehlt hat, wo sie Verbrechen begangen hat, wo sie ihre Aufgabe, die ihr für dieses Leben vorgegeben war, nicht erfüllt hat.

Diese Klärung dauert ungefähr ein Drittel der Lebenszeit eines Menschen – wird ein Mensch 90, dauert es immerhin etwa 30 Jahre, bis sich sein komplettes Leben zurückgespult hat. Was am Ende bleibt, ist die Erkenntnis, was gut und was schlecht war.

Nach dieser Zeit der Klärung kommt eine Zeit – je nach dem geistigen Fortschritt der Seele – in der sie immer einsamer wird und sich läutert. Und obwohl sie sich immer mehr verkleinert und immer mehr verkleinert, bis sie nur noch ein Funke im Weltall ist, bleiben doch die Sympathien und die Antipathien

erhalten. Wird die Einsamkeit so groß, dass die Seele sich nach einer Wiederverkörperung sehnt und ist die Zeit der Läuterung abgelaufen, macht sie sich in der Geistigen Welt auf den Rückweg zu einer erneuten Verkörperung.

Alles, was sie in diesem neuen körperlichen Dasein zu erledigen hat, wird ihr bedingt durch die unumstößlichen karmischen Gesetze der Geistigen Welt mit auf den Weg gegeben. Sie wird diejenigen wieder treffen, denen sie Unrecht hat widerfahren lassen. Sie wird auch denjenigen wieder begegnen, die ihr Unrecht widerfahren ließen. Es geht darum, Ausgleich zu schaffen. Denn alles, was sie verursacht hat im vorherigen Leben, hat eine Wirkung im nachfolgenden Leben.

Das Gesetz von Ursache und Wirkung kennt keine Ausnahmen. Wir müssen für unser Tun und Nicht-Tun bezahlen. Sündenvergebung geschieht durch uns selbst. Wir müssen selbst für den Ausgleich sorgen und dafür bezahlen, damit uns Sünden vergeben werden. Wir müssen sie quasi abarbeiten, abdienen.

Um die Möglichkeit zu haben, Ungerechtigkeit und begangenes Unrecht gutzumachen, benötigen wir wiederum einen Körper. Denn nur der Körper kann schmecken, riechen, essen, trinken. Nur der Körper hat die Macht, einen anderen Körper zu misshandeln, zu töten, zu ermorden, zu vergewaltigen oder zu streicheln, zu liebkosen.

Die Seele kann nur geistige Dinge vollbringen. Die großen körperlichen Belange erfordern einen Körper. Genauso brauchen wir den Körper für sinnliche Genüsse jeglicher Art: Alkohol, Zigaretten, Rauschgift – für all das benötigen wir einen Körper.

Deshalb sind wir Wanderer zwischen den Welten und wandern von Körper zu Körper. Wir sind geleitet und gezwungen, unserem Karma gegenüberzutreten – den Wirkungen der Ur-

sachen, die wir in unseren vorherigen Leben geschaffen haben. Wir können dieses Karma lösen, insofern wir es erkennen und aufarbeiten, abarbeiten. Erkennen wir es nicht, tragen wir es wiederum beim Tod unseres jetzigen Körpers mit in die Geistige Welt und bringen es von dort wieder mit in unser nächstes Leben.

So geht es weiter, bis wir das Ungleichgewicht irgendwann ausgeglichen haben. Das sind Ursache und Wirkung des immer wiederkehrenden Lebens im fleischlichen Körper. Die Seele ist auf den Körper angewiesen, um Fortschritte zu erlangen, Ausgleich zu schaffen und zu reifen. Der Körper kann ohne Seele nicht leben. Ein unbeseelter Körper ist tot.

Sie sagen, wir können unsere karmische Aufgabe erfüllen, wenn wir Karma erkennen und abarbeiten oder abdienen. Was genau verstehen Sie darunter, Karma abzuarbeiten? Welchen Dienst können wir verrichten?

Wo wir böse gehandelt haben, Gutes tun. Niemandem etwas antun, was wir bei uns auch nicht getan haben wollen.

Wie können wir erkennen, dass etwas eine karmische Ursache hat?

Schlechtes Gewissen, zwanghafte Suche, unbewusstes Handeln, sich immer irgendwohin oder zu irgendwem hingezogen fühlen. Denken! Denken! Denken!

Wir inkarnieren mit dem Ziel, Ausgleich zu schaffen für die Verfehlungen vorheriger Leben und das Schuldenpäckchen, das wir mit uns tragen, zu erleichtern. Je nachdem kann es passieren, dass wir genau das Gegenteil tun. Gibt es für Sie so etwas wie eine einfache Regel, die uns davor bewahren kann, uns karmisch immer mehr zu verstricken?

Nein!

Der karmische Ausgleich tritt unvermeidlich ein – ob nun mit unserer Erkenntnis und einem Lerneffekt oder ohne uns. Wann ist das Maß voll? Betrachten Sie den Ausgleich durch Krankheit und Leid als eine Art Strafe oder eher als die Chance, mit bereinigtem Konto im nächsten Leben neu zu beginnen?

Strafe setzt immer einen Strafenden voraus – wer oder was auch immer. Es ist eher eine Auflösung und hat nichts mit einer Chance zu tun.

Die Geistige Welt

Was ist die Geistige Welt, von der ich immer wieder spreche und in die wir nach dem Tod zurückkehren? Wo befindet sie sich? Die Geistige Welt ist genauso real und konkret wie die Materielle Welt. Wir sind geistige Wesen, auch wenn wir phasenweise einen Körper haben, und wir gehören sowohl der Materiellen als auch der Geistigen Welt an, auch wenn wir uns während einer Inkarnation nicht mehr an unseren Ursprung und unser eigentliches Wesen erinnern können. Normalerweise.

Die Geistige Welt ist in uns und um uns und überall. Wir haben Augen, die Materielle Welt zu sehen. Wir haben Ohren, um Klänge zu hören, die durch materielle Dinge erzeugt werden – Trompeten, Gongs, Glocken, eine schreiende Kuh, einen zwitschernden Vogel. Wir können durch unsere Nase Dinge riechen, die materiell erzeugt wurden. Wir riechen Blumen, die duften, und Mist, der stinkt. Das ist alles Materie.

Was unserem materiellen Körper fehlt, sind Sinnesorgane, die dazu imstande sind, die Geistige Welt zu sehen und zu erkennen. Es sei denn, man spezialisiert sich darauf und trainiert viele Jahre. Tut man das, kann es gelingen, in die Geistige Welt einzutreten.

Zumindest ist es aber so, dass wir mit unserem menschlichen oder materiellen Körper Dinge aus der Geistigen Welt erfahren können, wenn wir bereit und offen dafür sind. Sie ist rings um uns. Die geistigen Wesen, die dort sind, dort leben, und dazu zählen auch die Seelen der Verstorbenen, sind rings um uns. Es gibt keinen Himmel irgendwo hinter den Wolken und es gibt keine Hölle irgendwo da unten in der Erde. Es ist überall, um uns herum.

Die Hölle, wenn man es denn so nennen will, ist in uns selbst. Wenn wir sterben, erleben wir aufgrund der schlechten Taten, die wir begangen haben, in der Zeit der Klärung eine Art Hölle. Wir werden nicht von Dämonen mit glühenden Eisenstangen gepeinigt. Das wäre etwas zu materiell. Nein, es sind Widerspiegelungen, Projektionen unserer eigenen Person, unserer eigenen Taten. Grausame Taten erzeugen mentale, geistige, grausame Spiegelbilder. Wir wissen dann sofort, dass es unsere Taten sind, die uns da gespiegelt werden, und wenn wir uns ängstigen, so ängstigen wir uns vor unserer eigenen Bosheit und Niederträchtigkeit.

Es gibt Menschen, die in der Lage sind, die Geistige Welt wahrzunehmen. Man kann sie sich vorstellen wie ein Wabern und Wallen, ein Nebel in verschiedenen Farben, eine stete Bewegung, eine ungeheure Dynamik, einmal gelb, einmal blau, in allen Richtungen, unter uns, über uns, überall. Und obwohl es aussieht wie Chaos, ist es geordnet. Es ist nicht geordnet in unserem Sinne, sondern im geistigen Sinne.

Es gibt Menschen, die in die Geistige Welt eintreten können. Dort ist es völlig anders als in der Materiellen Welt. Wir können dort an mehreren Orten gleichzeitig sein – am Meer, in der Wüste und auf einem Berg, in einer bestimmten Stadt. Es ist paradox, aber alles geschieht dort gleichzeitig um uns herum.

Man könnte sagen, es gibt keine Zeit, denn alles geschieht zur selben Zeit. Zeit ist einfach nur eine weitere Dimension wie in der Materiellen Welt Länge, Breite und Höhe.

Nichts geht verloren. Auch nicht der kleinste Gedanke – Gedanken sind Energie und Energie geht niemals verloren. Sie kann sich umwandeln. Sie kann andere Stoffe beeinflussen, aus Wasser Eis machen oder Dampf. Je nachdem, wie sie wirkt, aber sie bleibt erhalten und wenn das Eis schmilzt, bleibt die Energie dennoch erhalten, die das Wasser zum Erstarren, Gefrieren gebracht hat.

Nichts geht verloren! Selbst der kleinste Gedanke bleibt in der Geistigen Welt gespeichert. In Indien gibt es für diese gewaltige Bibliothek den Begriff der Akasha-Chronik. All unsere Taten und Wirkungen sind dort gespeichert. Sie sind da. Die Tat eines jeglichen Menschen, egal, wo er ist und wer er ist, ist gespeichert.

Wir können uns selbst belügen und betrügen. Wir können andere belügen und betrügen. Aber alles ist festgehalten in der Geistigen Welt. Kehren wir nach unserem Tod in die Geistige Welt zurück, dann werden uns unsere Taten gespiegelt. Im tibetischen Lamaismus werden diese Spiegelungen als grausame Gottheiten dargestellt, die uns entgegentreten. Es sind unsere eigenen Taten, die uns entgegentreten, und wir werden der eigenen Grausamkeit gewahr und wissen, dass wir aufgrund dieser Taten wieder verkörpert werden.

Die Speicherung aller Vorkommnisse in der Geistigen Welt geschieht, ohne dass wir es bemerken. Diese Energien sind immer da – um uns und in uns. Wir sind durch sie immer mit allem verbunden. Wie durch ein großes Kabelnetz sind wir auch immer miteinander verbunden, auch wenn es dafür auf geistiger Ebene keiner Kabel oder Drähte bedarf. Diese Verbindung besteht aus geistigen Energien.

In unserem körperlichen Sein in der Materiellen Welt könnten wir es nicht ertragen, immer mit allem verbunden zu sein. Daher schirmt uns unser Bewusstsein von dieser Verbindung ab, sodass wir sie nicht bewusst wahrnehmen. Es gibt spezielle Techniken, die man erlernen kann und mit denen sich der Schutzmechanismus unseres Bewusstseins ausschalten lässt. Gelingt uns das partiell, können wir Verbindungen zu bestimmten Wesenheiten oder Menschen aufbauen. Entfernungen spielen dabei keine Rolle – die besondere Art eines drahtlosen Telefons. Solche Verbindungen funktionieren, auch wenn der eine in Australien sitzt und der andere in China.

„Da ist etwas passiert! Da stimmt etwas nicht!“, spüren manche Mütter, wenn ihr Kind verunglückt oder ihm etwas Schlimmes widerfährt. Sie werden unruhig – unabhängig davon, wo sich ihr Kind befindet und wie weit entfernt es von ihnen ist.

Das ist ein Beispiel für solche Verbindungen, die einfach geschehen, ohne dass man sich darum bemüht. Sie passieren uns mit Menschen, die uns tief verbunden sind. Bei ihnen wird unser Bewusstsein durchlässig und wir spüren, wenn es ihnen nicht gut geht. Im Normalfall sind wir aber dagegen abgeschottet, auch wenn wir im Hintergrund immer verbunden bleiben. Auch wenn es uns nicht bewusst ist, sind wir geistige Wesen und unsere Gedanken sind gespeichert in der Geistigen Welt. Unsere Gedanken sind Energie. Deshalb ist es sehr wichtig, alles loszulassen und keine schlechten Gedanken zu hegen. Schlechte Gedanken gegen andere – Zorn, Hass, Neid – verpuffen nicht einfach im Wind. Sie werden gespeichert.

Sind da zu viele solcher dunklen Gedanken, dann bildet sich in der Geistigen Welt durch diese Gedankenenergie ein kleines Energiewesen, ein Mental. Dieses Mental agiert, wenn man es kräftig mit Gedanken füttert, manchmal ziemlich lange voll-

ständig autark. Es verselbstständigt sich und richtet Unheil an. Das Unheil mag erst einmal denen widerfahren, über die wir übel denken, aber spätestens nach unserem Tod wird es uns gespiegelt und in unserer nächsten Wiedergeburt bezahlen wir dafür.

Die Geistige Welt ist überall – in uns, um uns, um uns herum. Ihr geht nichts verloren. In ihr bleibt alles erhalten. Es wäre gut, wenn jeder das wüsste und sich in seinem Leben danach richten würde. Es gäbe keinen Hass, keinen Neid, keinen Mord. Es gäbe Frieden, Liebe, gegenseitiges Helfen – den Himmel auf Erden, einfach erste Sahne.

Die Akasha-Chronik – mit oder gegen die geballte Gedankenkraft

In der Geistigen Welt ist jeder Gedanke gespeichert und Gedanken sind Energie. Das ist eine gewaltige Energie, eine gewaltige Kraft, die da gespeichert ist. Die Materielle Welt ist in gewisser Weise ein Bestandteil der Geistigen Welt. Wir sind immer mit der Geistigen Welt verbunden und es besteht eine Wechselwirkung. Das bedeutet, die geballte Gedankenenergie wirkt sich durchaus auf uns und unseren Körper aus. Was bedeutet das konkret?

Sagen wir einmal, Sie werden beruflich nach China versetzt und sollen Chinesisch lernen, um sich dort besser zurechtzufinden. Ihr Arbeitgeber meldet Sie bei einem Crashkurs an und los geht es! Wenn Sie das Lehrbuch zum ersten Mal aufschlagen und all diese chinesischen Zeichen sehen, die so gar nichts mit unseren Buchstaben gemein haben, überkommt Sie die Mutlosigkeit.

„Das lerne ich nie! Nie werde ich Chinesisch sprechen oder gar lesen können! Das ist doch verrückt! So etwas kann man doch nicht von mir verlangen! Nein, das kann ich nicht!"

Diese Gedanken sind natürlich gespeichert in der Akasha-Chronik in Ihrem persönlichen Fach. Und je öfter Sie denken, dass Sie nie Chinesisch verstehen und sprechen können, umso mehr verstärken Sie diese Gedanken in Ihrem Fach.

„Ich werde das nie können! Das ist nicht machbar für mich und eine Zumutung! Chinesisch ist zu schwer für mich! Das schaffe ich nicht! Ich habe keine Sprachbegabung! Ich kann das nicht und werde versagen!"

Der Sprachkurs beginnt und nach ein paar Stunden merken Sie vielleicht, dass der Unterricht Ihnen Spaß macht und dass es spannend ist, eine derart fremde Sprache zu lernen. Sie setzen sich mit den anderen Teilnehmern zusammen und üben und plötzlich möchten Sie sehr gerne Chinesisch sprechen können und halten es nicht mehr für unmöglich. Nach ein paar Wochen fällt es Ihnen allmählich leichter, aber zuvor haben Sie wieder und wieder gedacht: „Ich schaffe das nicht!"

Sie sind jetzt bereit, Chinesisch zu lernen, aber die Blockade, die Sie mit Ihren Gedanken in der Geistigen Welt aufgebaut haben, ist noch vorhanden. Das bedeutet, die Gedankenkraft aus der Geistigen Welt hebt Ihre Gedankenkraft hier in der Materiellen Welt auf. Sie möchten lernen, aber es geht nicht. Ihnen ist, als ob Sie vor einem großen Tor stünden, zu dem Ihnen der Schlüssel fehlt. Sie können das Tor nicht öffnen und kommen nicht weiter. Sie sind blockiert und genau diese Blockade haben Sie durch Ihre negativen Gedanken zuvor selbst aufgebaut.

Erst wenn Ihre Zuversicht und Ihr Vertrauen in Ihre Fähigkeiten so groß sind, dass Sie keinerlei Zweifel mehr an sich hegen, dann löst sich die Blockade auf.

„Und ich werde Chinesisch lernen! Das haben schon andere geschafft! Natürlich kriege ich das hin! Ich möchte den Karrieresprung wahrnehmen und schaffe das! Chinesisch ist einfach – in China sprechen das schon dreijährige Kinder."

In dem Moment, wo Ihre geistige Kraft hier größer ist als Ihre geistige Blockade in der Akasha-Chronik, wird sie aufgehoben und ab dem Moment fällt Ihnen das Lernen leicht und Sie kommen gut voran.

Was bedeutet dieser Zusammenhang für unser Leben und unseren Alltag? Wir können unser Potential nur voll entfalten, wenn wir positiv und ohne Vorbehalte an die Dinge herangehen, die wir erreichen wollen. Gehen wir gelassen und absolut voraussetzungslos an etwas heran, erleichtern wir es uns selbst, unsere Ziele zu erreichen. *Glaube kann Berge versetzen.* So steht es in der Bibel. *Gewissheit kann Berge versetzen.* So möchte ich es beinahe noch lieber ausdrücken.

Wenn Sie wissen, davon überzeugt sind, dass Sie eine Fremdsprache lernen können, und es praktisch etwas ganz Normales für Sie ist, dann lernen Sie diese Sprache, auch wenn es Ihnen anfangs wie ein Berg erscheint. Sie werden diesen Berg versetzen – irgendwann – manchmal sogar sehr schnell.

Alle Gedanken, die wir denken, bilden in der Geistigen Welt eine Kraft. Gedanken sind Energie. Sie sind eine Kraft, die dort gespeichert wird und nicht hier. Es hängt von unserem Denken ab, ob wir in unserem Leben frei sind oder blockiert. Denken wir immerzu schlecht über uns, schwächen wir uns. Vertrauen wir uns dagegen und glauben an uns, dann unterstützt und stärkt uns die geistige Kraft unserer Gedanken.

Nicht anders funktioniert es bei Krankheit. Wer sich einredet, dass ihn dieses oder jenes krank macht, den macht es irgendwann auch krank.

„Das macht mich krank! Das tut mir gar nicht gut! Darüber komme ich nie hinweg! Das geht mir an die Nieren. Da läuft mir die Laus über die Leber. Ich glaube, ich breche zusammen. Dieser Job bringt mich noch um!“

All diese Sprüche bilden starke Blockaden, die gespeichert sind. Wenn Ihr ganzes Denken davon ausgeht, dass Sie bei einer Tätigkeit oder im Zusammenwirken mit anderen Menschen krank werden, dann werden Sie es. Die einzige Möglichkeit, aus diesem Teufelskreis herauszukommen, sind positive Gedanken.

„Nein, mich macht meine Arbeit nicht krank! Mich macht mein blöder Chef nicht krank!"

Besser noch ist es, wenn es Ihnen gelingt, auch den Standpunkt Ihres Chefs nachzuvollziehen.

„Vielleicht ist mein Chef gar nicht so blöd und es liegt auch ein wenig an mir. Vielleicht muss ich ihm nur ein wenig entgegenkommen und dann arbeiten wir gut zusammen. Wir haben ein gemeinsames Ziel und bekommen das hin."

Es ist sehr wichtig, sich diesen Zusammenhang bewusst zu machen. Ist man überzeugt, dass man krank wird, dann wird man krank. Diese Gedanken sind krankmachend. Man macht sich damit krank. Daher unbedingt solche Gedanken lassen und stattdessen gewiss sein, dass man den Herausforderungen gewachsen ist und es schaffen kann!

Erkennt man allerdings realistisch, dass etwas nicht machbar ist, dann heißt es Farbe bekennen und Konsequenzen ziehen.

„Das liegt nicht in meinen Möglichkeiten und ich brauche Unterstützung! Ohne technische Unterstützung geht das nicht! Ich kann mit dem Finger kein Loch in Felsen bohren, aber mit einer Bohrmaschine klappt das wunderbar."

Die Realitäten im Blick haben ist gerade auch im Umgang mit Erkrankungen sehr wichtig. Man sollte immer zuerst versuchen zu ergründen, warum man krank geworden ist. Woran liegt es? Was stimmt nicht? Oftmals sind es falsche Denkmuster, die einen krank machen. Oftmals übernimmt man die Krankheit von einem Menschen, den man mag und liebt.

Jeder Mensch hat sein eigenes Ich, seine eigenen Schwierigkeiten, Verantwortlichkeiten, sein ureigenes Karma. Jeder Mensch muss selbst einen Umgang mit seiner Krankheit finden, sich selbst fragen, wo die Ursache liegt und daran arbeiten – oder auch nicht. Auch das ist jedem Menschen selbst überlassen, ob er an seinem Heilwerden arbeiten möchte. Man kann für sein Kind, seinen Partner, seine Eltern oder Großeltern da sein und sich gut um sie kümmern, aber man darf nicht einen Teil der Krankheit für sie tragen und ihnen die Krankheit abnehmen. Niemals!!!

Es ist wichtig, dass wir unsere Schwierigkeiten und Probleme angehen und versuchen, unsere Gefühle auszubalancieren. Positive Gedankenkraft von hier und dort kann uns dabei unterstützen, Lösungen zu finden. Daher ist die Kontrolle unserer Gedanken ein zentrales Thema für unser Heilwerden. Sobald ein negativer Gedanke aufkommt, setzen Sie einen starken positiven Impuls dagegen, damit positive Dinge in der Geistigen Welt gespeichert sind auf Ihrem Konto. Sie räumen sich damit selbst den Weg frei zu einem zufriedeneren Leben.

Wie hat man sich dieses persönliche Konto in der Akasha-Chronik überhaupt vorzustellen? Wer hat Zugang zu diesen Daten? Normalerweise hat, wer es kann, den Schlüssel und den alleinigen Zugang zu seinem persönlichen Konto. Allerdings gibt es Informationen, die nicht nur uns persönlich betreffen, sondern die Allgemeinheit. Das ist etwas anderes.

Wenn Sie zum Beispiel als Bürgermeister einer Stadt Dinge veranlassen, dann hat das nicht nur Auswirkungen für Sie, sondern für die Bürgerschaft der Stadt. Die Gedanken und Taten, die damit in Zusammenhang stehen, werden nicht nur in Ihrem persönlichen Fach, sondern auch in einem Fach für die Allgemeinheit gespeichert, weil es auch für die Allgemeinheit karmische Konsequenzen haben kann, was da veranlasst wurde.

Auf Ihre ureigenen Belange können aber nur Sie Zugriff nehmen. Eine Ausnahme stellt es dar, wenn Sie einem anderen Menschen, zum Beispiel einem Heiler, der es kann, ausdrücklich gestatten, in Ihrem Fach für Sie nachzusehen und tätig zu werden. Hier bringe ich einen weiteren Begriff ins Spiel, den Begriff der geistigen oder morphogenetischen Felder.

Alle Informationen zusammen, die in der Akasha-Chronik über Sie gespeichert sind, formen Ihr geistiges oder morphogenetisches Feld. Ihr Fach in der Akasha-Chronik kann man sich auch als geistiges Energiefeld vorstellen. Über diese morphogenetischen Felder sind wir alle miteinander und mit allem verbunden, wie ich es zuvor schon erwähnt habe. Laden Sie mich nun als Heiler in Ihr geistiges oder morphogenetisches Feld ein und erlauben mir, darin zu wirken, dann kann ich versuchen, Blockaden oder Störungen in Ihrem Namen für Sie in gewisser Weise zu richten und zu glätten.

Mit Ihrer Erlaubnis und natürlich, wenn man weiß, wie man sich in das geistige Feld eines anderen begibt, kann man über die Felder heilend wirken. Kein Heiler, der sein Handwerk versteht, wird dabei in Ihr Karma eingreifen, denn das ist und bleibt Ihr Karma, für dessen Ausgleich allein Sie zuständig sind. Allerdings kann ein Heiler über das geistige Feld versuchen, Ihre selbst gesetzten Blockaden zu lösen und Sie dadurch von Schwierigkeiten oder Krankheiten befreien, die Sie über Ihre Gedanken und Glaubenssätze geschaffen haben.

Jeder Gedanke, der gedacht wird, ist eine Energie, die niemals verloren geht. Gehen Sie daher äußerst sorgfältig mit Ihren Gedanken um! Sie müssen für alles, was Sie denken, unter Umständen einen hohen Preis bezahlen. Sie können sich das Leben ungeheuer schwermachen, sich lähmen und krank machen

durch Ihr negatives Denken. Sie können sich aber auch Türen öffnen zu Zufriedenheit und Erfolg auf allen Ebenen, auch materiell, wenn Sie positiv denken.

Im Falle einer Erkrankung ergründen Sie sorgfältig, wo Ihre Blockaden liegen! In welchem Bereich haben Sie negativ gedacht? Versuchen Sie, diese Blockaden zu lösen, indem Sie ein positives Gegen- und Übergewicht bilden, damit die Blockade in der Geistigen Welt sich löst. Falls Sie Hilfe brauchen, suchen Sie jemanden auf, der in der Lage ist, diese Blockaden auszugleichen und zu lösen. Wenn Sie für sich erkennen, dass Sie einen direkten Anteil an der Entstehung Ihrer Krankheit haben, können Sie den Schlüssel finden, um ihr Bewusstsein zu verändern, und an Ihrem Heilwerden arbeiten.

Sie warnen davor, Krankheiten von geliebten Menschen quasi mitzutragen und zum Teil abzunehmen. Wie kann es überhaupt zu solchen, nennen wir es einmal geistigen Krankheitsübertragungen kommen?

Mit unserem Denken schaffen wir unsere Welt.

Wie kann man sich davor schützen?

Erkennen, dass es das Karma des geliebten Menschen ist und nicht das eigene. Betreuung und Fürsorge: Ja! Über- oder Abnahme der Last: Nein!

Heilen und heilig – Sie stellen diesen Zusammenhang immer wieder her. Anfangs sah ich nur eine Seite der Medaille. Was uns heilig ist, trägt zu unserer Heilung bei, heilt uns. Es dauerte, bis ich mich fragte, was uns eigentlich heilig ist. Wodurch werden uns Dinge heilig? Sind sie uns tatsächlich heilig oder werden Sie uns heilig gemacht? Muss zwangsweise alles, was uns heilig scheint, zu unserem Heil dienen? Wo

sehen Sie die größte Gefahr, dass uns Dinge heilig (gemacht) werden, die uns schaden?

In mangelndem Denken, Egoismus, Gier, Machtwahn, Politik usw.

Die folgenden Beiträge sind autobiografisch. Mich habe Sie besonders berührt, weil sie einen Einblick erlauben in Ihren persönlichen Loslösungsprozess von religiösen Bindungen. Geht es Ihnen dabei hauptsächlich um die Loslösung von der Kirche oder sehen Sie die Kirche exemplarisch für andere Instanzen, die unserer geistigen Freiheit Ketten anlegen wollen.

Beides!! Ein gesunder, geistig halbwegs reger Mensch braucht keinen Priester, Geistlichen oder sonstigen Himmelskomiker, der ihm sagt, was er zu glauben hat. Denken! Denken! Denken!

Heilig – wie können wir Ihrer Ansicht nach ganz individuell und ohne jegliche Bevormundung oder Manipulation herausfinden, was uns heilig ist und was uns heilt?

Nachdenken?!!! In sich hineinhören! Wahrheit suchen, individuell! Und das tun, was wir für richtig halten! Die Natur setzt uns in unserer Gier oder Sucht die Grenzen selbst.

Ein Schild Geomantie und Heilen

Es hat einige Zeit gedauert, bis es in unserem neuen Wohnort so weit war, dass ich einfach dazu stand und am Haus ein kleines Schild für die Suchenden anbrachte: *Geomantie und Heilen.* Wau! Das traf natürlich die ganz Frommen bis ins Mark. Das gibt es doch nicht! Was macht denn der da, der Neue, dieser komische Imker?

Wir hatten im Ort einen charismatischen Pfarrer, der kurz nachdem wir hier angekommen waren, die Pfarrstelle übernahm. Ich war in der Kirche bei seiner Antrittspredigt. Neben mir saßen gute Bekannte, ein Landwirt mit seiner Frau. Nach

der Einführungsansprache des Dekans trat der neue Pfarrer vor seine Gemeinde, begrüßte sie und anschließend hielt er eine Predigt.

„Mach dir keine Sorgen! Mit ein paar bunten Pillen kriegt man das vielleicht noch hin!", konnte ich mir nicht verkneifen, meinem Sitznachbarn zuzuflüstern. Das einzige, was diesen Pfarrer noch auf dem Boden der Kanzel hielt, war die Erdanziehungskraft und wahrscheinlich sein gutes Gehalt. Mein Gott, es erinnerte mich stark an meine neuapostolischen Zeiten.

Nachdem ich nun mein Schild *Geomantie und Heilen* angebracht hatte, drang das natürlich auch ans Ohr dieses eifrigen Detektivs in Sachen Gottestreue. Er schrieb daraufhin im nächsten Gemeindebrief: *Nur Jesus Christus ist ein Heiler! Kein anderer Mensch kann heilen! Der Herr allein hat die Fähigkeit zu heilen! Seine Apostel allein hatten die Fähigkeit zu heilen!*

Auf gut Deutsch hieß das: *Der bei uns im Ort, der kann nichts! Geht nicht zu ihm hin!*

Ich hatte schon vor längerer Zeit nach dem Kirchenschlüssel gefragt, um eventuell einmal einen Dienst als Organist übernehmen zu können oder auch einmal auf dieser herrlichen, schönen Orgel zu üben. Freiwillig bekam ich diesen Kirchenschlüssel nicht. Nachdem ich mich beim Dekan beschwert hatte, musste der Pfarrer mir den Kirchenschlüssel dann aber doch bringen. Die Zeit der Inquisition und Scheiterhaufen ist Gott sei Dank vorbei, aber der Dekan hat diesen fröhlichen Zeitgenossen dennoch ordentlich bearbeitet. Er hatte mich nämlich schon in Nachbargemeinden spielen hören.

„Der bekommt einen Schlüssel! Der kann in der Kirche spielen! Der kann in der Kirche üben! Was glauben Sie überhaupt und so weiter und so weiter …"

Nach dieser feurigen Zurechtweisung bekam ich den Schlüssel. Die scheinheiligen Mittäter vom Kirchengemeinderat sind

mir aber bis heute eine offene, klare Antwort schuldig, warum es ein dreiviertel Jahr gedauert hat. Später erfuhr ich, dass das Gerücht im Umlauf war, ich sei mit dem Teufel im Bunde.

„Wir mussten die Kirche vor Ihnen schützen!", erklärte mir der Ortsgeistliche stur und selbstgerecht, ohne jedes Einsehen.

„Warum? Haben Sie Angst, ich werde das Kruzifix abbauen und bei mir im Ofen verfeuern?", fragte ich ihn.

„Nein, aber die Tätigkeit, die Sie ausüben, ist unchristlich", antwortete er.

Das war ein bedeutsamer Punkt in meiner christlich evangelischen Laufbahn. Ich habe bei den Evangelischen nahezu den gleichen Ärger erlebt wie bei den Neuapostolischen. Ablehnung. Kritik. Das ist keiner von uns! Der gehört nicht richtig dazu! Und außerdem ist er ein Heiler! Igitt! Igitt!

„Hast du dich schon einmal um einen Kranken gekümmert, um einen sehr kranken, um einen Krebskranken, um einen, der vom Tode gezeichnet ist?", fragte ich einmal einen dieser Frommen.

„Nein!" Er sah mich entsetzt an.

„Dann halte deinen Mund!"

Ich kann nichts dafür, dass ich diese Fähigkeit mitbekommen habe, aber ich möchte mit dieser Fähigkeit genauso anerkannt und angenommen werden wie jeder Schreiner, jeder Dachdecker oder Maurer. Mehr nicht. Doch das ist nicht möglich. Als man mich schließlich vollends aus meiner Heimatgemeinde hinausgeekelt hatte, spielte ich Orgel in den Nachbarkirchen. Den Kirchenschlüssel gab ich wieder ab.

„Es tut mir leid, eure Ortskirche ist zu klein für mich. Da passe ich nicht hinein! Da hebt es das Dach, wenn ich drin bin", sagte ich.

Ich spielte in einigen anderen Gemeinden Orgel. Es ist schön, wenn ich Orgel spiele. Ich möchte mich nicht loben, aber ich

kann es halbwegs. Aufgenommen wurde ich nirgendwo. Nein, mit offenen Armen, christlich und als Bruder wurde ich nicht aufgenommen. Das geschah erst in der katholischen Kirche in einer winzigen katholischen Kirchengemeinde, die eine herrliche Schlosskirche hat in einem herrlich großen Schloss.

Die Gemeinde suchte einen Organisten, weil ihr 86-jähriger Organist unerwartet gestorben war. Ich ging hin und wartete in der Sakristei auf den Pfarrer, um mich vorzustellen. Die Türe ging auf und der Pfarrer kam herein. Klasse! Ein richtiger Nigerianer, ganz schwarz, mit sehr dunkler Hautfarbe und Brille sah mich fragend an.

„Wenn Sie der Herr Pfarrer sind, dann bin ich heute Ihr Organist", sagte ich zu ihm.

Er lächelte, breitete die Arme aus, kam auf mich zu und sagte: „Ich begrüße dich, lieber Bruder! Das freut mich!"

„Mich freut es auch!", sagte ich. Ich wusste, dass er einen Doktortitel in Philosophie oder Theologie hatte. „Muss ich Herr Doktor zu Ihnen sagen?", fragte ich.

„Nein, ich heiße Leonhard!"

„Okay, dann bin ich der Eddie. Ich freue mich richtig."
Es kam eine unwahrscheinliche Wärme von diesem Mann zu mir herüber. Ein Gefühl angenommen zu sein, geliebt zu sein und dazuzugehören, obwohl ich evangelisch bin und nicht katholisch. Ich spielte den Gottesdienst und nach dem Gottesdienst ging ich in die Sakristei.

„Wenn du so weitermachst, dann bist du bald katholisch", scherzte er.

„Ich gebe mir Mühe, Ihro Gnaden gerecht zu werden, Hochwürden."

Er lachte herzlich. Wir verabschiedeten uns. Wir umarmten uns.

„Ich freue mich, lieber Bruder!", sagte er.

„Ich freue mich auch, lieber Bruder!", sagte ich.

Ach, ich mag einfach die katholische Kirche mit ihren schwarzen Pfarrern, mit ihren bunten Kleidern und ihren herrlichen Messen!

Verordnete Diener und die Freiheit des Geistes

Warum drehen sich so viele meiner Beiträge um die Kirchen? Ganz einfach! Weil die Kirchen unseren eigentlich freien Geist beschränken durch ihre Dogmen, durch ihre Vorgaben, durch den Druck, den sie auf ihre Gläubigen ausüben. Sie beschränken den freien Geist, und zwar in jedweder Hinsicht. Man kann sich nicht entfalten, wenn man an die Vorgaben des Alten Testaments mit diesem Rachegott, dieser furchteinflößenden Gottheit, glauben muss. Und wenn man dann auf der anderen Seite glauben muss, nur im Kreuz liegt Heil, ist es nicht besser. Man wird beschränkt.

Es ist unheimlich wichtig für jeden Menschen, dass der Geist frei sein kann. Dass man den Mut in sich findet, Dinge selbst zu ergründen. Entfaltung. Entwicklung. Dinge ausprobieren und darüber nachdenken, weil man dazu hingezogen wird und nicht, weil irgendein Gebot in einem Buch steht. Und auch nicht, weil etwas von einem so hochwichtigen Menschen in einer von Menschen verliehenen Funktion vorgetragen wird. Selbst suchen! Selbst nachspüren! Selbst erkennen! Und selbst zu dem stehen, wer man ist!

Einer lag einmal bei mir in der Praxis, in der Heiler-Praxis, und sah mich groß an, als er die Energie spürte.

„Mein Gott, ist das schön, das tut so gut!“, sagte er.

„Weißt du, was für einen großen Vorteil ich dir gegenüber habe?“, fragte ich ihn.

„Nein!“

„Ganz einfach. Du als Pfarrer musst an Gott glauben. Ich als Heiler weiß, dass es ihn gibt.“

Ein etwas anderer Gottesbegriff

Was ich mache, das geistige Heilen, grenzt stark an den Bereich religiösen Handelns. Das bedeutet, man hat es, will man es so sehen, mit übersinnlichen Dingen zu tun. Daher gehört dazu unter Umständen auch ein starker religiöser Bezug.

Ich sprach über diese neutrale, gewaltige Kraft, die immerwährend da ist und immerwährend aus einer unermesslichen Quelle strömt. Diese unendliche, neutrale Energie ist immerwährend hier. Sie ist um uns und wird von mächtigen Geistwesen polarisiert, wie unter anderem auch die Lebenskraft, die über das Wurzel-Chakra ins uns eintritt.

Das alles hat nichts mit einem Gottesbild zu tun, wie man es vom Christentum oder auch vom Islam her kennt. Mein Gottesbild als Heiler sagt einfach, es existiert eine Energie, die alles Leben ermöglicht. Sie hat jede Materie ermöglicht und das gesamte Universum erschaffen. Aber meiner Überzeugung nach kümmert sich diese Allmacht keinen Deut um uns im Sinne eines JAHWE oder eines Allah. Für mich offenbart sich darin weder ein lenkender Rachegott noch ein liebender Gott.

Die Allmacht ermöglicht jedes Sein. Sie ermöglicht das Leben und dieses Leben ist frei, auch wenn es auf den Prinzipien von Ursache und Wirkung basiert. Alles strebt nach Ausgleich. Wir können mit allen Freiheiten leben, die wir haben möchten, solange wir damit nicht die Freiheit eines anderen begrenzen oder einem anderen die Freiheit nehmen. Bringen wir etwas ins Ungleichgewicht, müssen wir dafür bezahlen und karmisch wird über unsere Wiedergeburten für Ausgleich gesorgt – ein einfaches, funktionales System.

Wer möchte, kann gerne an die Schrift des Koran glauben und sich darauf freuen, dass ihn 30 Jungfrauen im Paradies erwarten. Er kann die Scharia gutheißen, in der es rechtens ist, einem Dieb die Hand abzuhacken, jemanden zu steinigen, der

die Ehe bricht oder einem Menschen für Gotteslästerung 1000 Peitschenhiebe zu verabreichen. Für mich ist es Unterjochung, aber wer das zu brauchen glaubt, der soll es haben.

Genauso ist es mit dem Christentum. Wer glauben möchte, soll es tun. Wer damit besser leben kann, der kann das leben. Für mich hingegen ist eines klar: Kein Mensch und kein Gott können uns unsere Sünden vergeben, das können wir nur selbst, indem wir sie abarbeiten und dafür bezahlen.

Was ich tue, hat für mich nichts mit einem liebenden Gott zu tun. Die göttliche Allmacht ermöglicht jedes Leben und erhält es durch die endlose Lebensenergie. Sie gibt mir die Möglichkeit zu leben, indem ich diese Lebensenergie in mich aufnehmen kann. Das ist göttlich.

Der gesamte Rest, alle Gefühle – Liebe, Glück, Freude – werden in uns erzeugt. Nichts ist schön, es sei denn wir empfinden es als schön. Niemand liebt, wenn er nicht liebt, und niemand wird geliebt, wenn er nicht geliebt wird. Liebe ist eine Handlung, die vom Menschen ausgeht und nicht von einem Gott. Es gibt für mich keine substanzielle Liebe, die irgendwo herumliegt und sich verteilt oder von einem Gott verteilt wird.

Der Buddhismus ist mir persönlich sehr sympathisch. Er kennt keine Gottheit und vermittelt das Ziel, durch ein anständiges, korrektes Leben aus einem Kreislauf des Leidens auszusteigen. Geburt tut weh, ist Leiden. Unser ganzes Leben wird von Leiden durchzogen. Natürlich gibt es auch Freuden. Es kommt immer darauf an, über was man sich freut. Da gibt es vieles, über das man sich freuen kann – einen schönen Sonnenuntergang, eine gute Mahlzeit, einen netten Menschen, den man liebt und mit dem man gerne zusammen ist. Aber der Großteil des Lebens ist Leiden, Krankheit, Schmerz, Trauer und Tod.

Je nachdem, wie man sein Leben verbracht hat – darauf bezieht sich das Karma, das ich auch immer wieder anspreche –, geht man in die Geistige Welt. Man wird irgendwann wiedergeboren, damit man wiedergutmachen kann. So werden die Konten ausgeglichen. Wiedergeburt ist ein zentrales Element für das, was ich tue.

Ich habe es öfter mit Kleinkindern zu tun. Diese kleinen Kinder sind bereits Persönlichkeiten und ich spreche mit ihnen wie mit einem Erwachsenen und respektiere sie auf dieselbe Weise. Kinder sind Erwachsenen gleichwertig, wenn nicht sogar noch höherwertig, denn sie sind mit der Geistigen Welt noch viel enger verbunden.

„Ich habe ein kleines Männchen im Garten gesehen! Hinter dem Baum war es." Das kann ein Kind sagen.

„Ach, du spinnst doch!", ist meist die Reaktion.

Nein, das Kind spinnt nicht! Es hat etwas gesehen, denn es hat noch einen Blick für die Geistige Welt!

Es ist wichtig, sich mit der Wiedergeburtslehre auseinanderzusetzen, die bis ins Jahr 482 nach Christus auch in der christlichen Theologie vorhanden war und erst anschließend von irgendeinem Konzil abgeschafft wurde.

Ich muss frei denken können! Jeder Mensch hat das Recht, frei zu denken, frei zu leben, ohne dass irgendeiner kommt und sagt: „Du darfst kein Schweinefleisch essen! Du darfst dieses nicht, du darfst jenes nicht!"

Jeder Mensch weiß doch in seinem tiefsten Inneren sehr genau, was verboten ist: Es ist verboten, einem anderen Menschen die Freiheit oder das Leben zu nehmen! Es ist verboten, sich ungerechtfertigter Weise Dinge anzueignen, zu betrügen, zu stehlen, zu lügen. Das weiß jeder und das weiß man auf der ganzen Welt.

Auch die sogenannten Naturvölker haben da ganz klare Regeln. Zum Teil haben sie ein anderes Verständnis von Eigentum und innerhalb des Stammes gehört jedem alles und man kann es nehmen, wenn es nicht gerade ein anderer braucht. Das ist kein Stehlen, aber ein Bestehlen gibt es bei ihnen auch nicht, das ist verboten.

Für die Einhaltung dieser Regeln brauchen wir keine Kirche, die den Finger darauf hält. Was wir als Menschen in der Gemeinschaft brauchen, ist meiner Überzeugung nach in erster Linie ein funktionierendes Rechtssystem, damit diejenigen, die über diese Grundregeln hinausgehen, auch bestraft werden oder Wiedergutmachung leisten müssen.

Gott, diese Quelle von unendlicher Energie und Kraft, hat andere Wesenheiten eingesetzt, die lenkend und wachend tätig sind. Die großen Mächte und Gewalten, Throne, Cherubim, Seraphim – man kann auch Engel zu ihnen sagen. Das sind richtungsweisende Kräfte, die eingesetzt wurden.

Wollen wir einmal so sagen: Der Chef machte einen Plan und sorgte dafür, dass alles da war, damit der Plan zur Ausführung kommt. Alles, was dafür benötigt wird, stellte er zur Verfügung. Dafür, dass der Plan richtig ausgeführt wird, sind andere zuständig, und wir Menschen sind ganz kleine Lichtchen.

Bitte verstehen Sie mich nicht falsch! Ich habe nichts gegen Christen, Muslime und fromme Menschen. Ich habe nichts gegen Buddhisten, Hindus und was es alles für Religionsgemeinschaften gibt. Jeder hat das Recht, seinen Glauben zu leben, wenn er andere dadurch nicht schädigt und sie in Ruhe lässt. Missionieren, das ist für mich immer ein Zeichen von eigener Schwäche.

„Ich habe es gefunden! Ich weiß es!“ Wer es nötig hat, das immer wieder anderen zu verkünden, sollte sich vielleicht doch

noch einmal auf die Suche machen. Aber das ist nur meine bescheidene Meinung.

Was ich hier schreibe, müssen Sie nicht glauben. Nehmen Sie es einfach zur Kenntnis.

„Okay, der macht das so."

Deshalb müssen Sie es noch lange nicht so machen. Jeder Mensch hat ein Recht auf seine eigene, freie Entfaltung. Schön ist es, wenn man sich überhaupt mit solchen Dingen befasst. Für mich erkennt man die Wirkung dieser hohen geistigen Kräfte am besten in der freien Natur. Da erkennt man die Allmacht, die uns umgibt.

Würden wir endlich damit aufhören, alles zu zerstören, dann könnten wir erkennen, wie wunderschön es eigentlich ist. Erst wenn der Mensch mit der Natur lebt, ist er kein Störfaktor mehr. Das ist für mich ein zentraler Aspekt.

Das ist sehr wichtig, dass man diese Art der Religion und Religiosität bei mir so nimmt und akzeptiert. Ich arbeite damit, ich komme damit klar. Ich brauche das auch. Als Heiler spüre ich die Energie dieser Allmacht durch mich fließen. Wie ich schon zu jenem Pfarrer sagte, der einmal auf meiner Liege lag: *Ich weiß, dass es Gott gibt. Ich spüre ihn schließlich.*

Da kann man Bücher lesen und studieren, solange man will. Bemüht man sich nicht darum, selbst etwas zu finden, zu erfühlen, zu spüren, läuft man durchs Leben, wie man eben durchs Leben läuft.

Heilige Orte – der Geist ist in Hohenlohe noch zuhause

Man muss dem Christentum für eines dankbar sein. Dank ihm blieben die alten Kultstätten der Germanen und Kelten als Kultstätten erhalten. Die ganzen Gebiete der Kelten und Germanen wurden mit Kirchen und Klöstern überzogen. Natürlich wur-

den dabei die heiligen Eichen, die Donar-Eichen, gefällt. Die heiligen Bezirke, welchem Gott sie auch geweiht waren, wurden vom Christentum übernommen, indem es seine Weihestätten und Altäre an eben diesen Plätzen aufbaute.

Und so kann man heute fröhlich und freudig zu den alten Kirchen pilgern und findet dort beides. Man kann an diesen Orten die christliche Kirche verehren und handelt es sich um eine katholische Kirche, ist sie meist auch noch einem Heiligen oder der Mutter Gottes geweiht. Oder man fühlt die alten Götter noch wirken, denn auch sie sind noch virulent. Gut überliefert ist, wie Chartre erbaut wurde, diese Kathedrale nicht weit entfernt von Paris. An dem Platz befand sich das Heiligtum einer Muttergottheit. Es wurde durch die Kathedrale überbaut, aber sie ist noch da, diese alte, dunkle Muttergottheit.

In meiner näheren Umgebung liegen einige nette Kirchlein, die mir unwahrscheinlich gut gefallen und von denen ich weiß, dass es alte Kultstätten waren. Das eine ist die berühmte Ulrichs-Kapelle in Standorf bei Creglingen. Sie ist eines dieser doppelten Heiligtümer – im Ursprung keltisch wurde sie mit der Kapelle christlich.

Um diese Kapelle gab es vor einiger Zeit ein riesiges Tohuwabohu. Die Evangelische Landeskirche Baden-Württembergs sorgte zeitweise dafür, dass die Kapelle nur mehr für Gottesdienste geöffnet wurde. Grund dafür ist ein starker Kraftpunkt, der sich unter der Kapelle befindet. Wer etwas sensibel ist, kann ihn spüren.

Der zuständige Mesner hat sich sein Leben lang mit dieser Kirche beschäftigt und spannende Sachen herausgefunden. Die Kapelle war früher auf jeden Fall ein keltisches Quellen-Heiligtum. Die Ulrichs-Quelle gibt es noch. Sie soll bei Augenleiden helfen.

Ich weiß nicht, ob sie das tut. Meine Augen sind noch relativ gut. Man könnte es aber durchaus irgendwann einmal testen.

Ein Wissenschaftler hat das Wasser untersucht und gesagt, es seien mehr Keime darin als sonst etwas. Der Kraftpunkt liegt an einer Säule. Ich muss gleich dazusagen, dass er nicht jedem guttut. Kraftpunkte bedeuten nicht automatisch etwas Gutes. Es gibt Kraftpunkte, die einem je nachdem, wie man veranlagt und polarisiert ist, guttun oder überhaupt nicht guttun, und das kann je nach Tagesform auch noch wechseln.

Nicht weit weg von dem Ort, an dem ich lebe, liegt ein kleines Örtchen bei Niederstetten. Da steht eine Kirche auf einer alten Keltenfestung oder Burg. Das habe ich geomantisch mit Rute und Pendel nachgeprüft. Es stimmt. Wenn in einem so kleinen Dorf mit drei Familien eine Kirche steht, dann wusste man, warum man sie dort hingestellt hat. In so einem Fall kann man eigentlich immer sicher sein, dass es zuvor ein heidnisches Heiligtum dort gab. Der christliche Überbau zog dem ursprünglichen keltischen Heiligtum Saft aus der Dose.

Krailshausen bei Schrozberg ist eine der ältesten Kirchen in der Gegend, und auch sie steht auf einem keltischen Heiligtum. Ihr erster Bau wurde wahrscheinlich schon gegen 700 nach Christus errichtet. Damals missionierte der heilige Kilian von Würzburg aus und auch der heilige Bonifatius war hier zu Gange, was Namen von Ortschaften wie Bonifatiusweiler belegen, heute Bovenzenweiler. Aller Wahrscheinlichkeit nach haben sie dafür gesorgt, dass sie den alten Glauben überdeckten.

Ist man feinfühlig, spürt man sofort, wenn unter der christlichen Schicht noch eine ältere Schicht da ist. Im Grunde spielen die Beweggründe, aus denen heraus die Kirchen an diesen Kultstätten errichtet wurden, keine Rolle mehr. Die alten Heiligtümer sind genauso zu achten wie die neuen.

Geht man davon aus, dass die Kirchen etwa um 1000 nach Christus bis 1200 nach Christus gebaut wurden, dann sind sie

inzwischen 800, 900 oder 1000 Jahre alt. Menschen haben sie aufgesucht, die einen tiefen Glauben hatten. Viele wurden allerdings auch hineingezwungen und mussten die Gottesdienste besuchen, ob sie nun wollten oder nicht.

Es war strafbar, nicht zur Messe zu gehen. Man bekam Gemeindestrafe. Das wissen die wenigsten Leute. Die Strafe war auch in der evangelischen Kirche üblich. Ging jemand nicht zur Kirche und war weder krank noch hatte er einen eindeutig wichtigen Grund, dann musste er Strafe bezahlen, wenn er im Gottesdienst nicht zugegen war.

Aber es besuchten viele gläubige Menschen diese Kirchen, die ihre ganze Hoffnung, ihre Liebe und oftmals auch ihr Vermögen in die Kirche einbrachten. Deshalb habe ich Achtung davor. Hohen Respekt habe ich vor den alten Gebäuden und der Einrichtung und ich fühle die Religiosität der Jahrhunderte an diesen Orten.

Betritt man eine Kirche, kann man spüren, dass es ein vollkommen anderer Raum ist als zum Beispiel eine Sporthalle. Selbst wenn die Sporthalle wie eine Kirche ausgestattet wäre, hätte sie ein anderes Fluidum. Der Geist ist in den Kirchen. Die vielen Gedanken, Hoffnungen und Gebete, die da hochgestiegen sind, die sind noch da. Wie sollten sie weg sein? Es wird alles in der großen Chronik bewahrt.

Genauso ist aber auch das noch da, was vorher war. Wenn auch die heilige Eiche nicht mehr steht, die man verehrte als Sinnbild für Donar, und die Weltenesche Yggdrasil von irgendeinem Missionar umgehauen und verbrannt wurde. Die Gebete, die damals von diesen Völkern ihren Göttern zugewandt ausgesprochen wurden, die sind noch da. Das kann man fühlen und spüren. Die alten Götter leben noch.

Es gibt zurzeit Bewegungen, die diese Götter auferstehen lassen wollen. Mir ist ein Rätsel, wie das gehen soll. Das waren

Götter eines Volkes und dieses Volk gibt es nicht mehr. Die Germanen gab es ohnehin nie. Es gab Sueben, Alemannen, Sachsen, Friesen und viele andere. Die gibt es nicht mehr, und deshalb ist es nicht klug, diese alten Götter zu erwecken, denn es sind Götter ohne Volk. Und wer weiß schon, wie sie richtig verehrt wurden.

In nordischen Ländern hat sich aber zum Beispiel einiges bewahrt. Island hat noch einen Beauftragten für die Trolle und Elfen, die dort noch ziemlich aktiv sind. Oder im Iran gibt es heute noch Leute, die an Zoroaster, die Sonnengottheit Zarathustra, glauben. Der Glaube ist noch lebendig und noch vorhanden. Stellenweise leben die alten Religionen noch und gar nicht so weit weg von uns.

Ich habe auch Ehrfurcht vor Weihesteinen, den Dolmen. Es gibt hier in der Gegend Grabhügel aus keltischer Zeit. Man sollte sie in Ruhe lassen und sein Haupt neigen und an die längst Vergangenen denken, wenn man vorübergeht. Auch diese Verstorbenen sind noch da. Erinnern Sie sich an das Feld, auf dem nichts wachsen wollte? Es gibt durchaus noch Kräfte aus jener Zeit, die bis heute wirken.

Oppidum Burgstall bei Finsterlohr liegt vielleicht 15 oder 20 Kilometer von uns entfernt. Es muss eine riesige Stadt der Kelten gewesen sein. Keltenschanzen gibt es einige hier. Meiner Meinung nach stammen sie allerdings nicht von den Kelten, sondern waren bereits vor den Kelten da. Sie haben einen großen Einfluss auf das Kleinklima einer Region. Durch die Rodungen wurden die meisten eben gemacht und sind heute Äcker. Keiner weiß mehr, wo sie lagen. Ich habe einmal gehört, allein in Bayern soll es 4000 Keltenschanzen gegeben haben. Bei uns in der Gegend gibt es auf recht kleinem Raum vier Stück, und ich habe eine weitere ausgemacht. Es herrschte zu jener Zeit lange Frieden in Hohenlohe. Es war einiges hier los – Städte, Siedlungen, Kultstätten, geistiges Arbeiten. Die Re-

gion war und ist heute noch ein mit Gottheiten, Geistern, Kirchen, Religion gefüllter Raum. Kaum einer denkt mehr darüber nach.

Es gibt winzige Weiler, zu denen man früher Klöster sagte. Das waren oft Außenstellen von Klöstern. Kreuzfeld soll so ein Kloster gewesen sein oder auch Schöngras – ganz kleine Orte, in denen zum Teil auch Nonnenklöster lagen.

Eine Vision

Die christlichen Missionare der Frühzeit haben nicht nur die heiligen Stätten übernommen, sondern auch die heidnischen Feste in christliche Feste umgemünzt. Das war schlau. Das alte Wissen und die Kultur der Kelten und Germanen wurden überdeckt und langsam erstickt.

Wie gesagt, wir können das Vergangene nicht mehr auferstehen lassen. Darum geht es auch nicht. Was meiner Meinung nach nottut, ist eine neue geistige Bewegung. Es ist wichtig, dass wir uns nicht immer weiter von der Geistigen Welt entfernen und unser Heil nur noch in materiellen Dingen suchen. Handy, Flachbildschirm, 300-PS-Auto, Hightech-Breitband-Internet und, und, und … – das genügt nicht auf Dauer. Nein, ich bin mir sicher, Spiritualität wird auch wiederkommen, wenn vielleicht auch auf eine ganz andere Art.

Die christlichen Kirchen haben es verschlafen, einen führenden Platz in diesem neuen Erwachen einzunehmen, weil sie ihre Propheten abgeschafft haben.

„Wahrlich, wäre es nicht wegen der Autorität der katholischen Kirche, so würde ich dem Evangelium keinen Glauben schenken." Das sagte Augustinus, ein großer Kirchenlehrer. (Deschner, 1987, S. 137)

Ich kann Ihnen nur das Buch von Karlheinz Deschner empfehlen: *Abermals krähte der Hahn*. Lesen Sie es einfach einmal

ganz unvoreingenommen und machen Sie sich Ihre eigenen Gedanken! (Deschner, 1987)

Wir Menschen können nicht ohne Geist leben. Der Geist ist die Voraussetzung für alles Leben. Aber Geist muss in Bewegung bleiben, sich wandeln, verändern. Wir brauchen neue Impulse. Wir brauchen etwas, worin jeder aufgehen kann.

Meiner Meinung nach sollte eine soziale Komponente wieder eine leitende Rolle spielen. Die Reichen wurden bei uns lange genug immer reicher und die Armen immer ärmer.

Wir sitzen auf einer kleinen Kugel mitten im Weltall. Sie ist endlich. Und wenn da irgendwelche unbelehrbare Einzelne glauben, sie könnten alle Reichtümer der Welt an sich reißen, dann ist es irgendwann genug!

Ist es erst so weit, interessiert es nicht mehr, wem rein rechtlich halb Brasilien und dreiviertel von Deutschland gehört. Dann hilft aller Reichtum nichts mehr. Ist es das wert?

Langsam sollten die Superreichen Angst haben. 4 % der Weltbevölkerung besitzen 96 % des Kapitals und 96 % der Weltbevölkerung besitzen 4 % des Kapitals – so heißt es. Und es schwebt noch eine Zahl im Raum, die Volkswirtschaftler errechnet haben sollen. Wenn man alle Reichtümer der Erde gleichmäßig verteilen würde vom Säugling bis zum Greis, dann besäße jeder Erdenbürger 13,6 Millionen €. Sicher ist, dass bei einer fairen und gerechten Verteilung niemand hungern müsste und jeder die Möglichkeit bekäme, sich zu entfalten.

Alles gehört im Grunde allen! Vorsicht! Denken Sie jetzt bloß nicht, dass ich mit Marx, Engels, Lenin und sonstigen Kommunisten in einem Boot sinke! Das Boot ist schon gesunken. Worum es mir geht ist: Grenzen setzen! Ein neues Gerechtigkeitsgefühl – das brauchen wir dringend!

Wie viel Leid und Krankheit entstehen durch Ausbeutung, psychische Gewalt, Not, Druck, Stress. Es ist wichtig, dass wir

wieder zu einem normalen, ruhigen Leben finden, in dem die Rhythmen des Lebens geachtet werden. Eine Gesellschaft, in der jeder sein Ein- und Auskommen hat und die sozial Schwache freiwillig stützt. Mehr als Essen und Trinken können wir doch alle nicht, oder? Jeden Tag Kaviar und Hummer essen macht auch keinen Spaß. Und ein Ferrari Turbo bringt einen letztendlich auch nur von A nach B.

Eine gerechte Welt – das könnte mir gefallen. Es müssten auch keine 13,6 Millionen sein, 2 oder 3 Millionen würden mir schon reichen – davon würde ich mindestens 1000 Bienenvölker kaufen …

Mit den Zyklen und Rhythmen der Natur leben

Was jetzt? Das fragt man sich ein wenig verloren, hat man sich erst einmal freigemacht von den Dogmen, von den Beeinflussungen, die oft von Religionen ausgehen – sei es nun der Islam, das Christentum oder etwas anderes. Man hat diese uralten Riten und Rituale plötzlich nicht mehr und steht außerhalb. Es gibt einen großen Trost und das ist das Lebewesen, die Gottheit, auf der wir herumtrampeln: die Erde. Die Natur. Die Umgebung.

Lässt man sich darauf wieder ganz neu ein, dann gibt es viel zu entdecken. Wie weit wir uns von der Natur, von dieser Muttergottheit, entfernt haben, das merken wir an unserem täglichen Leben. Wir sind aus den natürlichen Rhythmen, und es sind Rhythmen, immer wiederkehrende Rhythmen, ausgestiegen und bewegen uns total dagegen. Es ist heilsam, diese Rhythmen wieder zuzulassen, sie zu erkennen und mit ihnen zu leben, anstatt gegen sie.

Nimmt man zum Beispiel den Jahreskreis der Sonne. Früher begann das Jahr bei den Kelten am 1. November. Das war der Neujahrstag. Samhain – der Tag nach der Nacht, in der die To-

ten ihre frühere Umgebung besuchten und aus den Gräbern aufstiegen. Die Amerikaner und die Engländer haben Halloween daraus gemacht, Allerheiligenabend.

Nach dieser Nacht ruht die Natur und erholt sich, sammelt neue Kraft für den nächsten Jahreszyklus. Es ist ein Schlaf bis zur Wintersonnenwende am 21. Dezember. Von da an werden die Tage ganz langsam länger und der Sonnengott erwacht. Sterben und vergehen, neu erwachen und entstehen – das sind machtvolle Bilder.

Am 1. Februar feierten die Kelten Imbolc – ein Fest für das erwachende Leben des neuen Jahres. Die Christen legten in diese Zeit Maria Lichtmess. Beltane, wohl das größte Fest der Kelten, lag am 1. Mai. Sie begrüßten damit das Sommerhalbjahr mit all seinen Freuden und seinem bunten Treiben. Die Sommersonnwende liegt dann am 21. Juni und von ihr an werden die Tage wieder kürzer. Mit Lughnasadh wurde am 1. August von den Kelten der Höhepunkt des Sommers gefeiert. Die Christen legten Maria Himmelfahrt in diese Zeit.

Es tut gut, diese ganzen Dinge wieder einmal als das zu nehmen, was sie eigentlich sind, nämlich natürliche Feste, natürliche Wendepunkte, Marksteine in der Rhythmik der Natur. Lässt man sich auf diese Zyklen und die Rhythmik der Natur ein, erfährt man auch viel über die Rhythmen des eigenen Körpers und darüber, was wir eigentlich bräuchten.

Nach Samhain schläft die Natur. Sie ruht und auch wir bräuchten mehr Ruhe, aber in dieser Zeit tobt bei uns der Konsumbär. Da geht es zur Sache. Weihnachten steht schließlich vor der Tür. Ab September bekommt man Dresdner Christstollen, Nürnberger Lebkuchen und Kekse. Und spätestens Mitte November beginnt der Weihnachtsstress.

Was essen wir am Heiligen Abend? Was essen wir am 1. Feiertag? Was essen wir am 2. Feiertag? Was schenke ich meiner

Frau? Was schenke ich meiner Tante Elfriede? Was schenke ich? Was mache ich? Was bekommen meine Kinder? Und das muss ich unbedingt noch besorgen! Und da gibt es noch etwas zu tun und dort muss noch etwas erledigt werden! Und Brötchen müssen auch noch gebacken werden – so man es noch kann, ansonsten sollte man sie lieber kaufen … Alles muss geputzt werden, alles muss gerichtet werden, schließlich könnten Verwandte zu Besuch kommen an Weihnachten.

Ein unendlicher Stress beginnt und das genau zu der Zeit, in der eigentlich auch unser Körper wie die Natur darauf programmiert ist, sich auszuruhen und zu erholen. Wir brauchen da Ruhe, es sollte ein wenig langsamer gehen. Und was machen wir? Wir toben uns im Konsum aus und in der Festvorbereitung auf Weihnachten. Hetzen durch die Gegend. All die Leute, die im Verkauf tätig sind, für sie ist es eine der Hauptverkaufszeiten im Jahr. Da muss es laufen, da müssen Überstunden gemacht werden – Tag und Nacht. Man kommt nicht zur Ruhe. Und nach Weihnachten geht es weiter. Da läuft die Umtauschaktion. Da wird der LCD-Fernseher, der drei Zentimeter zu schmal ist, wieder zurückgebracht. So richtig ausruhen kann man sich auch anschließend nicht, denn dann muss man zum Skifahren. Skistress – so nenne ich das immer. Wo hat es Schnee? Wo bekommt man noch ein Hotelzimmer? Und, und, und … Von einer Hatz in die andere.

Dann kommt das Frühjahr und das Leben in der Natur erwacht allmählich. Das aufsteigende Jahr beginnt und im März ist es mit der Ruhephase vorbei. Die Tage werden spürbar länger und man kann abends etwas später ins Bett und morgens etwas früher aus den Federn. Uns kümmert das nicht und wir leben dagegen, aber unser Körper ist noch so ausgelegt wie beim Steinzeitmenschen. Wir haben unsere inneren Uhren, unsere Bedürfnisse und wenn wir konsequent gegen sie leben, geht das nicht ewig gut.

Dabei gibt die Natur uns alles vor. Wir müssten nur mehr auf sie achten. Beim Blühen im Mai beginnt die schöne, rauschende Zeit. Da sind wir auch wieder fit. Da haben wir wieder so viel Vitamin D durch die Sonne, dass wir richtig Lust haben, etwas zu unternehmen und fortzugehen.

Nicht umsonst gibt es die Maiwanderungen. Nicht umsonst ist der 1. Mai der Tag der Arbeit. Da macht es wieder Spaß, da sind die Tage länger. Vorausgesetzt man hockt nicht in einem Bunker, in dem man bei einer tageslichtechten Neo- oder LED-Beleuchtung seine acht oder achteinhalb Stunden fristet, sondern ist ab und zu auch einmal draußen oder hat zumindest ein Fenster, aus dem man schauen kann.

Es ist Heilung, wenn man nicht gegen die Natur arbeitet und lebt, sondern mit der Natur. Entfaltet die Natur die höchste Aktivität, dann sind auch wir am aktivsten und können loslegen. Nicht umsonst heißt der Mai Wonnemonat. In der Natur grünt und blüht alles und ist auf Samen aus. Auch wir Menschen sind dann sexuell am aktivsten. Das war früher der Wonnemonat, der schöne Monat, der zum Zusammensein animiert hat und zur Fortpflanzung.

Der Sommer ist die hohe Zeit. Da wird die Ernte eingefahren. Und wir machen Urlaub, fliegen nach Mallorca, legen uns an den Teutonengrill und gießen uns jeden Abend drei Liter Sangria hinter die Binden und finden das Lallen so richtig doll.

Der Herbst ist noch eine Zeit der Ernte und der Vorbereitung auf den Winter. Späte Feldfrüchte wie die Zuckerrüben, die Ackerbohnen und Ähnliches werden eingebracht und natürlich der Wein – die Traubenlese. In den Weinbaugebieten war die Traubenlese früher nicht nur eine Zeit der Arbeit, sondern auch die Zeit ausgelassener Feste. Die Trauben wurden von Hand gelesen und in großen Holzbottichen dann barfuß getreten, gemaischt, wie man heute sagen würde. Dabei wurde

viel gelacht. Es herrschte Fröhlichkeit und da hat auch der Alkohol eine Rolle gespielt. Warum auch nicht! Das darf er zur gegebenen Zeit.

Ich habe das als Kind noch erlebt. Meine Mutter stammte aus einer Weinbauernfamilie in einem Weinbauerngebiet im Unterland. Wir haben oft bei der Traubenlese geholfen. Man war draußen in der Natur und in der Pause durfte man eine Knackwurst essen. Das war etwas ganz Besonderes, wenn Feuer gemacht wurde und man seine gebratene Wurst bekam. Für mich als Kind war die Traubenlese ein einziges Fest, und man durfte Trauben essen, so viel man nur konnte und wollte. Manchmal hat man davon einen ziemlichen Dünnpfiff bekommen, aber das gehörte irgendwie dazu.

Und nach der Traubenlese bereitete man sich auf die stille Zeit vor. Der Jahreskreis war abgeschritten und der Sonnengott erstarb und ruhte bis zum 21. Dezember, bevor er ganz langsam wiedererwachte und der Kreislauf des Lebens von vorne begann.

Unsere innere Uhr tickt noch so. Es fällt uns nie schwerer aufzustehen als im Dezember. Das ist ganz normal, aber wir arbeiten dagegen. Und dann kommt unsere innere Uhr in die Bredouille und wir fühlen uns überlastet. Damit ist der Grundstock für Krankheiten gelegt. Es ist nicht ohne Grund so, dass man die meisten Erkältungskrankheiten im Winter bekommt. Vitamin D ist nicht mehr so viel da. Vitamin C ist nicht mehr so viel da. Da brauchen wir uns nicht wundern. Lebt man gegen die Natur, lebt man nicht lange – zumindest nicht zufrieden und gesund.

Es müsste in der ganzen Gesellschaft ein Umdenken stattfinden. Man müsste wieder mit den Zyklen in der Natur leben – mit dem Mond und all den anderen Zyklen, die es gibt, den Wachstumszyklen, den Ruhezyklen. Es wäre heilsam, dieses

uralte Wissen wieder ernst zu nehmen. Seit Tausenden und Abertausenden von Jahren lebte der Mensch mit der Natur. Erst mit der industriellen Revolution und der Erfindung der Dampfmaschine änderte sich das.

Schichtarbeit? Super! Nachtschicht? Arbeiten, wenn der Körper sich normalerweise regeneriert und der Geist sich in der Geistigen Welt auftankt im Schlaf. Das ist nicht gesund! Es ist gegen den Tag- und Nachtzyklus – wieder ein Zyklus – und die Nacht ist ungeheuer wichtig für uns. Wir merken es nicht im Schlaf, aber sie ist ein wichtiger Bestandteil in unserem Leben.

Früher sagte man, der vormitternächtliche Schlaf sei am besten und am wichtigsten. Und was machen wir? Wir gehen um 1:00 Uhr ins Bett, damit wir um 5:00 Uhr wieder aufstehen können. Das geht nicht lange gut.

Naturbeobachtung. Notizen machen und einfach einmal nach der Natur leben. Das wäre das Richtige und viele Krankheiten würden wegfallen.

Die stade Zeit

Vor ein paar Tagen war der erste Advent. Es ist die stade Zeit, wie man im Alpenraum dazu sagt, die stille Zeit zwischen Samhain und der Wintersonnwende am 22. Dezember. Für mich ist es eine Ruhephase, in der ich mir erlaube, etwas langsamer zu tun – zumindest versuche ich es. Die Winterzeit ist dafür da, sich etwas auszuruhen und nicht wie ein Geisteskranker zu schuften. Es tut gut, einmal seinen Gedanken nachzugehen, ruhig zu werden.

Es ist interessant, die Bienen gehen meist so um diese Zeit aus der Brut. Die Königin brütet nicht mehr, wenn es zu kalt wird. Es wäre für das Bienenvolk fast unmöglich, die erforderlichen 35 °C im Brutnest aufrechtzuerhalten. Halten sie aber die Temperatur nicht, wird die Brut geschädigt, weil es zu kalt

ist. Daher gehen sie aus der Brut. Das kleine Brutnest schlüpft und verschwindet. Und das Bienenvolk ist brutfrei – stad.

Erst nach Weihnachten fangen sie mit einem ganz kleinen Brutnestchen wieder an. Die Bienen wissen genau, wann es angebracht ist ruhigzuhalten. Sie wissen auch die Gegenseite, die Sommersonnenwende am 22. Juni. Ist dieser Termin vorbei, atmen die Imker auf, denn dann gibt es nur noch in Ausnahmefällen Völker, die in einen Schwarmtrieb gehen. Das bedeutet, man muss nicht mehr so oft kontrollieren und hat es ruhiger. Und die Bienen vermehren sich eigentlich nur bis zum 22. Juni. Geht die Sonne zurück, dann geht auch die Aktivität im Volk langsam zurück. Es werden weniger Bienen bebrütet, und das sind dann schon die Winterbienen, die sehr viel länger leben als die Sommerbienen.

Die Bienen leben noch nach dem Rhythmus der Natur und ich möchte es mir wieder angewöhnen und es genauso machen. Ich möchte wie sie wieder nach diesen Rhythmen leben. Dazu gehört es, die Wintersonnwende als das zu feiern, was sie ist. Am 22. Dezember – da habe sich die Christen ein wenig verrechnet, als sie den Geburtstag Christi strategisch planten – ersteht der Sonnengott wieder und die Tage werden wieder länger. Das Licht kehrt langsam zurück. Es geht wieder aufwärts, die Ruhephase ist vorbei und man kann ganz langsam wieder mit den Aktivitäten beginnen.

Gehe ich von mir aus, ist es der Punkt im Jahr, an dem ich mich freue, weil es wieder wärmer und heller wird. Es kommt wieder eine Vegetationsphase. Das ist herrlich! Es geht wieder los! Bei uns fangen gerade die Weihnachtskakteen an zu blühen. Wie viele junge Leute haben wohl heute noch einen Weihnachtskaktus oder wissen, wie er aussieht? Es ist schön, wenn man einen hat. Unser Kaktus hat schon zwei Blüten, aber er wird noch wer weiß wie viele Knospen treiben und üppig blü-

hen. Jedes Jahr um diese Zeit gibt er für mich das Zeichen: Jetzt geht es wieder los!

Für die Heilung unserer Seele ist es enorm wichtig, dass wir uns auf diese stade Zeit, die Ruhe, einlassen – trotz des Weihnachtstrubels. Natürlich ist es schön, den ein oder anderen Einkaufsbummel zu machen und Geschenke zu kaufen für unsere Nächsten und Lieben. Das macht Freude und ist eine wunderbare Geschichte – tut man es in aller Ruhe und entspannt.

Man muss nicht über den Weihnachtsmarkt hetzen. Besser Zeit nehmen, schauen, genießen und – was weiß ich – eine Bratwurst essen und einen Punsch trinken. In Ruhe und in Frieden! Warum nicht auch für ein paar Minuten in eine Kirche gehen, meditieren, beten – was man so braucht. Eine Kirche eignet sich hervorragend für Meditationen. Sie bietet einen Raum, an dem man den Trubel aussperren kann, einen ruhigen Raum, in dem der Geist noch lebt. Da kann man auch einmal seine Gedanken schweifen lassen. Das schadet nicht und macht keinem etwas aus.

Für unsere Gesundheit ist es wichtig, dass wir nicht gegen den Strom schwimmen. Es ist gut für unser Seelenheil, im natürlichen Rhythmus zu leben, den uns die Natur vorgibt. Gerade um diese Zeit des Jahres ist es schlimm, wenn man morgens um 5 Uhr aufstehen muss. Meine Frau macht das jeden Tag, weil sie um 6:30 Uhr im Kindergarten anfängt und einen Arbeitsweg von gut 20 km hat. Das ist gegen die Natur. Normalerweise sind wir dafür ausgelegt aufzustehen, wenn es hell wird – mit dem Licht. Gegen 8:00 Uhr geht momentan die Sonne auf und so lange sollten wir ruhen.

Unser Lebenstempo und unsere Arbeitsstellen erlauben das leider selten, aber dann ist es gut, das frühe Aufstehen abends durch viel Ruhe zu kompensieren und keinen großen Umtrieb mehr zu veranstalten. Heil sein heißt, mit der Natur im Rhyth-

mus der Natur zu leben. Heil sein heißt, im Winter die ruhige Zeit zuzulassen. Heil sein, Heilige Nacht. Heil und heilig – sie liegen nun einmal eng beieinander.

Versuchen Sie einmal, wo immer Sie sind, abends eine Kerze anzuzünden.

Jetzt leuchtet ein Licht in der Finsternis.

Besonders schön ist es, wenn man eine echte Bienenwachskerze anzündet – das ist zu Materie gewordenes Licht. Die Bienen haben dieses Wachs ausgeschwitzt und es war das Skelett des Bienenvolks. Wenn der Imker es dann holt und einschmilzt, weil es irgendwann zu alt ist und für die Bienen nicht mehr taugt, dann trägt es den Duft der Bienen in sich. Brennt man so eine Kerze an, dann kann man den Bien riechen und hat den Duft des Frühlings und des Sommers im Haus. Und das Licht, das die Bienen für uns eingefangen haben, das leuchtet uns in der dunklen, stillen Zeit.

Das ist eine wunderschöne Überlegung, wenn man abends sitzt und einen Tee, vielleicht auch ein Gläschen Wein oder einen Glühwein, einen Punsch trinkt. Der Fernseher bleibt aus, man unterhält sich ein wenig oder träumt vor sich hin. Das ist Labsal für die Seele, das heilt. Und nehmen Sie sich nicht zu viel vor! Vornehmen kann man sich wieder mehr, wenn die Sonne loslegt und es anfängt zu blühen. Dann kann man auch seine Pläne wieder zum Blühen bringen.

Die stade Zeit ist eine schöne, einfühlsame Zeit, und es ist auch die Zeit der Raunächte. Das sind die zwölf Nächte vom 21. Dezember bis zum 6. Januar. In ihnen herrscht eine ungewöhnliche Energie. Früher sagte man, die bösen Mächte seien in ihnen verstärkt unterwegs. Die Germanen pflegten diese Nächte zu nutzen, um zum Schutz von Haus und Hof zu räuchern, und es wurden Orakel befragt.

Die zwölf Tage stehen auch für die zwölf Monate des kommenden Jahres. Der erste Tag erlaubt Aussagen über das Wet-

ter im Januar, die zweite über den Verlauf des Februars und so weiter. Warum nicht? Möglich ist es. Beobachten Sie doch einmal die 24 Stunden und machen Sie sich Notizen! Was tut sich da? Wie ist die Stimmung? Schneit es? Regnet es? Ist es warm? Dann haben Sie eine kleine Vorausschau auf das kommende Jahr und können prüfen, was dran ist.

In dieser Zeit ist die Geistige Welt näher und man kann sich leichter mit geistigen Wesen auseinandersetzen. Früher sagte man, dass die Perchten, die wilden Reiter, durch diese Nächte ritten. Die Raunächte sind dafür prädestiniert, wenn man sich darauf einlässt und es zulässt, besondere Dinge zu erleben. Man sieht und fühlt mehr in ihnen als gewöhnlich.

In dieser besonderen Stille, diesen stillen Nächten, heiligen Nächten, vielleicht auch einmal einen Spaziergang machen. Rausgehen. Draußen. Es muss nicht der Wald sein, in dem man Angst hat. Es genügt, wenn man ein wenig durch die Felder geht. Vielleicht scheint auch einmal der Mond hell oder es schneit. Es ist etwas Herrliches, durch den Schnee zu gehen.

Sich öffnen, zulassen, dass man Kontakt bekommt mit der Anderswelt. Lassen wir es zu, ist sie da. Man spürt es, fühlt es. Man braucht keine Angst davor haben. Die Anderswelt ist, wenn wir uns darauf einlassen, im Winter eher zu erreichen als im Sommer. Im Sommer ist alles etwas zu aktiv in uns, aber in der stillen Zeit können wir wahrnehmen, aufnehmen, annehmen. Mit etwas Glück kann man tolle Sachen sehen und erleben.

Ich gehe oft um diese Zeit zu den Bienen. Die sind fest in ihrer Wintertraube, wenn es kalt ist. Natürlich öffne ich die Völker nicht. Ich lausche nur am Flugloch, ob so ein ganz leichtes Summen zu hören ist. Aber wenn ich im Wald bin, tut sich hin und wieder das Dritte Auge auf und ich sehe faszinierende und interessante Dinge. Manchmal sehe ich geistige Wesen hu-

schen, ganz außen im Augenwinkel. Alles lebt, alles ist durchgeistigt. Überall ist Leben, selbst da, wo wir es nie vermuten würden.

Die Bank am Waldrand – Zeit für sich allein

Irgendwann geht es nicht mehr so weiter! Erst die Krankheit schafft Ruhe oder Unruhe. Das kommt darauf an. Zuvor sind es das Geschäft, das Fitnessstudio, der Sportverein, die Gruppen vom Fahrradfahren und Jazztanz, vom Pilates und auch den Schachclub nicht vergessen. Die Kinder müssen natürlich ins Ballett und ins Reiten – das volle Programm, alles, was so schön dazugehört. 27 Stunden am Tag – jeden Tag drei Überstunden und dann kommt der Knacks.

Krank. Und dann? Zwangsruhe. Dann beginnt ein anderer Parcours je nach Schwere der Krankheit. Zu dem Spezialisten muss man gehen und da soll es einen Professor geben, der sich darauf spezialisiert hat. Da ist eine Klinik, dort eine Fachklinik. Da muss man zur Untersuchung MRT, CT, Szintigramm, Hals-, Nasen-, Ohren-, Rachen-, Magen-, Blasen-, Darmspiegelung.

Bevor es irgendwann so losgeht, gibt es etwas, was man sich überlegen sollte. Natürlich stecken wir alle in Zwängen. Das Häuschen muss bezahlt werden. Das Auto ist auch nicht mehr das neueste. Man muss Geld verdienen. Und dann braucht man diesen schönen, großen LCD-Fernseher, ein richtig kapitales Ding, Heimkinoformat vier mal fünf Meter groß, Dolby Surround – ohne geht es nicht! Der muss unbedingt her!

Muss er das wirklich? Ich kenne einen ganz tollen Fernseher. Der ist allerdings so teuer, den kann man sich nicht kaufen. Das ist eine Bank am Waldrand, von der man ins Tal runterschauen kann.

Erzählte Originalfassung: *Die Bank am Waldrand – Zeit für sich allein*

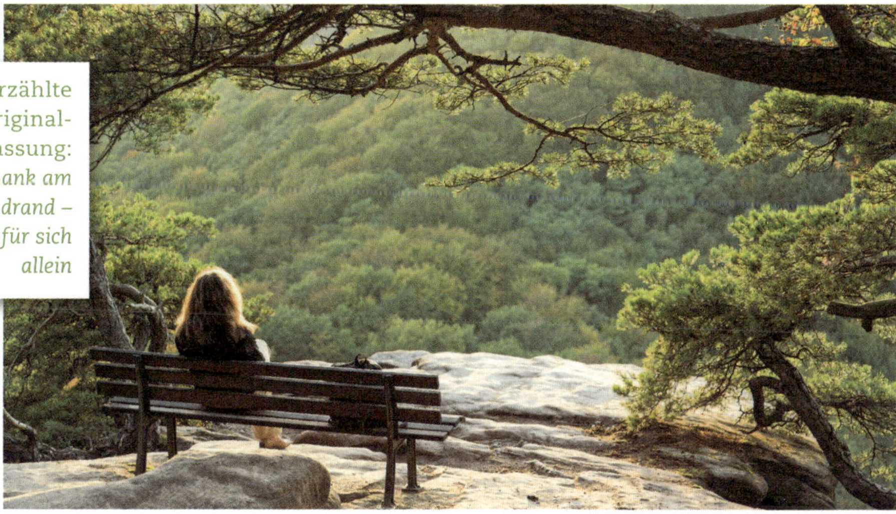

Das ist Leben.

Kleinigkeiten bestaunen, Ameisen, einen Schmetterling, vielleicht irgendwo einen Vogel und weiter unten ist eine Viehweide. Da grasen Kühe. Das einfach auf sich wirken lassen

Und dann kann etwas passieren, was eigentlich jedem von uns schon passiert ist. Man sitzt auf dieser Bank, blickt in die Natur und fängt an, mit offenen Augen etwas ganz Tolles zu tun: tagträumen. Man spinnt irgendetwas zusammen, eine Geschichte, am besten etwas Positives. Man träumt vor sich hin, was für ein wunderbarer Mensch man ist. Man sieht vor sich, wie man von seinen Vereinskameraden bewundert wird oder wie man sich seine alten Träume erfüllt. Vielleicht denkt man auch an eine längst vergangene Liebe. Vielleicht mit einem wehmütigen Gefühl, vielleicht auch mit einem warmen, angenehmen Gefühl.

Den Literaten fällt bestimmt ein nettes Gedicht ein. Manche hören innerlich Musik. Das mache ich gerne. *Mà vlast* – Mein Vaterland – oder auf Deutsch: *Die Moldau* von Betrich Smetana. Er heißt übersetzt Friedrich Sahne – Smetana heißt Sahne. *Die Moldau* ist erste Sahne. Wunderschön. Peer Gynt Suite,

Schottische Rhapsodie. Wunderschöne Musik in Ruhe und Frieden. *Mir geht es gut! Mir ist es gut! Es tut mir gut!*

Kein Streit, kein Druck, niemand, der etwas von einem will. Das kann manchmal eine wahre Erlösung sein. Das ist es, was uns heute fehlt – die Besinnung auf sich selbst. Wer liest denn noch ein gutes Buch? Wobei das gut nicht wertend gemeint ist. Es kann ein Krimi sein, ein Roman, ein Fachbuch. Es kann etwas Uraltes sein vom ollen Goethe oder Schiller – je nach Gusto. Wer macht das noch? Wer nimmt sich die Zeit?

Das wäre der erste Schritt zum Heilwerden, ein Leben führen, in dem man auch Zeit für sich selbst hat. Es ist kein Luxus, sondern wesentlich für das Seelenheil, auch einmal seinen Gedanken nachzugehen, seine Wünsche zu finden oder seine Zufriedenheit. Es wäre ein großer Schritt in Richtung Erleichterung der Arbeit des Heilers.

Nahezu alle, die zu mir kommen und Hilfe brauchen, sind irgendwie gestresst. Und wenn es nur durch die eigenen Kinder oder durch einen anspruchsvollen Ehepartner ist, der fordert und fordert. Und man kann es schier nicht liefern, was da gefordert wird. Probleme, der andauernde Stress, dauernder erhöhter Blutdruck, manchmal nur leicht erhöht, aber dauernd, erhöhter Herzschlag, innere Unruhe.

Ich muss doch! Ich kann doch jetzt hier nicht herumsitzen! Ich muss doch eigentlich!

Und die Seele? Wann kommt sie einmal zu ihrem Recht? Wann bekommt sie, was sie braucht? Das kann der Blick ins Tal mit weidenden Kühen sein oder das Betrachten eines schönen Kunstwerks. Wer macht das heute noch? Wer lässt sich mit Zeit auf ein Bild ein wie die *Stuppacher Madonna* von Grünewald oder meinetwegen die *Mona Lisa* von Leonardo da Vinci? Schauen Sie sich Kunst oder Kunstvolles an und lassen Sie es auf sich wirken!

Hören Sie gute Musik und lassen Sie sich darauf ein! Emerson, Lake and Palmer, Jethro Tull, die Beatles, Bach, Beethoven, Mozart etc. – lassen Sie die Klänge in aller Ruhe auf sich wirken und genießen sie! Das ist es, was die Seele braucht. Das ist Nahrung für die Seele. Kunst, Musik, Ruhe, Landschaft, Natur, ein gesundes Essen. Manchmal reicht da eine Scheibe selbst gebackenes Brot und ein schöner Apfel. Das ist Seelennahrung nicht nur Leibesnahrung.

Ruhe und Meditation – das ist es, was uns fehlt. Seinen Gedanken freien Lauf lassen, positives Denken, keine schlechten Gedanken, nur gute Gedanken. Und dann nach einer halben Stunde, nach einer Stunde oder zwei Stunden von der Bank aufstehen.

Das war es! Das hat mir gutgetan! Und jetzt gehe ich nach Hause.

Geschenke der Natur – mit Arvin unterwegs

„Arvin steh auf! Es ist schon spät. Wir wollen heute in den Wald. Bevor es Mittag ist, müssen wir schon einige Kräuter gesammelt haben, die wir dringend brauchen für unsere Tinkturen und Salben."

Die Sonne war noch nicht aufgegangen und es war noch sehr früh, fand Arvin. Im Halbschlaf stand er auf, wusch sich das Gesicht, aß eine Scheibe Brot, trank einen Schluck Wasser und war bereit. Der Druide und er verließen das Dorf. Es ging ein Stück durch Felder und dann in den Wald. Gähnend trottete der Junge hinter seinem Meister her.

„Heute ist ein besonderer Tag, Arvin. Ich habe ihn mit unserem Pendel ermittelt. Heute können wir verschiedene Pflanzenarten sammeln, da dafür genau der richtige Zeitpunkt ist", erklärte Wornot, der Heildruide, seinem jungen Schüler.

„Was ist an dem Tag heute anders als an allen anderen Tagen?", wollte Arvin wissen und war gleich etwas wacher.

„Pflanzen kann man nicht an jedem Tag und zu jeder Uhrzeit sammeln. Das Verhältnis ihrer Inhaltsstoffe ändert sich im Verlauf eines Tages und es unterscheidet sich auch von Tag zu Tag. Da wir sie wegen ganz bestimmter Inhaltsstoffe sammeln, müssen wir darauf achten, dass wir sie an Tagen pflücken, an denen diese Inhaltsstoffe besonders stark vertreten sind. Manches hängt dabei mit dem Mondzyklus zusammen, der einen starken Einfluss auf die Pflanzenseelen hat", antwortete Wornot, der sich immer wieder über Arvins Wissensdurst freute.

„Im Allgemeinen ist es so, dass hinter jeder Pflanze ein kleines, geistiges Wesen steht. Hinter jeder Brennnessel steht ein kleines, geistiges Brennnesselwesen. Das ist das Wesen, das die Brennnessel wachsen lässt: Jetzt keime! Wachse empor! Bilde deine Blätter aus!"

„Die Stacheln auch?", fragte Arvin dazwischen.

„Die Stacheln natürlich auch!" Der Druide lachte. „Eine Brennnessel schützt sich durch ihre Stacheln. So wenig wie du sie berühren möchtest, weil es brennt, so wenig möchten manche Tiere sie aus diesem Grund fressen."

Arvin nickte verstehend.

„Du bist jetzt an einer Stelle angekommen, wo von der Geistigen Welt her ein Widerstand entsteht. Das heißt, du bist groß genug und hoch genug gewachsen! Das sagt das Brennnessel-Wesen irgendwann, dann wächst die Brennnessel nicht mehr", setzte der Druide seinen Unterricht fort.

„Und warum darf die Brennnessel nicht immer weiterwachsen?" Arvin sah seinen Meister fragend an.

„Alles steht miteinander in Verbindung, Arvin, und alles hat genau seinen Platz und seine Größe. Darüber bestimmt die Geistige Welt, von der wird das Pflanzenwesen angeleitet. Andere Impulse von der Geistigen Welt sorgen dafür, dass die Brennnessel blüht, sich vermehrt und Samen bildet. Aber heute sammeln wir vor allem Spitzwegerich und verschiedene Harze. Dafür ist der

optimale Tag. Ich weiß, wo einige Bäume wachsen, die verletzt wurden."

Sie gingen tiefer in den Wald als gewöhnlich.

„Wir brauchen Fichtenharz und vielleicht haben wir Glück und finden auch Kiefernharz. Das wäre schön. Aber sollten wir keines finden, behelfen wir uns eben auf andere Weise und schauen, ob wir irgendwo grüne Kiefernzapfen finden. Die können wir auch zur Harzgewinnung nutzen."

„Wofür brauchen wir das Harz, Meister?"

„Wenn du einen Baum verletzt oder wenn durch einen anderen umfallenden Baum in die Rinde einer Tanne, einer Fichte oder Kiefer eine Wunde geschlagen wird, dann sondert der verletzte Baum eine klebrige Flüssigkeit ab, die diese Wunde verschließt und heilt. Das Harz heilt den Baum und es hat auch große, heilende Wirkung für uns Menschen. Der Geist des Heilens, der Geist des Verschließens der Wunde, des Abdichtens und Reinigens ist im Harz. Es ist ein seltsames Zeug. Es klebt, wenn es jung ist, und dann härtet es irgendwann langsam aus."

Arvin hörte aufmerksam zu.

„Wir nehmen natürlich das ausgehärtete Harz, das wie Tränen aussieht, die an der Wunde hängen. Du musst darauf achten, den Baum nicht aufs Neue zu verletzen, wenn du diese Harztränen mit dem Messer entfernst! Wir nehmen nur den Überschuss. Die unteren Schichten lassen wir dem Baum zu seinem Wohl."

Tatsächlich führte der Druide seinen Schüler zu einer Fichte mit einer großen Wunde, die ein umstürzender Baum verursacht hatte. Die Rinde war an der Stelle über und über mit Harz bedeckt, das wie Tränen am Stamm nach unten lief. Der Druide zeigte Arvin, wie man das Harz ganz vorsichtig mit dem Messer wegbrach und anschließend gleich in Blättern verstaute.

„Du musst es in Blätter legen, damit es deine Tasche nicht verklebt", erläuterte er.

So sammelten sie und es war ein mühseliges Geschäft. Sie hielten Ausschau nach anderen verletzten Bäumen und fanden mehrere. Im Lauf der Zeit sammelten sie einen schönen Vorrat Fichtenharz. Kiefernharz fanden sie zwar keines, aber an einem herabhängenden Ast gab es bereits ein paar grüne Zapfen.

„Davon nehmen wir ein paar mit!", bestimmte der Druide und Arvin tat sie in seine Tasche.

„Meister, wir haben doch schon so viel Harz gefunden. Warum brauchen wir die Kiefernzapfen noch?", fragte der Junge.

„Kiefernharz hat eine vollkommen andere Wirkung als Fichtenharz, Arvin", antwortete Wornot.

„Es ist auch ein ganz anderer Baum", verstand Arvin sofort.

„Genauso ist es!" Wornot freute sich über seine Geistesgegenwart. „Jeder Baum hat seinen eigenen Charakter und bildet seinen eigenen Stoff, mit dem er seine Wunden verschließt. Die Kiefer hat einen anderen als die Fichte. Wir brauchen die Kiefernzapfen aber auch, weil wir daraus eine Salbe kochen. Ich habe dir doch neulich erklärt, was man alles braucht, um eine Salbe zu kochen. Weißt du es noch?"

„Wir brauchen das Öl, das wir vom Lein geschlagen haben", sagte Arvin.

„Richtig. In diesem Öl erwärmen wir sehr langsam einen Teil der Kräuter, die wir gesammelt haben. Meistens genügt ein Tag, aber bei einigen Kräutern kann es länger dauern. Wir dürfen das Öl nur ganz leicht erwärmen, nicht kochen. Das nennt man ziehen lassen. Am besten stellen wir das Gefäß ganz an den Rand des Feuers, damit das Öl gut warm ist, aber unter keinen Umständen zum Kochen kommt. Wir gehen dann her und seihen das Öl ab, nehmen die Pflanzenteile heraus, indem wir es durch ein Tuch aus Linnen gießen. Dann haben wir wunderschönes Öl."

„Und warum lassen wir die Kräuter nicht im Öl?"

„Das tun wir in gewisser Weise, Arvin. In diesem Öl ist dann neben dem Geist des Leins auch der Geist der Kräuter, die wir da-

rin haben ziehen lassen. Der Geist ist ausgezogen ins Öl. Haben wir Pfefferminze hineingetan, dann ist im Öl der Geist der Pfefferminze oder der Ringelblume oder was immer wir im Öl hatten. Und so können wir auch eine bestimmte Menge von unserem Fichtenharz ins Öl legen. Das Harz löst sich im Öl. Der Schmutz steigt nach oben und wenn es richtig warm ist, kann man es abseihen. Der Schmutz bleibt im Linnen und das Öl-Harzgemisch läuft durch. Und wie geht es jetzt weiter, Arvin? Was brauchen wir nun, um unsere Salbe zu machen?"

„Ich weiß es nicht", gestand Arvin verlegen.

„Erinnerst du dich an die Waben, die uns die Burschen im Spätsommer gebracht haben? Sie haben sie aus den Stöcken der wilden Bienen geschnitten. Von da stammt dieser tolle Stoff, in dem die Bienen ihre Kinderstube aufziehen, das Wachs. Wir rühren einen bestimmten Anteil Wachs unter dieses Gemisch aus Öl und Harz und wenn das Ganze erkaltet, dann haben wir eine cremige Salbe."

Arvin und der Druide sammelten unterschiedliche Kräuter im Wald, um sie später zum Trocknen aufzuhängen.

„Das ist unser Kräutervorrat, Arvin. Bei Bedarf werden wir Tee daraus brauen oder irgendwann Salben herstellen. Natürlich können wir auch Kräuter in Met einlegen und einen Kräuterwein machen. Das ist aber nichts für schwache Gemüter. Der Alkohol schneidet uns nämlich von unserem Geist ab, wenn man zu viel davon trinkt. Da ist mit Vorsicht zu genießen!", warnte der Druide.

Arvin ging mit seinem Meister an diesem Tag noch aus dem Wald hinaus auf Lichtungen. Dort fanden sie noch viele andere Kräuter und sie sammelten, so viel sie konnten und brauchten. Als Arvin das erste Kraut schneiden wollte, berührte ihn der Druide sanft an der Schulter.

„Warte noch ein bisschen! Bei jedem Kraut, das du schneidest, bitte zuvor den Geist dieses Krautes, dass du es schneiden darfst! Und danke dafür, dass es uns Menschen nützt! Reiße es nicht ein-

fach nur aus dem Boden und nimm es mit! Auch wenn du Pilze im Wald sammelst, vergiss nie das Danke! Du isst nämlich vom Tisch der anderen – der Wildtiere, die diese Pilze essen. Bedanke dich nicht nur bei den Pilzen, sondern auch bei den Tieren, denen du die Nahrung genommen hast! Bedanke dich bei den Kräutern und bei der Erde dafür, dass sie diese Kräuter wachsen ließ! Danke dem Gott des Krautes, dass du es nutzen darfst! Tue es in tiefer Demut, denn du nimmst Leben, damit es unser Leben erhält." Der Druide war sehr ernst.

„Gehe nicht achtlos mit den Dingen des Waldes und der Natur um, sondern bedenke alles, was du tust! Reiße nicht achtlos Äste und Zweige von den Bäumen! Benimm dich als Gleicher unter Gleichen. Das ist der richtige Weg, Kräuter zu sammeln. Bevor wir Kräuter sammeln, ermitteln wir den richtigen Tag, damit der Wirkstoff, den wir benötigen, am stärksten ist – das bedeutet, dass die Gottheit, die Kraft, im Kraut ist. Und danke der Allmacht für die Gnade, die uns widerfährt, wenn wir unser Wissen zum Wohle von uns und unseren Mitmenschen nutzen dürfen!"

Langsam gingen sie dem Dorf zu. Es war bald Mittag und die Sonne strebte ihrem höchsten Punkt entgegen. Vor der Hütte des Druiden breiteten sie auf gefegtem Boden ihre Schätze aus.

„Das hat sich gelohnt, Arvin. Du warst fleißig beim Sammeln. Ich lobe dich und ich habe dich beobachtet und konnte sehen, dass du meine Weisungen befolgt hast. Du wirst einmal ein guter Heiler werden, wenn du so weitermachst, aber es gibt noch viel zu lernen und morgen bereiten wir Heilsalbe zu! Weißt du, was wir dafür am meisten brauchen?"

Arvin war ratlos und überlegte.

„Das Gefäß, in dem wir das Öl kochen?", riet er schließlich nach einer Weile.

„Das brauchen wir natürlich auch." Der Druide schmunzelte. „Aber was ist das Wichtigste?"

„Die Pflanzen, die wir gesammelt haben und das Harz und das Wachs", meinte Arvin.

„Das ist alles sehr wichtig, aber was ist das Wichtigste? Und sage jetzt bitte nicht das Feuer, obwohl auch das wichtig ist!"

„Ich weiß es nicht, Meister", gab Arvin kleinlaut zu. „Was meint Ihr?"

„Arvin, bevor du auch nur einen Finger rührst, um eine Salbe zu machen oder eine Heilung durchzuführen – sei es mit deinen Händen, sei es mit Gebeten, sei es mit Salben, Tinkturen oder mit einem Instrument, mit dem du die Spreißel oder Splitter entfernst –, halte inne und danke! Es ist das Wichtigste, dass man innehält und dankt", wies der Druide ihn eindringlich an.

„Danke der Allmacht für das Öl! Danke dem Pflanzengeist der Ringelblume oder der Pfefferminze oder der Brennnessel! Danke jedem einzelnen Geist! Großer Geist der Pflanze, ich danke dir, dass es dich gibt. Ich danke dir, dass du für uns Menschen gewachsen bist! Und ich segne dich! Ich segne, was wir aus dir herstellen. Ich segne die Salbe, die wir aus dir herstellen. Wir danken dir, dass du uns die Möglichkeit gegeben hast, Geist von deinem Geist in die Salbe zu bringen! Ich segne diese Salbe zum Heil aller, die ihrer bedürfen und die sie verwenden! Und dann erst beginnst du mit der Herstellung!"

Arvin nickte ehrfürchtig.

„Du wirst in Zukunft vor jedem Schluck, den du trinkst, der Quellgottheit oder dem Fluss danken, aus dem du trinkst! Danke, dass du strömst! Danke, dass du die Umwelt mit Flüssigkeit versorgst! Danke, dass du mich ernährst! Danke, dass du meinen Durst stillst! Du wirst bei jedem Stück Brot, das du isst, das Brot segnen. Dieses Brot ist zu meiner Gesundheit und zu meinem Heil. Ich segne es und ich danke den Gottheiten, die es mir beschert haben! Arvin, weißt du, warum dein Dank wichtiger ist als alles andere?"

„Weil ich damit die Dinge ehre, die mir zum Wohl dienen", antwortete der Junge.

„Der Dank ist wichtig für das Heil deiner Seele. Du wirst jeden Tag mit Dank begrüßen und ihn zur Nacht mit Dank beschließen! Es ist wichtig für das Heil jedes Menschen innezuhalten und zu danken. Das ist Gebet und Leben sollte ein einziges Gebet sein. Dein Geist ist in der Salbe genauso wie der Geist der Pflanze oder des Öls. Danke den Feuergeistern! Danke dem Wassergeist! Danke jeglicher Substanz, denn in aller Substanz ist Geist und die Allmacht Gottes vorhanden."

Die Pfade zum Heil

Bei allem, was ich bisher über das Heilwerden und Heilsein gesagt habe, über unsere geistige und körperliche Gesundheit und über die Dinge, die zusammenkommen, bis sich immer mehr in uns verändert und wir schließlich krank werden, kristallisiert sich eines immer deutlicher heraus: Das Heilsein geht von uns selbst aus. Wichtig ist die Seele. Wichtig ist unser Seelenkörper, unser eigenes, eigentliches Ich.

Unser fleischlicher Körper ist die Außenhülle, die unsere Seele transportiert. Und diese Außenhülle muss geachtet werden. Unser Körper muss gepflegt werden. Er muss geschont werden. Er muss mit der besten Nahrung, die wir bekommen können, versorgt werden. Er muss geschützt werden vor giftigen, gefährlichen Einflüssen von außen, denn dieser Körper ist der Tempel unserer Seele. Er ist nicht nur ein Haus, er ist ein heiliger Raum. Achtung: Heilen – Heilig. Es ist ein heiliger Raum, in dem unser eigenes Ich, unser Bewusstsein unterwegs ist.

Viele Menschen haben sich noch nie Gedanken darüber gemacht: Wer bin ich eigentlich? Was bin ich? Wo ist mein Ich? Wo ist dieser nennen wir ihn einmal Fritz Maier? Wo ist dieser

Fritz zuhause? Im Kopf? Im Gehirn? Es ist eigenartig, wenn man darüber einmal nachdenkt. Es ist unser Bewusstsein, das lebt. Das ist mit unwahrscheinlich vielen Facetten ausgestattet – Gefühle, fühlen, spüren, Wahrnehmungen, hören, sehen, riechen, die ganzen Sinne, die auf uns wirken.

Und dazu kommt dann noch die Richtung, die wir uns selbst vorgeben. Wo kommt es her, dass der Fritz Automechaniker wird und der Franz Arzt? Warum werden die Sybille Lebensmitteltechnologin und die Franziska Professorin? Kommt das von der Bildung? Bildung ist jedem zugänglich, die kann jeder haben.

Um es zu erreichen, dass man sich einmal mit sich selbst beschäftigt und in sich geht, habe ich einen speziellen Weg, den ich beschritten habe und noch immer beschreite. Es ist ein Preisgeben, denn es ist etwas Spezielles und Intimes, den Weg offenzulegen, den man geht.

Das Erste ist es, sich einen Freiraum für sich selbst zu nehmen trotz aller Verpflichtungen, in denen man steht – ob nun mit Familie und Kindern oder ohne. Man hat einen Beruf. Man hat finanzielle Verpflichtungen und muss Geld verdienen, damit man das Leben bestreiten kann. Nahrung – niemand baut sich das heute noch selbst an oder nur sehr wenige Leute. Man muss Geld haben, um existieren zu können. Als Gegenleistung gibt man seine Arbeitskraft her.

Aber bei all diesen Verpflichtungen hat man doch auch Freizeit. Zeit, in der man nicht für seinen Lebensunterhalt tätig ist. Zeit, die man mit Hobbys oder einfach mal mit Chillen verbringt, wie das heute so heißt. Man trifft sich mit Freunden, geht ins Schwimmbad, macht eine Radtour, geht Wandern, liest vielleicht ein Buch oder was leider hauptsächlich der Fall ist heute, man ist der Sklave seiner kleinen elektronischen Helferlein – Handy, Tablet und wie diese ganzen Zeittotschlagmaschinen heißen.

Für mich ist es wichtig, dass von dieser Freizeit zumindest ein Teil auf sich selbst verwandt wird. Nicht für sich selbst in dem Sinne, dass ich dann selbst eine Stunde extra in den Sportverein gehe und meine 1000 Meter in einer bestimmten Zeit renne. Zeit für sich selbst bedeutet Zeit, in der man sich hinsetzt und nachdenkt, versucht, sich darüber klar zu werden, wo man eigentlich steht. Ist man zufrieden? Führt man das Leben, das man führen möchte? Wo liegen Probleme? Wie fühlt man sich?

Der Weg, den ich beschreite, um zu mir zu kommen, ist ein Weg, der über die Natur geht. Ich gehe zu meinen Bienen. Deswegen heißt das Buch auch *Der Heiler und die Bienen*. Wenn ich rausgehe in die Natur, habe ich keine Gedanken mehr an irgendwelche Handys, an den Schachclub oder das Orgelspielen. Da bin ich in der Natur, da bin ich draußen bei den Bienen.

Hier spüre ich, wenn der Wind aufkommt. Ich sehe die Gewitterwolken kommen, packe in aller Eile meine Sachen zusammen und beeile mich, ins sichere Auto zu kommen. Ich erlebe die Natur in ihrer Direktheit und Ursprünglichkeit. Vielleicht erleben Förster es auf ähnliche Weise, aber sie arbeiten dabei. Ich arbeite mit den Bienen natürlich auch, aber diese Arbeit ist für mich mehr Meditation als Arbeit – jedenfalls zum großen Teil.

Das heißt, der Weg, den ich beschreite, ist der Weg der Natur. Es ist ein Weg, auf dem man sich der Anderswelt öffnet, sie für sich entdeckt und sie sich auch schafft. Es ist ein Zurückfinden zu den Ursprüngen unserer Existenz, ein Gewahrwerden, dass wir eigentlich gegenüber den Naturkräften hilf- und machtlos sind. Sie können uns jederzeit zermalmen.

Wir können noch so viel Gift auf unsere Felder spritzen, irgendwann wächst der Fuchsschwanz doch. Er passt sich an, wird immun. Gegen die Natur kommen wir nicht weiter. Wir müssen unseren Weg mit der Natur suchen und die Urgewalten der Naturkräfte neu erkennen. Das waren die Gottheiten

der Germanen, gewaltige Urkräfte. Donar war die Gottheit des Donners und der Urgewalt des Blitzes.

Die Germanen waren noch mit den Naturkräften verbunden, genau wie die Kelten. Naturvölker sind es bis heute. Wenn es blitzt und donnert, dann wissen sie, dass ein Gewitter Verderben bringen kann. Es bringt nicht nur Regen, der die Felder befeuchtet, damit alles wachsen kann. Es kann auch Feuer und Tod bringen.

Wer einmal schutzlos einem Gewitter ausgeliefert war, weiß, worum es geht. Ich habe das einmal erlebt und werde es nie vergessen. Ich hatte Todesangst vor dieser Naturgewalt.

Wir sehen oft Bilder von schlimmen Überschwemmungen in den Nachrichten. Erdrutsche, Erdbeben, Hurrikans – das sind die gewaltigsten Stürme, die es gibt – und wir denken immer: *Das geht vorbei! Nein! Es ist nicht alles wieder klar danach!*

Wir sind so herrlich geborgen in unserer Scheinsicherheit, dass wir es nicht mehr nötig haben, uns mit diesen Kräften auseinanderzusetzen. Tun wir es, kehrt auch der Respekt vor der Natur zurück. Ich habe es schon mehrmals gesagt, die Natur ist eine machtvolle Muttergottheit. Das hört sich irgendwie schamanisch an, ist es aber nicht. Es ist eine riesige Macht, die von der Natur ausgeht, und es sind gewaltige Kräfte, denen wir nichts entgegenzusetzen haben.

Das hat nicht mit einem Gottesbild der Germanen zu tun – mit Helm und Stierhörnern drauf, Rüstung, Schwert und Bärenfell. Nein! Das sind nur tolle Bilder für diese Naturkräfte. Sie passen wunderbar zu Gewitter und Naturgewalten, mit denen man konfrontiert ist, aber es sind eigentlich Kräfte. Es ist elementar, sich in diesen Kräften wieder zu bewegen und zu realisieren, dass es sie gibt. Man erlebt sich selbst wieder im Zusammenhang mit dem Ursprung, wenn man sich klarmacht, dass man ein Teil der Natur ist und diesen Gewalten ausgelie-

fert. Man nimmt seinen natürlichen Platz im Naturgeschehen wieder ein.

Erst wenn man da im Gleichgewicht ist, seinen Platz kennt und einnimmt, hat man auch die Möglichkeiten, sich den Anderswelten zu nähern, sie zu suchen, zu finden, zu erschaffen. Man ist ein Wanderer auf einem Weg – nein, Weg ist nicht gut genug, man ist ein Wanderer auf einem Pfad. Es ist ein Pfad.

Stellen Sie sich vor, dass Sie in einer vollkommen unbekannten Gegend in einen Wald gehen, und plötzlich merken Sie, dass es da einen Pfad gibt, den schon andere gegangen sind. Sie wissen nicht, wer es war. Es könnten Tiere gewesen sein. Sieht man sich mit offenen Augen um, entdeckt man diese Wildwechsel. Forscher sagen, solche Wildwechsel sind Zehntausende von Jahren alt. Rehe würden diese Wege immer und ewig wieder gehen.

Und so wie diese Wildwechsel gibt es Pfade, die man beschreitet. Bei denen man am Wegesrand, am Rande des Pfades, Erkenntnisse sammeln kann. Und das Phantastische ist, wenn man sich darauf einlässt, dass man auf einmal merkt, wie man heil wird. All die Bedürfnisse, die uns blenden und die uns das Wesentliche nicht mehr erkennen lassen, schwinden und gehen auf ein Normalmaß zurück. Ist man im Wald unterwegs und hat einen saftigen, guten Apfel dabei, dann ist man zufrieden. Was für ein Genuss ist ein Apfel und ein Stück Brot, wenn man richtig Hunger hat!

Der Pfad des Hüters

Das Zurückfinden, Heimkommen, das fast meditative Abschalten in der Natur, ist eine ganz grundlegende Erfahrung und für unseren Körper, unser Heilwerden von allergrößter Bedeutung. Man kann diesen Pfad auf verschiedene Arten gehen. Eine

Möglichkeit ist es, zum Hüter zu werden. Was bedeutet das? Ein Hüter behütet den Wald oder was um ihn ist – den Fluss, das kleine Rinnsal, den kleinen Tümpel, den Teich. Er gibt seine geistige Energie hinein, seine Gedanken.

Ich gehöre zu dir. Ich bin eins mit dir. Ich bin dein Behüter. Ich versuche alles, was dir schadet, von dir fernzuhalten.

Das ist unwahrscheinlich schwierig bei uns, wo der Wald praktisch zur Produktionsfläche geworden ist, die abgeerntet wird. Bäume, die 100 Jahre stehen, 150, 200 Jahre, werden abgeerntet. Es sind Lebewesen. Sie haben die Zeit um Napoleon miterlebt und Menschen ernten sie mit Zugmaschinen ab. Die permanente Konfrontation mit solchem Denken und Handeln macht diese Hüter-Funktion enorm schwierig in unserer Zeit.

Der Pfad des Jägers

Eine andere Richtung, die man einschlagen kann, ist die Funktion des Jägers. Das hört sich schlimm an, als würde man die armen Tierlein jagen, aber man ist auf einer ganz anderen Art der Jagd. Man jagt negative geistige Einflüsse und beseitigt sie. Übertrieben gesagt, man schießt sie ab. Auch als Jäger und Krieger hat man eine wichtige Aufgabe.

Der Kampf wird nicht mit Schwert, Pistole oder MG ausgetragen. Es handelt sich um einen geistigen Kampf, um geistige Auseinandersetzungen. Um heil zu sein, gehört es dazu, dass man im Geistigen über eine Persönlichkeit verfügt. Es gehört dazu, nicht überall nur einen Buckel zu machen oder wie die Schwaben sagen, das Genick einzuziehen. Ein Krieger muss eine Persönlichkeit sein.

Es gibt noch einen Pfad, der nicht für Anfänger zu empfehlen ist. Es ist der Pfad des Druiden und er setzt eine unwahrscheinliche Vorbildung voraus. Und auch der vierte Pfad, der Pfad des Königs, ist nur für sehr hohe, entwickelte Seelen gangbar. Um

diese Pfade einschlagen zu können, sollte man schon als Hüter und Krieger gelebt haben. Ich spreche hier von Inkarnationen. Es ist nicht so, dass Sie in einem Leben alle vier Pfade durchwandern können. Es ist eher so, dass Sie in vier Leben einen Pfad durchwandern können.

Unsere Seele braucht es, dass wir uns in der Natur bewegen und uns mit anderen geistigen Kräften auseinandersetzen. Mit diesen geistigen Kräften vielleicht sogar in einen Disput kommen. Es geht darum zu versuchen, auf eine geistige Weise Reinheit und Sauberkeit zu schaffen. Und das ist nicht lächerlich, denn mit seinen Gedanken schafft man seine Zukunft.

Es gibt verschiedene Arten, wie man daran arbeiten kann, sich auf die Natur zurückzubesinnen und sich mit ihr zu verbinden. Ist man dafür bereit, kann man anfangen, kleine Rituale für sich zu entwickeln und zu praktizieren. Das behält man aber am besten erst einmal ganz für sich.

„Du gehst in den Wald und spielst mit einer Flöte Liedlein oder trägst Salz vor dir her und verstreust es. Du bringst Opfer dar. Du bist doch nicht ganz dicht! Was bist denn du für ein komischer Kauz?“

Man landet sehr schnell in der Ecke für Spinner. Daher macht man es am besten für sich selbst und allein. Es ist kaum möglich, einen geistigen Bruder oder eine geistige Schwester zu finden, die praktisch auf dem gleichen Level stehen und das Gleiche machen möchten. Es ist eine Suche, auf die man sich allein und für sich selbst begeben muss. Man findet dieses Heil für sich selbst.

Zwangsläufig ergibt es sich dabei, dass wir erkennen, was eigentlich in unserem Leben nicht richtig läuft. Was falsch ist. Was uns riesige Schwierigkeiten bereitet, die sich dann irgendwann vom Geist ins Körperliche übertragen. Dann hat man plötzlich Rheuma, Arthrose, Lumbago, Ischias und wie die Beschwerden heißen, die noch harmlos sind.

Geistige Reinheit ist nötig, individuell für sich, jeder hat da seinen ganz eigenen Weg. Ich kann nur meinen Weg beschreiben. Die Erkenntnisse kommen von allein. Man braucht nicht mehr viel mit Büchern zu arbeiten. Man schafft sich dann seine eigene Welt, seine Anderswelt.

Diese Anderswelten sind in der geistigen Welt existent. Gedanken sind Energie. Gedanken bauen in der spirituellen Welt die Anderswelt mit auf, in die man dann andere geistige Wesen einladen kann. Das ist ein spannendes, neues Gebiet, wenn man sich darauf einlässt. Wenn man im Kleinen anfängt.

„*Die Geistige Welt zeigt sich zuallererst in den kleinen Dingen.*" So sagte es Rudolf Steiner (Steiner, 1993).

Nicht denken, „Wunderbar, ich gehe jetzt in den Wald, meditiere zehn Minuten, mache ein kleines Hokuspokus-Ritual und dann stehen auch schon Donar oder Belenus vor mir und sagen: „Hey Kumpel, toll, dass du auch da bist!"

So läuft es nicht. Es sind kleine Dinge. Ich kann mich erinnern, wie es bei mir war. Ich hatte es mit Schmetterlingen. Wenn ich irgendwo war, tauchten immer Schmetterlinge auf. Sie setzten sich bei mir auf die Schulter oder auf den Arm oder flogen um mich herum. Ich habe versucht, mich mit ihnen zu verbinden, und das geht. Das war eine wunderschöne Harmonie. Wann immer ich im Wald war, waren Schmetterlinge um mich herum. Lichtwesen. Sie sind dem Licht sehr verbunden.

Was ich hier anschneide, ist eine sehr interessante Geschichte. Es geht darum, sich selbst wieder so etwas wie eine Richtung zu geben, seine Persönlichkeit zu entfalten und seine Ganzheit zu entdecken. Das ist enorm wichtig für das Heilsein. Es geht darum, sich zu erden und in seine Mitte zu gelangen. Gelingt das, braucht man nicht mehr jeden Tag zwei Liter Cola oder eine Tafel Schokolade, um sich selbst zu ertragen und sein Leben.

Das ist ein interessanter Aspekt des Heilwerdens, über den meines Wissens bisher kaum gesprochen und geschrieben worden ist. Man hat von einem Heiler immer die Vorstellung, er legt die Hände auf, lässt Energie fließen, baut dabei irgendetwas um, legt einen Schalter um und schon ist man gesund. Dazu gehört mehr. Als Heiler möchte ich Bewusstsein dafür schaffen, wer wir eigentlich sind, welches enorme Potential in uns steckt, wenn wir uns auf die Suche nach unserer Ganzheit begeben. Nur ein Mensch in seiner Ganzheit ist gesund, strahlend.

Eine Technik, sein Bewusstsein hinter sich zu lassen

Es dürfte für den einen oder anderen schwierig sein, einen geeigneten Platz zu finden, um diese Pfadwanderung zu beginnen und sich mit der Natur zu verbinden. Auf dem Land ist es relativ einfach. Da kann man zu Fuß oder mit dem Rad oder Auto ein Stückchen fahren und schon ist man an irgendeinem Waldrand. Erkunden Sie ihn behutsam, um vielleicht dort einen geeigneten Platz zu finden! Oder wählen Sie einen Platz an einem Fluss, der Ihnen besonders gefällt! Eine Freundin von mir hat einmal eine Flussmeditation gemacht und dabei phantastische Dinge erlebt.

In der Stadt ist es schwieriger. Die Parks sind meist überlaufen. Im eigenen Garten geht es nicht. Man sollte sich dann lieber einen Platz im Haus schaffen. Das ist dann aber schon mehr Tempelarbeit. Um einen Altar zu errichten, sucht man den geeigneten Platz in einem seiner Zimmer. Er sollte nach den Himmelsrichtungen ausgerichtet sein.

Ein guter Platz, wenn Sie in einer Stadt leben, kann auch ein Friedhof sein. Die Friedhöfe sind Rückzugsgebiete für Vögel und Tiere. Es herrscht dort Ruhe. Jeder ist schließlich angehalten, sich auf dem Friedhof leise zu verhalten. Und vielleicht fin-

den Sie ein Eckchen mit einer Bank, wo Sie ungestört Ihren Gedanken nachgehen können. Meist wird man dort auch in Ruhe gelassen.

Am einfachsten ist es natürlich, wenn man es machen kann wie ich. Ich gehe zu meinen Bienen. Es ist wichtig, einen Platz oder Plätze zu haben, an die man sich zurückziehen kann und an denen man relativ ungestört ist. Es sollten Orte sein, an denen man nicht so leicht unverhofft überrascht werden kann. Liegt die Stelle zu unübersichtlich, an der man ist, können plötzlich irgendwelche Wanderer oder Spaziergänger vor einem stehen oder der Förster oder ein Jäger oder ein Waldarbeiter ... Es sollte ein Platz sei, an dem man sieht, wenn sich jemand nähert.

Dann hat man die Wahl. Man kann der Begegnung ausweichen, indem man weggeht, oder man wartet, kehrt ins Normalbewusstsein zurück und wechselt ein paar nette Worte. „Hallo, schön ist es hier." Das reißt einen natürlich aus der ganzen Meditation.

Warum gehe ich zu den Bienen? Warum habe ich dort einen Platz oder Plätze bei meinen Bienen, an denen ich solche Meditationen machen kann und mich auf diesen Pfad einlasse?

Arbeite ich mit meinen Bienen, ist es für mich eine Art Meditation. Ich gehe meinen Gedanken nach und bin zugleich mit den Bienen beschäftigt. Körperlich und mit meinem Bewusstsein, meinem Wachbewusstsein, vollbringe ich eine Tätigkeit. Bei den Bienen ziehe ich zum Beispiel Waben heraus und sehe sie mir an oder kratze Propolis vom Deckel ab. Ich kontrolliere, wie viele Waben besetzt sind oder hänge neue Mittelrähmchen ein bzw. nehme alte Rähmchen raus. Ich kontrolliere das Futter.

Ich bin mit meinen Händen und mit meinem Bewusstsein beschäftigt. Komme ich dann in den richtigen Zustand, ist mein

Geist woanders. Vielleicht haben Sie das auch schon erlebt. Manchmal nennt man es auch Tagträumereien. Man arbeitet irgendetwas, meinetwegen eine etwas stereotype Arbeit, etwas verpacken, drei Schrauben und drei Stifte in einen Karton tun, Deckel zu, weglegen, drei Schrauben und drei Stifte in einen Karton tun, Deckel zu, weglegen …

Das macht man ab irgendwann, ohne länger darüber nachzudenken, und die Gedanken schweifen ab und man träumt regelrecht. Das ist genau der Zustand, den man braucht. Man geht seiner Tätigkeit nach wie ich bei den Bienen und zugleich schweift der Geist ab. Und wenn man das halbwegs steuern kann, gibt man ansatzweise ein Thema vor. Es dreht sich jetzt darum, Natur zu erfahren, die Mutterkraft der Erde zu spüren. Zu schauen, was ist hier in der Ecke, in der ich gerade bin, um mich herum. Dabei geht es erst einmal noch nicht um das innere Bewusstsein, sondern um das Drumherum. Es geht darum zu erfühlen und zu erspüren, was um einen ist.

Unser Bewusstsein ist beschäftigt und kann uns nicht daran hindern, dass wir geistig arbeiten. Es hat genug zu tun mit den Bienenwaben und den notwendigen Handgriffen. Es kann nicht auch noch die Gedanken kontrollieren, die man so hat. Das ist eigentlich der Sinn des Rosenkranzes in der katholischen Kirche. Es ist der Sinn von all den Perlenkränzen, die in den unterschiedlichen Religionen auftauchen. Muslime und Buddhisten haben Vergleichbares.

Man murmelt irgendein Mantra und bewegt die Perlen mit seinen Fingern. Perle für Perle ist man dabei und arbeitet, wie ich mit den Bienenwaben arbeite, so arbeitet man mit dem Rosenkranz. Man bewegt die Perlen, man murmelt seine Gebete. Und wer schon einmal einen Rosenkranz gebetet hat und sich dabei völlig loslassen konnte, der konnte beobachten, wie sein Geist irgendwann weg schwebte.

Betet man so für einen Verstorbenen, hat man irgendwann das Gefühl, ganz nah bei ihm zu sein. Der Geist schwebt zu ihm, während man diese ewigen Litaneien murmelt. *Gegrüßet seiest du, Maria! Du bist voll der Gnade ...Vater unser ... Gegrüßet seiest du, Maria ... Ehre sei dem Vater ...* Das ist eine Litanei. Neudeutsch sagt man Mantra dazu, wenn man so einen heiligen Satz, heiligen Vers oder Ausspruch immer wieder und wieder wiederholt.

Genauso funktioniert es, wenn ich bei den Bienen bin. Da ist es eben nicht die Gebetskette, die Perlenschnur oder der Rosenkranz. Da sind es die Bienenwaben mit meinen Freunden darauf, die mir so unwahrscheinlich viel geben. Und dann kann der Geist abgleiten auf den Erfahrungspfad der Natur und man kann an einem bestimmten Thema festhalten, man muss sich nicht fixieren. Die Gedanken dürfen abgleiten, aber sie kehren irgendwann immer wieder zu einem bestimmten Thema zurück, an dem man locker festhält.

Nehmen wir einmal an, neben dem Platz auf dem Friedhof oder im Wald, wo man eben ist, da blüht gerade etwas. Sagen wir ein Holunderbusch. Dann lassen Sie sich einfach auf diesen Holunderbusch ein. Was ist Holunder? Er duftet so lockend, wenn er blüht. Er hat aromatische Blüten und dunkle Beeren, aus denen kann man Saft machen, der bei Fieber wirkt.

Lassen Sie sich auf so eine Pflanze ein! Ich möchte nicht sagen, dass Sie die Frau Holle, diese germanische Gottheit, die mit dem Holunder verbunden ist, dann auf Anhieb und gleich finden. Aber der Holunder ist die heilige Pflanze dieser Frau Holle.

Und er ist eine ganz besondere Pflanze, denn er sucht die Wasseradern. Wo viel Holunder wächst, hat es Wasseradern. Er nimmt die Schadstrahlung zum Teil weg. Wie oft sieht man bei Bauernhöfen, bei alten Scheunen und Hühnerställen einen wunderschönen, uralten Holunder stehen, der sich wohlfühlt.

Das ist genau das. Er nimmt die Negativstrahlung weg. Deshalb gilt er auch als heilige Pflanze. Die früheren Druiden und die geomantiebegabten Menschen, die haben so etwas gespürt. Die spürten, dass eine ganz andere Strahlung aus dem Boden kommt, wo ein Holunder wächst. Frau Holle ist da in der Nähe.

Lenken Sie Ihre Gedanken einmal in diese Richtung und lassen Sie sich davontreiben. Denken Sie nichts Negatives! Lassen Sie einfach Ihren bösen Nachbarn hinter sich oder Ihren Chef! Vergessen Sie den Zwist mit dem Ehemann und den Kindern – lassen Sie es los! Das ist nicht wichtig! Das regelt sich wieder und wenn es sich nicht regelt, dann beenden Sie es. Aber sich einfach die Freiheit nehmen, sich auf so etwas einzulassen, das ist Labsal für die Seele.

Das ist der Einstieg, bevor man dann irgendwann damit beginnt, diesen Pfad richtig auf sich zu projizieren und sich fragt, wo stehe ich eigentlich? Was mache ich? Was tue ich? Wo finde ich mein Glück in meinem Leben? Was ist mir lästig? Was gefällt mir nicht? Was würde ich gerne machen? Wovon träume ich schon immer? Da fängt das eigene Erfahren an, wenn man sich selbst ergründet. Was gefällt mir? Wann bin ich zufrieden? Was stößt mich ab? Was muss ich in Liebe loswerden?

Das In-sich-Versenken – das ist der Beginn des Pfades. Was ich über den Holunder sagte, hat schon viel mit der Tätigkeit des Hüters zu tun. Man lernt die Pflanzen kennen, die man schützt. Man hat ein Auge auf die schönen, alten Bäume im Friedhof, fragt zum Beispiel bei der Stadt nach, ob sie geschützt sind. *Die bleiben doch stehen und werden gepflegt*? Man beginnt an der Stelle zu behüten, an der man sitzt.

Da hinten, da wachsen so viele Brennnesseln, aber da sind viele Schmetterlinge drauf. Man bittet den Friedhofsgärtner, sie stehenzulassen. *Das ist doch schön so und dafür haben wir nächstes Jahr wieder so viele Schmetterlinge.* Das ist der Beginn

des Pfades eines Hüters, aber er kann natürlich noch viel mehr behüten.

Er behütet altes Kulturgut. Ihm fällt vielleicht einmal ein Gedichtband in die Hand von einem bekannten oder auch vollkommen unbekannten Lyriker. Er findet wunderschöne Gedichte darin und er behütet und bewahrt diese Gedichte vor dem Vergessen. Und sein Geist wächst daran, dass er beschützt, denn ihm wird bewusst, dass es Dinge gibt im Leben, die schützenswert sind. Das merkt er dann und geht voran auf dem Pfad des Hüters.

Ich komme noch einmal auf den Rosenkranz zurück. Wenn man nicht möchte, dass jemand sieht, dass man mit einer Perlenkette oder einem Rosenkranz arbeitet, wenn man seine inneren Mantras abspult, dann kann man auch hergehen und kann sich ein paar Steinchen oder Murmeln in die Tasche tun. Ob das die Hosentasche ist oder eine Jackentasche, ist egal. Da hat man dann drei, vier dieser Steine in der Tasche und bewegt sie. Wichtig ist, dass man irgendetwas beiläufig tut, während man diesen Gedanken nachgeht.

Das sind die ersten Schritte. Man sucht sich einen passenden Platz. Irgendwo, wo es schön ist, wo man immer wieder hinkann. Was sehr wichtig ist, es sollte ein Ort sein, an den man im Sommer und im Winter gelangen kann. Man holt sich irgendwo ein Perlenkettchen, das kann auch ein Armbändchen sein, das man oft auf Jahrmärkten bekommt aus Lapislazuli oder sonst einem Halbedelstein.

Hat man einen Platz und ein Kettchen, dann lässt man zuerst einmal die Natur auf sich wirken, bevor man an sich selbst denkt. Damit hat man die ersten Schritte getan und das Abenteuer kann beginnen …

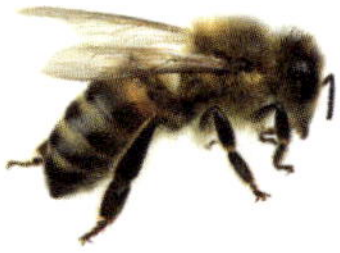

Eine Begegnung mit Folgen – *zur Entstehungsgeschichte dieses Buches*

Wie viele Menschen bin ich Herrn Zimmermann das erste Mal begegnet, als ich sehr müde und krank war.

Seit zwei Jahren ging es mir kontinuierlich schlechter und die Spezialisten der Schulmedizin waren sich in einem Punkt einig, zuständig für mich war immer der Kollege der anderen Fachrichtung. Irgendwann fing ich an, allmählich mein Sterben zu organisieren. Da gab mir ein Freund die Telefonnummer eines Geistheilers. Was hatte ich zu verlieren?

Natürlich sah ich dennoch zuerst ins Internet. Man möchte schließlich wissen, mit wem man es zu tun bekommt. Da erlebte ich die erste Überraschung. Es gab keine Homepage, keine vollmundige Werbung in den sozialen Medien. Nichts. Zu Herrn Zimmermann kommen Patienten aus ganz Deutschland, aber sein Ruf verbreitet sich ausschließlich von Mund zu Mund.

Als Patientin spürte ich bereits während der ersten Behandlung, wie er etwas in mir wieder zum Fließen brachte, das lange erstarrt gewesen war. Er setzte einen Heilungsprozess in Gang und es lag bei mir, ob ich diesem Impuls folgen wollte und bereit war, mich den tieferen Ursachen meiner Krankheit zu stellen und etwas an meinem Leben zu ändern. Leicht ist anders, aber Herr Zimmermann hatte mir eine verschüttete, schmale Tür zu mir und meiner Energie geöffnet. Dank dieses Zugangs erinnerte ich mich, wer ich bin, und fand aus der Erschöpfung heraus.

Als Autorin war ich vom ersten Moment an von diesem Mann fasziniert – von seiner Gabe, seinem Wissen, seiner Weisheit und seiner unverwechselbaren, eigenen Art, die Geschichten seines Lebens zu erzählen. Ich fürchte, er musste mich an jenem Abend nahezu aus seinem Behandlungszimmer werfen. Ich war unersättlich, hatte endlos viele Fragen und wollte mehr über seine Welt wissen! Wir unterhielten uns stundenlang.

„Falls ich mein Wunder wirke und gesund und arbeitsfähig werde, möchte ich ein Buch mit Ihnen schreiben!", regte ich beim Abschied an. Er lachte nur und sagte nein, aber wir blieben in Kontakt. Zahlreiche Gespräche später lenkte er ein und die gemeinsame Arbeit an *Der Heiler und die Bienen* begann.

Herr Zimmermann sprach die Beiträge für dieses Buch aus dem Stehgreif auf. Allein sie im Original anzuhören, ist ein Erlebnis – befreiend, wohltuend und heilsam. Er erzählt spritzig, humorvoll, manchmal fast derb, dann wieder mit leiser Ironie. Eindrückliche Sachlichkeit, tiefer Ernst, Spott, knorrige Ursprünglichkeit und zarte, sensible Einfühlsamkeit wechseln sich ab. Es findet sich alles, aber eines ist sein Erzählen immer – zutiefst ehrlich und authentisch.

Die Auseinandersetzung mit seinen Gedanken veränderte und weitete meine Welt. Mit unreflektiertem Gut-Menschen-Gerede kommt man bei ihm nicht weit.

Er ist ein Gesprächspartner, der provoziert und fordert und die Quelle, auf die sein Wissen zurückgreift, ist so alt wie der Ursprung der Schöpfung.

Herr Zimmermann ist nicht einfach nur ein begnadeter Geistheiler. Er blickt auf mehr als ein Leben zurück. Vieles, was er sagt, ist erst einmal verwirrend. Er bringt die Dinge in Zusammenhang, stellt Bezüge her. Uraltes Heilwissen – Meisterwissen – Geheimwissen – wird in seinen Beiträgen in einer Intensität und Dichte vermittelt, die geradezu überwältigt.

Und doch ist *Der Heiler und die Bienen* kein Lehrbuch und keiner der zahlreichen klugen Ratgeber mit Gebrauchsanweisungen für jede Lebenslage. Der alte Meister möchte an keiner Stelle belehren. Sein Appell an seine Zuhörer und Leser ist: Denken! Denken! Denken! Gurus und selbst ernannte Heilsbringer sind für ihn aufgeblähte, narzisstische Selbstdarsteller, die man an ihren egoistischen Intentionen erkennen kann.

Es gibt für ihn keinen Einheitsschlüssel zur Erkenntnis. Jeder von uns muss seinen ureigenen Schlüssel in seinem Denken finden, um sich seine Welt zu erschließen. Daher gilt es, genauestens hinzuschauen und hinzuhören bei allem, was uns widerfährt. Die grundsätzlichen Fragen bleiben immer dieselben: Was ist? Wem dient das? Wozu soll ich gebracht oder manipuliert werden? Übernommenes, nachgebetetes Wissen taugt zu nichts und bringt uns nur von unserem Weg ab.

Auf eine sehr persönliche Weise spielen Herrn Zimmermanns Beiträge um zentrale Fragen. Was ist Krankheit? Was macht uns krank? Was können wir tun, um heil zu werden und zu bleiben? Wie kann er uns als Geistheiler dabei unterstützen und entscheidende Impulse geben? Was ist Nahrung und was ist Gift für unsere Seele?

In *Der Heiler und die Bienen* spielt aber nicht allein der Heiler eine zentrale Rolle, wie es schon der Titel besagt. Die Bienen stehen ebenso im Mittelpunkt. Für den Heiler sind die Bienen seine speziellen Freundinnen und Heiler. Wenn er mit ihnen arbeitet, findet er Ruhe und meditiert. Der Bien steht in seiner Klarheit und Konsequenz der Geistigen Welt näher als wir Menschen. Wir schulden ihm mehr als nur die Bestäubung der meisten unserer Nahrungsmittel. Er materialisiert etwas in unserer Welt, ohne das unsere Seele verarmt. Herrn Zimmermann ist es ein Anliegen, dazu beizutragen, dass der Bien unserer Erde erhalten bleibt. Er imkert seit über 30 Jahren.

Unsere Gedanken formen unsere Welt. Sie können uns dienen und sie können uns schaden und uns zerstören. Nur denkend können wir den Schlüssel zu unserer Heilung finden. Und doch muss das denkende Erkennen immer dem großen Paradoxon verpflichtet bleiben, das sich durch unsere ganze Existenz zieht. Alles ist polar. Denkt man nur das eine, so vernachlässigt man immer das andere.

Herr Zimmermann hat mir einmal eine Denkaufgabe gegeben, die ich als Einleitung dieses Buches wiedergegeben habe.

Andrea Michaelis

Über die Co-Autorin

Andrea Michaelis (1966) studierte Geschichte und Germanistik in Tübingen. Seit 1997 arbeitet sie als freie Autorin für verschiedene Verlage. Ihr Theaterstück *Ophelias Mörder* wird im Marianne Terplan Theaterverlag angeboten. Ihre Erzählung *Heimfahrt* ist als E-Book erschienen.

Über den Autor

Edgar Zimmermann (1954) lernte Orgelbauer und war viele Jahre als Organist, Kirchenmusiker und Dirigent tätig. Das Orgelspielen begleitet ihn bis heute. Er übte in seinem Leben unterschiedliche Tätigkeiten im Management und im Handwerk aus. Mit der Gabe des Heilens wurde er geboren. In Hohenlohe eröffnete er seine Praxis für Geomantie und Heilen. Er hält Seminare über die Grundlagen des Heilseins, Techniken des Heilens und über die Bienen und den artgerechten Umgang mit ihnen. In seinem Leben stand Kreativität immer im Vordergrund. Er imkert seit über 30 Jahren.

Unter *www.geomantie-heilen.de* können Sie sich über Seminarangebote informieren und Kontakt zum Heiler aufnehmen.

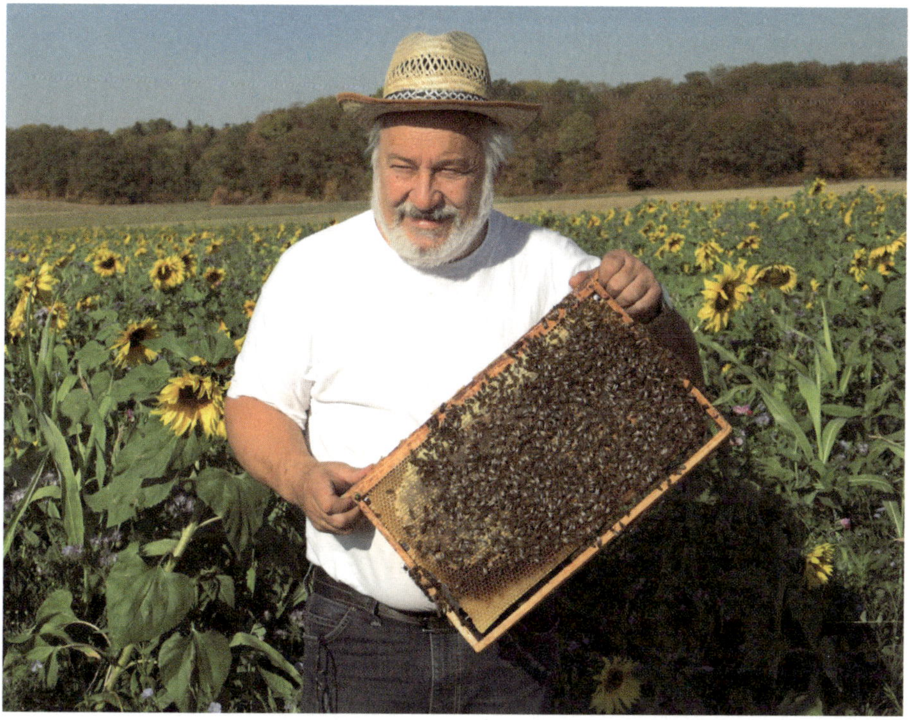

Danke

Mein besonderer Dank gilt meiner Familie – meiner Frau Irene, weil sie mir wacker den Rücken freigehalten hat, und unseren vier Kindern. Ohne Melissas und Daniels technische Unterstützung wäre die Arbeit am Buch um einiges umständlicher und zeitraubender verlaufen. Von Daniel stammt auch die Mehrzahl der tollen Bilder. Sandra danke ich dafür, dass sie das Manuskript so gründlich korrekturgelesen hat. Ihre Anmerkungen waren sehr hilfreich und Chantals fröhlicher Zuspruch und ihr positives Denken taten gut. Danke für eure Hilfe und Geduld!

Ein Danke an meine Co-Autorin, Frau Michaelis, für eine fruchtbare, angenehme Zusammenarbeit und weil sie mir keine Ruhe gelassen hat, bis ich diesem Buchprojekt zugestimmt habe!

Mein herzlichster Dank geht an Frau Hirsch und ihr Team vom Freya Verlag, die uns freundlich und kompetent beraten und unterstützt haben.

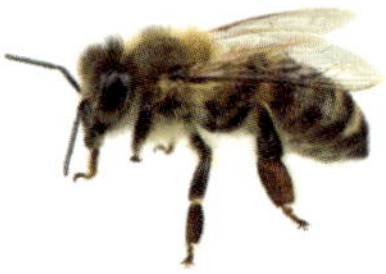

Und natürlich möchte ich mich bei meinen geistigen Begleitern, den Bienen, bedanken. Bei ihnen finde ich immer den Ausgleich und die Ruhe, die ich für meine Arbeit brauche.

Quellenverzeichnis

Agrarheute: EFSA: Neonicotinoide für den Menschen schädlich. (18.12.2013) *www.agrarheute.com*

Balser, Markus: Tödliche Dosis. In: Süddeutsche Zeitung 15.01.2018. *www.sueddeutsche.de*

Bundesamt für Verbraucherschutz und Lebensmittelsicherheit (BVL): Absatz an Pflanzenschutzmitteln in der Bundesrepublik Deutschland. Ergebnisse der Meldungen gemäß § 64 Pflanzenschutzgesetz für das Jahr 2015. *www.bvl.bund.de*

Maurer, Rudi: Milbenwunder 2009. Pdf Datei. Villmar (November 2009)

Mottaa/Raymanna/Morana: Glyphosate perturbs the gut microbiota of honey bees. In: Proceedings of the National Academy of Sciences (PNAS). University of Texas in Austin. (September 2018)

Wackernell, David: Populationsdynamik von Varroa destructor in einem Honigbienenvolk (Apis melifera carnica) sowie ihre Bekämpfung. Pdf Datei. Wien (Februar 2017)

Literaturliste

Deschner, Karlheinz: Abermals krähte der Hahn. Rastatt: Moewig (1987)

Deschner, Karlheinz: Das Kreuz mit der Kirche. Eine Sexualgeschichte des Christentums.1. Auflage. Düsseldorf: Econ (1974)

Steiner, Rudolf: Mensch und Welt. Das Wirken des Geistes in der Natur. Über das Wesen der Bienen. GA 351. Dornach: Rudolf Steiner Verlag (1999)

Steiner, Rudolf: Geisteswissenschaftliche Menschenkunde. GA 107. Dornach: Rudolf Steiner Verlag (1988)

Steiner, Rudolf: Wie erlangt man Erkenntnisse der höheren Welten? GA 10. Dornach: Rudolf Steiner Verlag (1993)

Liebe Leserinnen und liebe Leser,

ich freue mich sehr, dass Sie gerade *Der Heiler und die Bienen* aufgeschlagen haben. Bitte fühlen Sie sich ausnahmslos angesprochen – alle Geschlechter! Wenn meine Co-Autorin und ich uns gegen eine geschlechtersensible Schreibweise entschieden haben, dann ist das allein dem Erzählfluss und dem Lesegenuss geschuldet. Ich lade Sie herzlich ein, sich mit mir gemeinsam dem Abenteuer des Erkennens und der Selbsterkenntnis zu stellen! Lassen Sie uns zusammen auf die Suche gehen nach dem, was uns heil macht, und erkennen, was uns Unheil bringt!

Der Gedanke, ein Buch zu schreiben, begleitete mich viele Jahre, aber mein voller Terminkalender hielt mich davon ab. Das Zusammentreffen mit meiner Co-Autorin, Frau Michaelis, verhalf mir letztlich zu dem Entschluss, die Idee gemeinsam mit ihr in die Tat umzusetzen. In einer Zeit, in der das Geistige in so mancher Hinsicht mehr und mehr erlischt, möchte ich mit meinem Wissen den Funken des Geistes schüren.

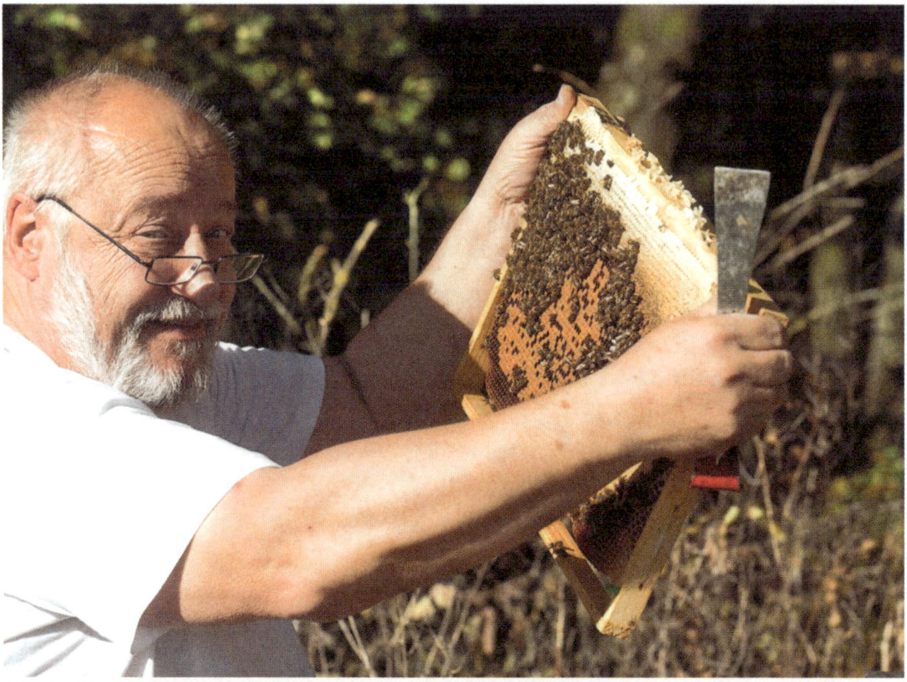

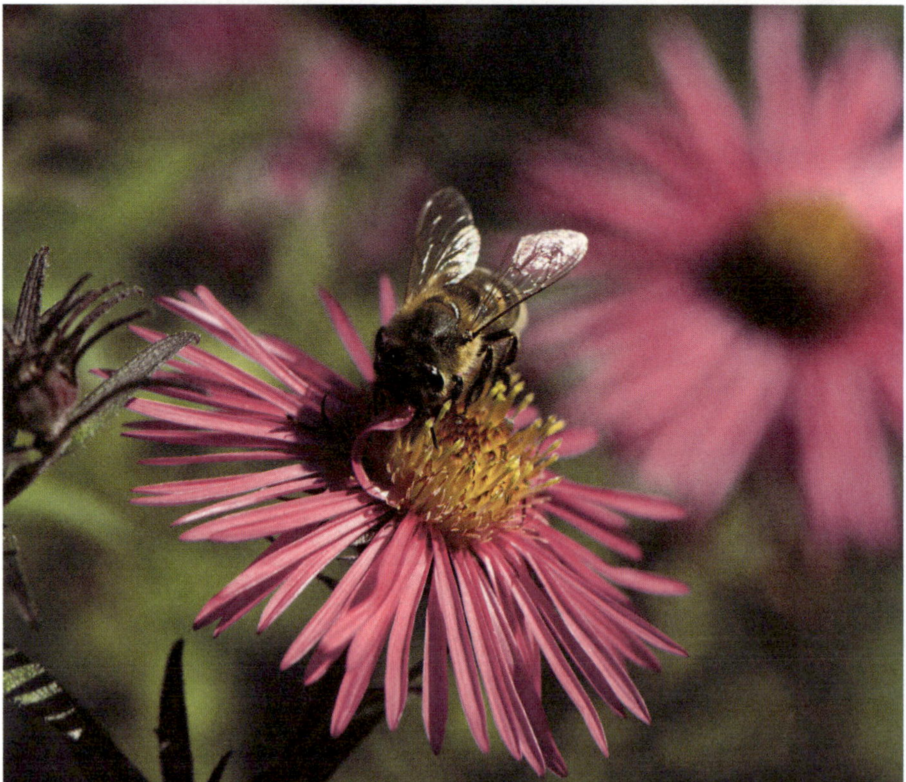

Hörfassung Seite 296

Hören Sie rein!
Allein das Lauschen der gesprochenen Originalfassungen von Edgar Zimmermann hat heilende, beruhigende und stresslösende Wirkung. Und das ist gewollt.

Video Seite 143

Hörfassung Seite 243

Inhalt

Video & Hörfassungen
Seite 25
Seite 30
Seite 38

Hörfassung
Seite 90

FREYA APPT!

INTERAKTIVES LESEVERGNÜGEN MIT DER FREYA-BÜCHER-APP!

Ab sofort können Sie unsere Bücher mit der *kostenlosen* App interaktiv entdecken. Videos, Zusatzinhalte und mehr Informationen aus den Freya-Büchern steigern Ihr Lesevergnügen und bieten Ihnen faszinierende Einblicke.

So einfach geht's:

1. Laden Sie die ***kostenlose*** Freya-Bücher-App im Google Play Store oder im Apple App Store auf Ihr Smartphone oder Ihr Tablet.
2. Wählen Sie Ihr Buch aus der Liste in der Freya-Bücher-App aus und drücken Sie auf „Bild scannen". Automatisch wird Ihre Kamera aktiviert.
3. Halten Sie Ihr Smartphone oder Ihr Tablet jeweils über die Bilder in Ihrem Buch, die mit einem kleinen Handysymbol versehen sind.
4. Dann öffnen sich die zusätzlichen interaktiven Elemente von selbst. Schon haben Sie Zugang zu weiteren Informationen und Videos aus dem Buch.

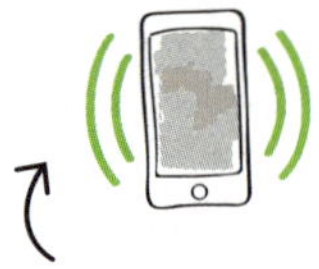

Bilder mit diesem Symbol scannen

Hinweise:
Sollten die Bilder von der App nicht erkannt werden, stellen Sie bitte sicher, dass das Buch ausreichend beleuchtet ist, und verringern Sie gegebenenfalls den Abstand zur Kamera. Ihr elektronisches Gerät muss mit dem Internet verbunden sein.

ISBN 978-3-99025-800-2

Layout: freya_art, Christina Diwold
Lektorat: Dorothea Forster
Bildmaterial: Daniel Vollmer
weitere Credits siehe Seite 328
Videos: Wolf Ruzicka
Schnitt: Regina Raml-Moldovan

Anmerkung: Die hier wiedergegebenen Informationen sind nach bestem Wissen und Gewissen zusammengestellt, dennoch übernehmen weder der Autor noch der Verlag eine Haftung für Schäden, welcher Art auch immer, die sich direkt oder indirekt aus dem Gebrauch der hier vorgestellten Anwendungen ergeben könnten.

printed in EU

READ GLOBAL BUY LOCAL

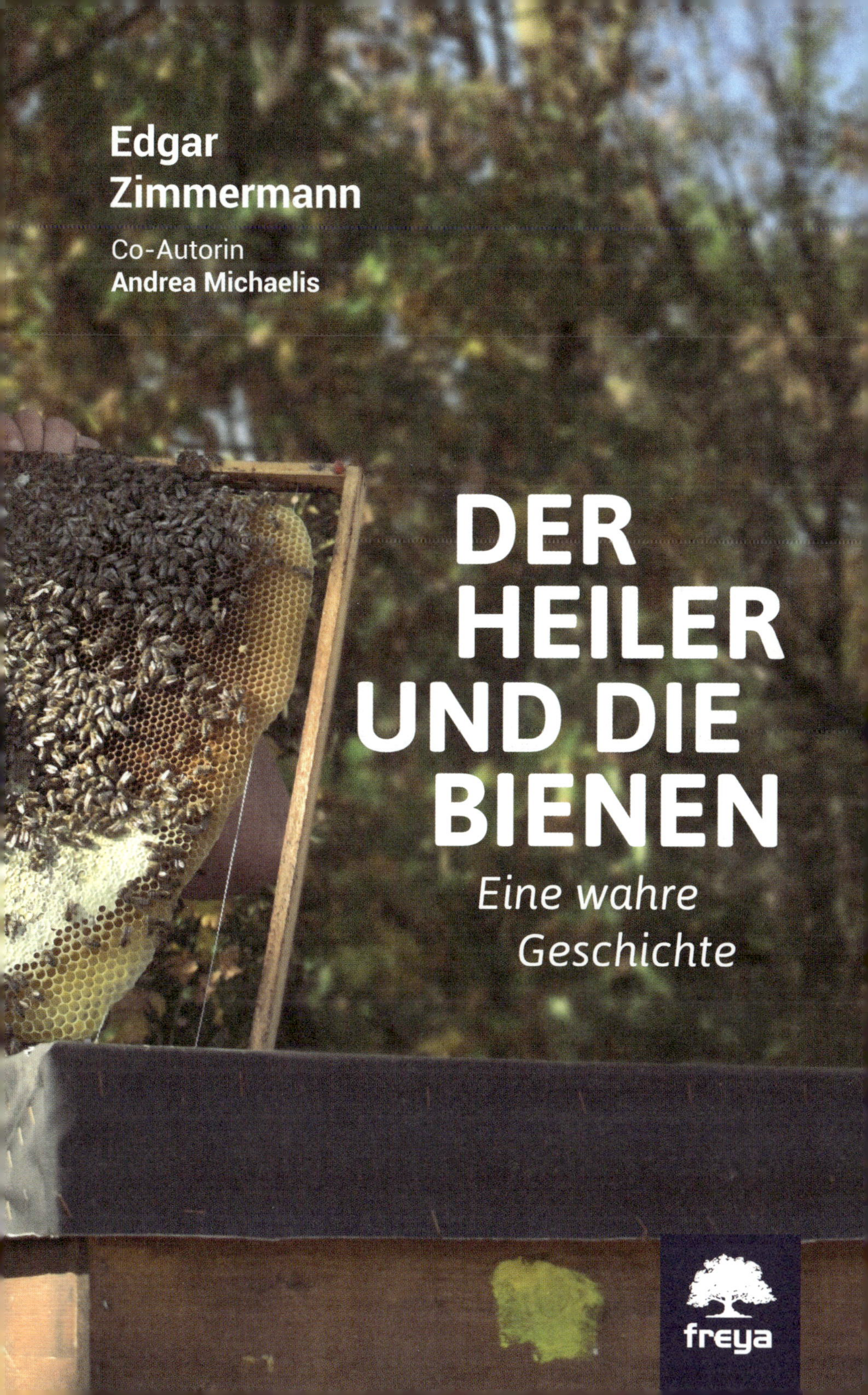

Edgar Zimmermann

Co-Autorin
Andrea Michaelis

DER HEILER UND DIE BIENEN

Eine wahre Geschichte

freya